ARNOLD A. LAZARUS

MULTIMODALE VERHALTENSTHERAPIE

FACHBUCHHANDLUNG FÜR PSYCHOLOGIE
VERLAGSABTEILUNG
Frankfurt am Main
1978

CIP-Kurztitelaufnahme der Deutschen Bibliothek

Lazarus, Arnold A.
Multimodale Verhaltenstherapie. - 1. Aufl. -
Frankfurt am Main: Fachbuchhandlung für Psychologie, Verl.-Abt., 1978.
(Klinische Psychologie; Bd. 1)
Einheitssacht.: Multimodal behavior therapy
(dt.)
ISBN 3-88074-114-X

Titel der Originalausgabe:

Arnold A. Lazarus:
Multimodal Behavior Therapy

Aus dem Amerikanischen von
Dipl.-Psych. W. Stifter und
Dipl.-Psych. Dr. H. A. Stiksrud

ISBN 3 - 88074 - 114 - X

VORBEMERKUNGEN DES HERAUSGEBERS

"Multimodale Verhaltenstherapie" von Arnold A. Lazarus ist der erste Band der Reihe "Klinische Psychologie", die in der Verlagsabteilung der Fachbuchhandlung für Psychologie erscheint. Das Buch widerlegt die Behauptung, die Verhaltenstherapie sei "rigide und mechanistisch", und enthüllt - mit den Worten von C. M. Franks gesprochen (im Vorwort zu "Springer Series in Behavior Modification") - eine Breite und Tiefe des Ansatzes, die die Skeptiker besänftigen sollte. Die Totalität der menschlichen Persönlichkeit steht im Zentrum dieses neuen Ansatzes der Psychotherapie und reflektiert damit das Bemühen der Verhaltenstherapeuten um "humanistic values" (Franks), die gerne von anderen Therapieschulen für sich in Anspruch genommen und damit implizite anderen abgesprochen werden.

Psychodynamische Therapeuten und Denominationen mögen sich nicht freuen ob der 'Fehlleistung' der Formulierung des BASIC ID (das des amerikanischen Wortspiels wegen in dieser deutschen Bearbeitung nicht übersetzt wird); rigides Festhalten an Lehrmeinungen überholter und veralteter "Psychotherapie" ist nicht der Weg der modernen eklektischen Verhaltensmodifikation. 'Eklektisch' dürfte im Deutschen ein wissenschaftliches Schimpfwort sein - und das wohl nicht unberechtigt, sofern damit wildwucherndes therapeutisches Manipulieren am leidenden Menschen ohne wissenschaftliche Basis und intersubjektive Kontrolle gemeint ist; als systematische Strategie des persönlichkeitsdiagnostischen und psychotherapeutischen Ansatzes, wie ihn Lazarus hier vorstellt, sei 'eklektisch' mit 'wissenschaftlich-kreativ' synonym verwendet. Psychotherapie wird somit nicht verstanden als Widerlegungs- oder Affirmationsstrategie einer Psycho-Sozio-Schule, sondern als komplexe Hilfsstrategie für leidende Menschen, die sich selbst durch permanente empirische Kontrolle nur dem Ziel, ökonomisch (im wissenschaftslogischen und im verantwortlich volkswirtschaftlichen Sinne) und empirisch-wissenschaftlich zu psychotherapieren, verpflichtet fühlt. Eine "Große Psychotherapie" wird durch Lazarus eingeführt - nicht in dem Sinne, daß sie lange dauert, sehr alt ist, dem Patienten bzw. der Volkswirtschaft viel kostet und psychologisch Ungeschulten als Ersatz-Psychologie dient; die Multimodale Psychotherapie versucht vielmehr, verschiedene Diagnosen und Therapien auf die ganze, gestörte, leidende, gehemmte oder unangepaßte Persönlichkeit anzuwenden und darüber hinaus sich der intersubjektiven Kontrolle durch wissenschaftlich arbeitende Psychotherapeuten, seien es Psychologen, seien es Ärzte, zu unterziehen.

Arnold A. Lazarus ist eine anerkannte Autorität auf dem Gebiet der Verhaltensmodifikation und Verhaltenstherapie; seine Breitspektrum-Therapie hat große Aufmerksamkeit auf sich gezogen. Er ist Psychologieprofessor an der Graduate School of Applied and Professional Psychology, Rutgers University. An der Yale University wirkte er als Leiter des klinischen Unterrichts. Er hatte Lehraufträge an der Medizinischen Fakultät der Temple Universität und der Stanford Universität zusammen mit verschiedenen Konsultationsaufgaben zusätzlich zu seiner Privatpraxis. Er ist Mitglied der APA, war Präsident der Vereinigung zur Förderung der Verhaltenstherapie (Association for Advancement of Behavior Therapy) und ein Diplomat des American Board of Professional Psychology. Als Autor vieler wissenschaftlicher Publikationen hat sich Lazarus vor allem durch "Behavior Therapy and Beyond" einen Namen gemacht. Das bekannteste Werk von ihm dürfte "Multimodal Behavior Therapy" (1976 erschienen) werden, wenn nicht seines konstruktiv-kreativ-systematischen Ansatzes wegen, so doch sicherlich dadurch, daß viele Psychotherapieschulen sich hier angesprochen fühlen, aber nicht bereit und willig sein dürften, 'nur' Mosaiksteine eines globalen psychodiagnostischen und psychotherapeutischen Systems zu werden.

Die deutschsprachige Ausgabe, Übersetzung und Bearbeitung ist u. a. auch Resultat der 'Frankfurter Schule' der Verhaltenstherapie und Verhaltensmodifikation, die in ihren psychologisch-klinischen Aspekten von L. Süllwold und in ihren psychologisch-pädagogischen Aspekten von F. K. Matthaei gelehrt und angewandt wird.

H. A. ST.

INHALT

Seite

ZWEITER TEIL Seite

Seite

VORWORT

Aus Gründen, die den Gesamtkomplex und die hauptsächlich involvierten Personen betreffen, ist es fraglich, ob eine einzige definitive Geschichte der Verhaltenstherapie je geschrieben werden könnte. Wir haben uns deshalb mit einer im Anfangsstadium befindlichen Reihe von kleineren Beiträgen zu bescheiden, von denen jeder aus der Perspektive des jeweiligen Autors geschrieben ist. Wenn ich über die nicht allzu weit zurückliegenden Entwicklungen der 'Saga' der Verhaltenstherapie lese und höre - oftmals zu Anlässen, die ich miterlebte - wird die Subjektivität der meisten Augenzeugenberichte erkennbar (meine natürlich ausgenommen). Selbst offensichtliche Tatsachen, z.B. wer als erster den Ausdruck 'Verhaltenstherapie' prägte und öffentlich bekanntgab, werden kontrovers diskutiert, und so ist es kaum überraschend, daß solch komplexe Themen bei ansonsten sorgfältigen und aufrichtigen Beobachtern einer bedauerlichen, wenn auch auf Unwissenheit beruhenden Verzerrung ausgesetzt sind.

Trotz dieser Probleme ist es noch möglich, bestimmte Trends in der Evolution der Verhaltenstherapie aufzudecken und vorläufige Schlüsse zu ziehen, zu denen nur wenige Beobachter kontrovers stehen könnten. Entscheidend scheint die Wegbewegung von den verständlicherweise überbetonten Restriktionen des engen S-R-Modells der frühen sechziger Jahre zu theoretischen Unterscheidungen zu sein, die die Komplexität des Menschen in seinem totalen inneren und äußeren Milieu umfassen. Der weiteren Beobachtung wird es überlassen bleiben, ob dies eine systematische Entwicklung auf etwas hin ist, das noch ohne Bedeutungsabstriche der Rubrik der Verhaltenstherapie originär zugerechnet werden kann, oder ob wir Zeugen eines Übergangs in ein radikal anderes Bezugssystem - Kuhn würde von einem 'Paradigma-Wechsel' sprechen - sind.

Vielleicht wirken beide Prozesse auf verschiedenen Ebenen. Was kommende Verfasser einer Geschichte der Verhaltenstherapie aus den Bewegungen dieser Mittsiebziger machen werden, wird interessant sein.

In jedem Falle - normaler Fortschritt oder Paradigma-Wechsel - sind zwei deutliche Trends unverkennbar. Die frühen Verhaltenstherapeuten reagierten zu heftig auf das Beharren der Anhänger Freuds auf der primären Bedeutung mysteriöser innerer Kräfte bei der menschlichen Lebensgestaltung und lehnten nahezu alles ab, was über die Grenzen der S-R-Konditionierung hinausging. Die neuere Verhaltenstherapie - sie ist sicherer und sensitiver für Beweise - erkennt an, daß der innere Mensch wichtig ist, lehnt aber den mentalistischen und überflüssigen Überbau der Freudschen Theorie ab. Seien es Begriffe wie 'kognitives Umstrukturieren' und 'rationale Therapie' oder 'kognitive Verhaltenstherapie', es kommt ziemlich dasselbe dabei heraus: Die Verhaltenstherapie der Gegenwart mit ihrer Betonung von Selbstkontrolle und Biofeedback, Kognition, Vorstellung und ähnlichem entspricht nicht mehr dem radikalen Behaviorismus der früheren Zeit.

In gleicher Weise weitet die Verhaltenstherapie ihren Gegenstandsbereich über das Individuum hin aus auf Gruppen und Gruppenprozesse und über Gruppen hinaus auf die Gesellschaft insgesamt mit ihren vielen sozioökologischen und anderen verwobenen Systemen. Notwendigerweise schließt das den Kontakt mit Disziplinen ein, die weit entfernt von der traditionellen S-R-Psychologie sind, und dies bedeutet schließlich eine Bereitschaft, sich mit der Datenakkumulation und Dateninterpretation zu befassen, die von den konventionellen Regeln des Labor-Wissenschaftlers abweichen.

Besonders ermutigend an diesen interessanten Entwicklungen ist, daß sie in Übereinstimmung mit jenen klar formulierten Prinzipien wissenschaftlicher Strenge ausgeführt werden, die am Anfang Verhaltenspioniere dazu angeleitet hat, mit der traditionellen psychodynamischen Schablone zu brechen. Ungeachtet der jeweiligen Richtung ist es dieses Verpflichtetsein gegenüber den erhobenen Daten, der kontrollierten Untersuchung, der Nachvollziehbarkeit und der externen Validierung - verbunden mit einem gesunden Skeptizismus und Konservativismus gegenüber Ableitungen, Folgerungen und Verallgemeinerungen -, das die Verhaltenstherapie heute wie damals charakterisiert. Das ist mehr noch als irgendeine beeindruckende Liste von Therapieerfolgen und neuartigen Techniken (so wichtig sie auch sind) die eigentliche Stärke der Verhaltenstherapie. Und an diesen Kriterien muß jede größere Innovation auf dem Gebiet der Verhaltenstherapie - einschließlich der Gegenstand dieses Buches - gemessen werden.

Wenn von irgendeiner Person gesagt werden kann, daß sie diese Entwicklungen persönlich darstelle, dann ist es Arnold A. Lazarus. Während er die unwirksamen Techniken psychodynamischer Prozeduren verwarf und das anscheinend vielversprechendere Modell der frühen S-R-Konditionierungstherapie favorisierte, wurde Lazarus (zusammen mit anderen) ernüchtert durch die vielen klinischen Fehlschläge und die Scheuklappen der Verhaltenstherapie von damals. Nach und nach grub er mühsam eine Reihe neuer klinischer Strategien aus, von denen eine natürlich zur nächsten führte, und dies geschah immer im Einklang mit der Theorie des sozialen Lernens oder einigen Ausläufern davon. So wurden wir durch 'Behavior Therapy and Beyond' in die Konzeption einer Breitspektrum-Verhaltenstherapie, in die Lehre vom technischen Eklektizismus, und schließlich in diesem neuesten Buch in die komplexe und höchst scharfsinnige Systematik der Verhaltenskontrolle und Verhaltenstherapie eingeführt. Insgesamt machen BASIC ID und der multimodale Ansatz das aus, was wahrscheinlich das derzeit umfassendste System der Verhaltenstherapie konstituiert.

So wie sich die Verhaltenstherapie als Reaktion auf neue Ergebnisse und den 'Zeitgeist' ständig ändert, verändert sich auch Arnold Lazarus. In diesem Zusammenhang sollte der vorliegende Band interessiert gelesen und akzeptiert werden als das, was er ist, die Kulmination gegenwärtigen Denkens von Lazarus. Es ist nicht so sehr ein statistisches theoretisches Werk, als vielmehr die Kombination einer Praxisanleitung für die Gegenwart und eines Entwurfs für die Zukunft. Und wie bei allen Pionierfahrten zu bedeutenden Orten ist die Reiseroute uneben und schwer zu meistern, mit vielen Sackgassen und Schlaglöchern. Einige der Beiträge im Buch von Lazarus sind weniger strikt konzipiert als andere, und Lazarus selbst warnt vor einer zu leichtfertigen Übernahme seines Systems. Vertrauensvoll können wir einen regelmäßigen Fortschritt im Denkgebäude und in den allgemeinen klinischen Verfahrensweisen von Lazarus feststellen, zumal weitere Ergebnisse hinzukommen.

Der rationale Ansatz der Verhaltenstherapie hat einen konsequenten Prozeß der Ableitung von allgemeinen und unabhängig formulierten Gesetzmäßigkeiten zur Folge. Lazarus behauptet, daß dies, obgleich es als Forschungsstrategie unabdingbar ist, zur Förderung der klinischen Praxis relativ uneffektiv ist. Für Lazarus führt der Königsweg zu klinischem Erfolg nur über die Empirie, und diese Perspektive setzt die Bereitschaft dazu voraus, jedwede aussichtsreiche Technik ohne Rücksicht auf die theoretische Fundierung (wenn überhaupt) zu entwickeln, solange nur aufweisbare empirische Belege existieren. Im Gegensatz zu manchen seiner Kritiker artikuliert Lazarus wiederholt die Zurückweisung des bloß Begrifflichen, der Ahnung, der Launen und der Grillen und der Verfahrensweisen, die durch nicht mehr als Glauben, Hörensagen und gefühlsbetonte Vorliebe gestützt werden. Seine ständigen Bemühungen um vorsichtige Validierung der Daten sind deutlich im Nachwort zur Sprache gekommen; falls Anhänger seines multimodalen Ansatzes von der empirischen Route auf die abgeschirmten, aber trügerischen Abhänge des nur Eingebildeten abgleiten sollten, dann nicht, weil es an Warnungen seitens Lazarus fehlt.

Meines Erachtens repräsentiert dieses Buch eine Stichprobe des Besten, was die moderne Entwicklung der Breitspektrum-Verhaltens-Therapie zu bieten hat; es ist ein Höhepunkt der jahrelangen Überlegungen eines entscheidenden Praktikers auf unserem Gebiet. Klugerweise kann das Buch benutzt werden als eine Grundlage der weiteren Forschung und kontrollierter klinischer Untersuchungen, oder - in weniger wissenschaftlicher Weise - als eine unbeschränkte Autorisierung, sich im Falle jedweder esoterischer Verfahrensweise, die intuitiv zu wirken scheint oder die Phantasie des Klinikers anregt, zu engagieren. Meine wohlüberlegte Meinung ist - und ich bin sicher, daß sie von Arnold Lazarus geteilt wird -, daß der erstere Ansatz die Oberhand behält.

Cyril M. Franks
Graduate School of Applied and
Professional Psychology
Rutgers University

Für die großzügige Abdruckerlaubnis von Artikeln und Publikationen bedanken wir uns bei: Academic Press; Brunner/Mazel; Psychological Reports; Psychotherapy: Theory, Research and Practice; Williams and Wilkins Company; World Institute Council and Ziff-Davis Publishing Company.

Louisa Kessel verdient besonderen Dank für das Anfertigen verschiedener Entwürfe des Manuskripts und besonders für den hilfreichen nachdrücklichen Einfluß, den sie auf die Übertragung verschiedener Beiträge (einschließlich meiner eigenen) von der 'Psychologensprache' ins 'Englische' ausübte.

A. A. L.

Dan W. BRIDDELL, Ph. D.
Clinical psychologist,
Munson Medical Center,
Traverse City, Michigan

Allen FAY, M. D.
Private practice, New York,
New York Department of
psychiatry, Mount Sinai
School of Medicine (C. U. N. Y.)
Graduate School of Applied and
Professional Psychology,
Rutgers University,
New Brunswick, New Jersey

Cyril M. FRANKS, Ph. D.
Professor,
Graduate School of Applied
and Professional Psychology,
Rutgers University,
Author of: 'Behavior Therapy:
Appraisal and Status' and
'Conditioning Techniques in
Clinical Practice and Research'

Vito GUARNACCIA, Ph. D.
Supervising psychologist,
Assistant professor,
Mental Retardation Institute,
New York Medical College,
Flower and Fifth Avenue Hospitals,
Valhalla, New York.
Co-director, New York Association
for Training in Multimodal Therapy,
White Plains, New York

Robert A. KARLIN, Ph. D.
Assistant professor,
Department of psychology,
University College,
Rutgers University,
New Brunswick, New Jersey

Donald B. KEAT II, Ph. D.
Coordinator, Child Counseling
Program,
Pennsylvania State University,
University Park, Pennsylvania,
Private practice in child psychotherapy,
State College, Pennsylvania

Arnold A. LAZARUS, Ph. D.
Professor,
Graduate School of Applied and
Professional Psychology,
Rutgers University,
Author of:'Behavior Therapy
and Beyond', 'I Can If I Want
To'.

Sandra Risa LEIBLUM, Ph. D.
Clinical assistant professor
of psychiatry,
College of Medicine and
Dentistry of New Jersey,
Rutgers Medical School,
Piscataway, New Jersey,
Adjunct assistant professor,
Graduate School of Applied and
Professional Psychology,
Rutgers University

Patricia MCKEON, M. Ed.
Research assistant,
Center of Alcohol Studies,
Rutgers University,
New Brunswick, New Jersey,
Research associate,
Center for Political Research,
New York, New York

William L. MULLIGAN, Ph. D.
Clinical psychologist,
private practice,
Virginia Beach, Virginia

Carole PEARL, M.A.
Psychologist and coordinator,
Multimodal Therapy Program, M.R.L.,
New York Medical College,
Flower and Fifth Avenue Hospitals,
Valhalla, New York.
Co-director, New York Association
for Training in Multimodal
Therapy,
White Plains, New York

Frank C. RICHARDSON, Ph.D.
Assistant professor,
Department of educational psy-
chology,
University of Texas at Austin

H. Arne STIKSRUD, Dr. phil., Dipl.-Psych.
Wiss. Mitarb. und Lehrbeauftragter am
Fachbereich Psychologie, Inst. f. Päd.
Psychologie
Johann Wolfgang Goethe-Universität
Frankfurt am Main,
Autor von: 'Diagnose und Bedeutung indivi-
dueller Werthierarchien'.

Robert L. WOOLFOLK, Ph.D.
Assistant professor,
Department of psychology,
University College,
Rutgers University,
New Brunswick, New Jersey

ERSTER TEIL

THEORETISCHE UND KLINISCHE GRUNDLAGEN

Kapitel 1 enthält ein kurzes klinisches und begriffliches Konzept der multimodalen Verhaltenstherapie. Ich bemühte mich um die Differenzierung zwischen der multimodalen Orientierung und anderen eklektischen Ansätzen. Die hauptsächlichen Unterschiede zwischen 'Verhaltenstherapie', 'Breitspektrum-Verhaltenstherapie' und 'Multimodaler Verhaltenstherapie' werden aufgewiesen.+

Kapitel 2 ist meine erste Publikation zur multimodalen Verhaltenstherapie. Sie vertieft das vorhergehende Kapitel, fügt Details hinzu und enthält eine Falldarstellung, wie die MVT (=Multimodale Verhaltenstherapie) bei einer vierundzwanzigjährigen Frau mit der Diagnose 'undifferenzierte Schizophrenie' angewendet wurde.

Kapitel 3, ein kurzer Bericht von Robert Woolfolk, stellt das multimodale Modell in ein allgemeines entscheidungstheoretisches Bezugssystem. Im Mittelpunkt steht dabei, wie der multimodale Ansatz den systematischen Informationsprozeß im therapeutischen Kontext erleichtert.

Im Kapitel 4 beschreibe ich die Fragen und Vorgehensweisen bei der Erfassung verschiedener Problembereiche entsprechend jeder Modalität. Genaue und spezifische multimodale Kontrolltechniken werden in großer Ausführlichkeit im Detail dargestellt.

+= Anmerkung:
Wir sind davon ausgegangen, daß unsere Leser mit den generellen Prinzipien der Psychotherapie und speziell der Verhaltenstherapie vertraut sind. In diesem Zusammenhang möchte ich zusätzlich zu einem meiner früheren Bücher: 'Behavior Therapy and Beyond' (New York: Mc Graw-Hill 1971) drei sehr hervorragende Bücher zur Lektüre empfehlen:

O'Leary & Wilson: Behavior Therapy: Application and Outcome (New York: Prentice-Hall 1975);
Rimm & Masters: Behavior Therapy: Techniques and Empirical Findings (New York: Academic Press 1974);
Goldfried & Davison: Clinical Behavior Therapy (New York: Holt, Rinehart and Winston 1976).

Robert Woolfolk diskutiert in Kapitel 5 die 'affektive Modalität' im Lichte experimenteller und empirischer Beweise. Die kritische Erörterung des affektiven Prozesses ist wesentlich, da die explizite und implizite Theorie der Emotion jedem Therapeuten vorzuschreiben scheint, welche Methoden er oder sie im jeweiligen Falle verwendet.

Allen Fay stellte in Kapitel 6 die nahezu unüberschaubare Anzahl 'psychiatrischer Medikamente' so zusammen, daß medizinische und nichtmedizinische Praktiker die bedeutsamen Nuancen der 'Medikamenten-Modalität' einschätzen können.

Kapitel 7 befaßt sich mit einigen Problemen der Konzeptbildung auf dem Gebiet der 'Persönlichkeitstheorie', betont die Einschränkungen der meisten Theorien der Persönlichkeit und argumentiert für eine multimodale Theorie und Therapie von 'Persönlichkeitsstörungen'.

Kapitel 1:

EINFÜHRUNG UND ÜBERBLICK+

Arnold A. Lazarus

Viele Therapeuten vergeuden ihre Zeit. Sie neigen dazu, irrelevante Fragen zu stellen und Verfahren mit zweifelhafter Validität anzuwenden. Ein Beispiel: Während der Beobachtung eines Kollegen bei der Arbeit mit einem Ehepaar durch einen Einwegspiegel wurde den Beobachtern deutlich, daß beide, Mann und Frau, einander als Personen kritisierten, statt ihre Bemerkungen auf spezifisches gegenseitiges Verhalten zu beziehen. Die Korrektur dieses Fehlers schien uns wesentlich, aber der Therapeut lenkte seine Aufmerksamkeit auf die Unterstellung, daß der Mann wie sein Vater (argumentativ) war und die Frau wie ihre Mutter (reizbar) war. Mochte diese Interpretation auch zutreffen, so erhielten die Ehepartner keine Kontrolldirektiven, um ihre Schwierigkeiten zu korrigieren. Sie gingen nach Hause mit ihren fehlerhaften, unkorrigierten Taktiken und quälten sich zweifellos während der ganzen folgenden Woche damit.

Man ist geneigt anzunehmen, daß alle Therapeuten daran interessiert sind, wirksame und effektive Methoden anzuwenden, die schnelle und bleibende Ergebnisse zur Folge haben. Das scheint nicht der Fall zu sein. Viele sind primär an der Erstellung von Theorien und daran, vermeintliche Dynamismen zu verstehen und aufzufinden, interessiert. Einige glauben, daß es allein heilend ist, vergangene Prozesse wieder aufzugreifen (eine ungeprüfte Hypothese), und sie scheuen direkte Interventionsmethoden im Hier-und-Jetzt.

Sobald man sich mit einem speziellen System identifiziert oder sich einer bestimmten Denkschule verschreibt, entwickelt man Engagement dafür, den grundlegenden theoretischen Unterbau des Systems zu stärken und zu bestätigen. Nahezu unvermeidlich spielt dann die Selektivität der Wahrnehmung mit, so daß Lieblingstheorien mit allen möglichen stützenden 'Daten' und beweisenden 'Evidenzen' abgesegnet werden.

+Anm.: Ich danke William L. Mulligan für die Hilfe bei der Vorbereitung eines Teils des Materials, das ich in dieser Einleitung verwendet habe.

Die multimodale Orientierung setzt keine Identifikation mit irgendeiner spezifischen psychologischen Denkschule voraus. Sie ist auch keine separate Schule für sich. Ihre Praktiker sind Pragmatiker, die wissenschaftlichem Empirismus und logischem Positivismus beipflichten, ohne sich unnötigen reduktionistischen Denkweisen zu unterwerfen. Vom Gesamtkonzept her wird die positivistische Position mit der eines kreativen Synthetikers kombiniert und man tritt ein für technischen Eklektizimus (im Gegensatz zu theoretischem) (Lazarus, 1971 a). Dies bedeutet auch, daß man sich dessen bewußt ist, daß in der Therapie verwendete Methoden und Techniken aus anderen Gründen, als ihre Erfinder es annahmen, wirksam sein können. Ein metaphysischer und mystischer Theoretiker kann eine neue Meditationsmethode, die auf esoterischen und spirituellen Überzeugungen beruht,erfinden. Er kann auch überzeugende Beweise dafür geben, daß diese Methode bei mehr als 80 % Menschen, die sie zweimal pro Tag innerhalb von zwei Wochen anwenden, extreme Ängste bedeutsam lindert. Wir würden diese Methode bei unseren Klienten testen, egal welche überprüfbaren Vorstellungen der Guru auch immer bezüglich des Wie und Warum der Wirksamkeit dieser Methode anbringt. Wenn diese Methode bei Patienten wirkt, akzeptieren wir das als eine empirische Beobachtung. Gleichzeitig grenzen wir unser Blickfeld so ein, daß wir die Methode zum Besseren unserer Klienten modifizieren und dadurch präzise Indikationen und Kontraindikationen für ihre Neueinführung festsetzen. D. h., wir leihen uns diese Technik aus und wenden sie an, ohne irgendeine der nicht überprüfbaren Annahmen des Guru zu übernehmen.

Obleich wir als multimodale Therapeuten zu keiner partikulären Theorie neigen, haben unsere Befunde und Beobachtungen in breit angelegten theoretischen Bezugssystemen ihren Platz. Dieses theoretische System ist innerhalb der Lernprinzipien angesiedelt, bzw. genauer im Bereich sozialen Lernens, kognitiver Vorgänge und von Verhaltensgesetzen, für die es experimentelle Beweisführungen gibt. Wir gehen davon aus, daß ein Großteil der Therapie pädagogisch ist, und daß Fragen nach dem Wie und Warum des Lernens und Verlernens angepaßter und unangepaßter Reaktionen wesentlich für wirksame therapeutische Interventionen sind. Die Grundlage der multimodalen Therapie ist folglich didaktischer Natur. Unsere Grundannahme ist: Je mehr man in der Therapie lernt und je breiter der Verhaltensspielraum wird, desto weniger wahrscheinlich werden Rückfälle.

Rein deskriptiv gesehen sind wir Lebewesen, die sich bewegen, die fühlen, empfinden, Vorstellungen haben, denken und Beziehungen knüpfen. Psychische Störungen beeinflussen jede dieser Funktionen. Die Art und Weise, wie wir uns bewegen und verhalten, kann negativ beeinflußt werden durch unsere Vorstellungen, unsere Erkenntnisse, Emotionen und Empfindungen und durch die Art und Weise wie andere Menschen auf uns reagieren. Wenn wir irgendeinen Aspekt unserer zwischenmenschlichen Beziehungen verändern, wird diese Veränderung unsere Kognition, unsere Emotionen, Empfindungen, Selbstbilder und die allgemeinen Verhaltensformen ebenfalls verändern. Eine Änderung in einem unserer Wesensbereiche wird jede andere Dimension beeinflussen. Eine vollständige Therapie verlangt demnach, daß j e d e r Modalität Aufmerksamkeit entgegengebracht wird. Der Therapeut muß jede der wesentlichen Verhaltensweisen, Gefühlsprozesse, jeden der fünf Sinne, die grundlegenden Selbstbildnisse, Erkenntnisse und zwischenmenschlichen Beziehungen seiner Patienten erforschen.

Wie macht man das? Der Gehalt jeder diagnostischen Untersuchung hängt von der Eigenart des individuellen Falles ab; nichtsdestoweniger gibt es ein umfassendes strukturelles Bezugssystem, das generell anwendbar ist.

Wir sind daran interessiert, am Patienten kennenzulernen:
Verhaltensmuster (Tics, auffällige Zwänge, Gewohnheiten, Manieriertheiten usw.);
negative Gefühle (Zeiten, Orte, Situationen, die Angst, Wut, Depression usw. hervorrufen);
unangenehme Empfindungen (Schmerzen und Kummer, Schwindel, Erröten usw.);
sich aufdrängende Vorstellungen (beunruhigende Erinnerungen unangenehmer Ereignisse oder Szenen);
fehlerhafte Erkenntnisse (Abwehrhaltungen, Einstellungen und Meinungen);
zwischenmenschliche Probleme (überstarke Konkurrenzgefühle, aggressive Reaktionen, kindische Forderungen usw.). Zusätzlich zu diesen unangepaßten Reaktionsformen befassen wir uns auch mit den D e f i z i t e n des Patienten bezüglich jeder Modalität - dem F e h l e n positiven Verhaltens, angenehmer Gefühle, guter Empfindungen. Das ganze Kontrollsystem prüft so innerhalb jeder Modalität solche Reaktionen die vermindert und andere, die gesteigert werden sollten.

Das angewandte Modell beruht eher auf 'Verwirklichung', 'Wachstum' oder 'Erziehung' als auf Krankheitsanalogien, Medizin oder Pathologie. Jeder kann von einer Verhaltensänderung profitieren, die unerwünschte oder Überreaktionen beseitigt, während die Häufigkeit, Dauer und Intensität nützlicher, kreativer und erfüllender Reaktionen angeregt wird. Ein höchst wertvolles Ziel ist es gleichfalls, unangenehme Gefühle unter Kontrolle oder zum Verschwinden zu bringen, zusammen mit einem Anwachsen positiver Gefühle. Während in der sensorischen Modalität Techniken angewendet werden, um negative Empfindungen zu beseitigen (sie reichen von erschreckenden Halluzinationen bis zu leichten chronischen Muskelanspannungen), befassen sich die Wachstumselemente mit präzisen Möglichkeiten, mehr Freude und Bedeutung von jedem unserer fünf Sinne zu gewinnen. Die Vorstellungskräfte,die vielseitigste Modalität, nur von den Banden unserer wildesten Phantasie eingeschränkt, beziehen sich auf den weiten Bereich der 'geistigen Bilder', die letztlich in einer Abfolge von 'Selbstbildnissen' verschmelzen, die wir vornehmlich positiv und weniger negativ zu gestalten versuchen. Fälschliche Annahmen und irrationale Gedanken unterminieren sichtlich unser tägliches Leben, und werden von möglichst vielen realitätsorientierten, faktischen und rationalen Gedanken ersetzt. Gute, nahe und vielversprechende zwischenmenschliche Beziehungen verlangen spezifische Techniken und eine ausgearbeitete Kette prosozialer Interaktionen, nach denen jeder von uns streben sollte.

Wir haben uns mit Verhaltensweisen, Gefühl, Empfindungen, Vorstellung, Kognition und interpersonalen Prozessen befaßt. Aus diesen sechs Modalitäten besteht sozusagen die menschliche 'Persönlichkeit'. Diese spezifischen Dimensionen wirken zwar alle zusammen, sie sind dennoch in ihren spezifischen Auswirkungen ausreichend unterscheidbar. Unseres Erachtens sind sie die Hauptbestandteile der 'Psychologie'.Grundlage der akademischen Psychologie ist das Erforschen des Verhaltens, der Empfindungen, der Wahrnehmung, des Erkennens und der Gefühle. Speziell im Bereich der 'Sozialpsychologie'wurde die Erforschung zwischenmenschlicher Prozesse zentraler Gegenstand. Psychologie - die wissenschaftliche Erforschung des V e r h a l t e n s - ist eine Wissenschaft, die Daten über verschiedene aktive, reaktive und interaktive Wirkungen der Empfindung, Wahrnehmung, des Erkennens und affektiver Reaktionen (intra- und interpersonal) angesammelt hat.

Eine nichtpsychologische Modalität kann aber nicht übersehen werden; offensichtlich beeinflussen neurologische und biochemische Faktoren das Verhalten, affektive Reaktionen, Empfindungen, Vorstellungen, Kognitionen und interpersonale Reaktionen. Wenn wir diese organischen oder psychologischen Prozesse unter dem Ausdruck 'drugs' als einen Sammelbegriff für dieses biologische Substrat subsumieren, dann läßt sich im Englischen ein nützliches Wortspiel einführen. Wenn von folgenden Worten der jeweils erste Buchstabe genommen wird und diese dann zusammengesetzt werden, ergibt sich im Englischen die Wortbildung 'BASIC ID'; es handelt sich um die Begriffe: Behavior (Verhalten), Affect (Gefühl), Sensation (Empfindung), Imagery (Vorstellung), Cognition (Kognition), Interpersonal (Zwischenmenschliche Beziehungen) und Drugs. Die mnemonischen Vorteile dieses Wortspiels sind äußerst nützlich. Es dient als ein ständiger Kompaß zur Orientierung des Therapeuten auf das ganze Netzwerk der interagierenden Modalitäten des Klienten.

Die multimodale Therapie ist eine Erweiterung und Verfeinerung der Breitspektrum-Verhaltenstherapie, die sich ihrerseits aus dem ursprünglich begrenzten Spektrum verhaltenstherapeutischer Techniken und Strategien entwickelt hat. Von Anfang an stand die Verhaltenstherapie in dramatischem Kontrast zu anderen psychotherapeutischen Bemühungen. Anstelle der Verwendung ungetesteter und schlecht definierter Methoden für nur vage und allgemein gehaltene diagnostische Begriffe mit unspezifischen Ergebnissen versuchten Verhaltenstherapeuten experimentell getestete Gesetze und Techniken anzuwenden, um systematische und meßbare Resultate zu erzielen. Der Verhaltensansatz wird durch die *Spezifität*, mit welcher Probleme als solche identifiziert und Ziele gesteckt werden, belegt. Komplexe Probleme werden in einzelne unangepaßte Gewohnheiten und Reaktionsdefizite zergliedert. Sind einmal die Behandlungsgegenstände durch eine sorgfältige Analyse abgeklärt worden, werden spezifische Verfahrensweisen ausgewählt, um einzelne Probleme anzugehen. Viele Verhaltenstherapeuten haben sich allerdings in ihrem Eifer für experimentelle Strenge und in ihrem Bemühen, das unwegsame Gelände interner und subjektiver Phänomene zu umgehen, auf einen sehr engen Bereich menschlicher Erfahrung festgelegt (d.h. auf Methoden, die innerhalb des Bezugssystems der Lerntheorie vorstellbar sind).

Die Breitspektrum-Verhaltenstherapie (Lazarus, 1965; 1971 a) wurde entwickelt, um den legitimen Bereich der Verhaltensforschung und -intervention zu vergrößern. Ein erweitertes Repertoire von Verfahrensweisen wurde verwendet, um 'persönlichste Vorkommnisse', 'verdeckte Prozesse' oder 'Erkenntnisse' zusätzlich zu offenem Verhalten zu verändern. Dieser Ansatz betont nachdrücklich, daß die Implementierung wirksamer Techniken unabhängig von allen theoretischen Erklärungsweisen fortschreiten kann (vgl. London, 1972). Die Breitspektrum-Verhaltenstherapie ist allerdings der Kritik gegenüber wehrlos, daß sie nur wenig Anhaltspunkte für die Auswahl spezifischer Techniken unter spezifizierbaren Bedingungen anbietet.

Die multimodale Verhaltenstherapie (MVT) bietet einen umfassenderen und systematischeren kontrolltherapeutischen modus operandi. Die MVT wurde entwickelt, als Nachuntersuchungen zeigten, daß Verhaltenstherapie, ja sogar Breitspektrum-Verhaltenstherapie, eine Rückfallquote bis zu 40 % im Zeitraum von einem bis zu vier Jahren nach der Behandlung aufwies (Lazarus, 1971 a; 1971 b). Um zu skizzieren, inwiefern sich 'Verhaltenstherapie', 'Breitspektrum-Verhaltenstherapie' und 'Multimodale Verhaltenstherapie' unterscheiden, wollen wir sehen, wie jeder dieser Ansätze bei jemandem, der sich wegen 'Alkoholsucht' in eine Therapie begibt, vorgehen würde.

V e r h a l t e n s t h e r a p i e : Aufgrund einer detaillierten biografischen Anamnese und Tests wie dem Willoughby-Neurotic-Inventory und einer Ängste-Kontrolliste (Wolpe, 1969) würden wesentliche Überempfindlichkeiten und soziale Fehlverhaltensweisen des Patienten herausgearbeitet. Eine Behandlungsmethode aus Aversionstherapie, die wahrscheinlich mit elektrischer Stimulation und negativer Vorstellung (z. B. :Stellen Sie sich vor, Sie empfinden Übelkeit, nachdem Sie Ihr bevorzugtes alkoholisches Getränk getrunken haben) arbeitet, würde unterstützt mit systematischer Desensibilisierung, Selbstsicherheitstraining und Entspannungstherapie und verschiedenen Hilfsmethoden wie: Gedankenstoppen, Rollenspiel, positive Vorstellung usw.

B r e i t s p e k t r u m - V e r h a l t e n s t h e r a p i e:
Zusätzlich zu dem eben geschilderten Vorgehen würde man nach Faktoren innerhalb der zwischenmenschlichen Beziehungen forschen, die ein Weiterbestehen der Sucht unterstützen, und Gemeinschafts- oder Familientherapie würde wahrscheinlich eingebaut. Kognitive Prozesse würden darüber hinaus neben der Korrektur

offensichtlicher Fehlkonzeptionen analysiert werden (d. h. fundamental irrationale Ansichten und nicht anpassungsfähige Selbstgespräche würde man erörtern und ersetzen durch 'innere Sätze', die nutzlose Angst und Wut unterminieren). Genaue therapeutische Aufmerksamkeit würde man auf entspannende Tätigkeiten und Erholung, Berufsberatung, die Entwicklung des 'Selbst-Wertes' und auf eine Vielzahl möglicher Umweltfaktoren richten.

M u l t i m o d a l e   V e r h a l t e n s t h e r a p i e:
Eine genaue Erforschung jeder Modalität, die im BASIC ID enthalten ist, wird Elemente des Verhaltens entdecken, die eine Routineuntersuchung, gestützt auf Anamneseaufnahme und funktionale Analyse des Verhaltens leicht übersehen kann. So kann man beispielsweise durch stark detaillierte Erforschung der genauen sonsorischen Stimuli, die gewöhnlich das Trinkverhalten begleiten bzw. ihm vorausgehen, den Klienten befähigen, einen Bereich subtiler Empfindungen, die kombiniert mit spezifischen affektiven Reaktionen das exzessive Trinken wahrscheinlich machen, auszuschalten. Ähnlich kann eine detaillierte Kontrolle wichtiger Verhaltensweisen, Vorstellungen, Kognitionen usw. Aufschlüsse über wichtige Aspekte der Problembereiche des Patienten geben.

Wie unterscheidet sich die multimodale Therapie von den Methoden eklektischer Therapeuten, die einen weitgefächerten Behandlungsansatz anwenden? Die meisten eklektischen Therapeuten verwenden verschiedene Verfahren unterschiedlicher Richtungen. Vergleicht man aber ihre praktischen Therapiemaßnahmen, dann wird deutlich, daß sie im allgemeinen n i c h t dem BASIC ID entsprechen. Viele Therapeuten haben bevorzugte Modalitäten. Ich kenne verschiedene Praktiker, die nur mit einer oder zwei Modalitäten umgehen und die anderen Modalitäten des BASIC ID ignorieren oder sie nur en passant streifen. Natürlich wird durch den 'Wellen-Effekt' die Veränderung innerhalb einer Modalität in gewissem Ausmaß auch Einflüsse auf andere Modalitäten ausüben - unsere katamnestischen Daten lassen allerdings vermuten, daß anhaltende Resultate spezifische Interventionen bei jeder Modalität erforderlich machen. Die üblichen vielgliedrigen, eklektischen Therapien widmen jedem Bereich des BASIC ID zu wenig Zeit und Aufmerksamkeit. Es mag etwas unfreundlich klingen, zu sagen, daß sie oft multistümperisch statt 'multimodal' therapieren.

Wenngleich andere Therapien - insbesondere die 'kognitive Verhaltenstherapie' und die 'Gestalt-Therapie' sich eingehender als andere eklektische Therapien jeder Modalität widmen, haben auch diese ihre Unzulänglichkeiten. Breitspektrum-Verhaltenstherapeuten untersuchen weniger intensiv die sensorische und vorstellungsmäßige Modalität, als wir es für notwendig erachten, noch sind sie geneigt, gewisse unausgesprochene Emotionen zu bestimmen. Die meisten Gestalt-Therapeuten neigen dazu, jede Modalität gründlich durchzuarbeiten, mit Ausnahme des kognitiven Bereiches (den sie zugunsten der 'Gefühlsreaktionen' zu vernachlässigen neigen), und sie können bestimmte Verhaltensdefizite (für die ihnen präzise und disziplinierte Umlernverfahren, wie sie die Verhaltenstherapeuten verwenden, fehlen) übersehen. Obgleich sich die multimodale Verhaltenstherapie stark auf rational-emotive Therapie, Gestalt-Therapie und Verhaltenstherapie stützt, hoffen wir zeigen zu können, daß dieser Ansatz über jedes dieser Systeme hinausgeht. Ohne in ein theoretisches Gemisch zu fallen: Als multimodale Therapeuten befassen wir uns auch mit der transaktionalen Analyse von Berne, mit der Integritätstheorie von Mowrer und vielen anderen direkten Methoden der Applikation und Intervention (vgl. Jurjevich, 1973). Der wesentliche Gesichtspunkt ist, jeden wichtigen Bereich des BASIC ID zu erfassen.

LITERATUR

Jurjevich, R. M. (Ed.) Direct psychotherapy. Vols. I and II. Coral Gables, Fla.: University of Miami Press, 1973.

Lazarus, A. A. Towards the understanding and effective treatment of alcoholism. South African Medical Journal, 1965, 39, 736-741.

Lazarus, A. A. Behavior therapy and beyond. New York: McGraw-Hill, 1971, (a)

Lazarus, A. A. Notes on behavior therapy, the problem of relapse and some tentative solutions. Psychotherapy: Theory, Research and Practice, 1971, 8, 192-194. (b)

London, P. The end of ideology in behavior modification. American Psychologist, 1972, 27, 913-920.

Wolpe, J. The practice of behavior therapy. New York: Pergamon, 1969.

Kapitel 2:[+]

MULTIMODALE VERHALTENSTHERAPIE:

DIE BEHANDLUNG DES BASIC ID

Arnold A. Lazarus

Der Fortschritt auf dem Gebiet der Psychotherapie ist durch einen Faktor behindert, der für unsere Gesellschaft charakteristisch ist: Eine Einzelheit wird publikumswirksam und Beifall wird geklatscht, auch wenn die Ansprüche den Ansichten des gesunden Menschenverstandes zuwiderlaufen. So gewinnt alles, angefangen bei Megavitaminen bis zu Analwaschungen und Urschrei, begeisterte Anhänger, die in ihrem frenetischen Suchen nach Wundermitteln oft eine unverzeihliche Verwirrung anrichten. Dieser Bericht bringt deutlich zum Ausdruck, daß die Patienten gewöhnlich von vielen spezifischen Problemen geplagt werden, die ebenso mit vielen *spezifischen* Behandlungsweisen angegangen werden sollten. Der hier verteidigte Ansatz unterscheidet sich sehr von jenen Systemen, die vorhandene Probleme in Kategorien von Krankheiten einordnen und diese dann ein oder zwei Behandlungsmethoden zuordnen. Die Grundannahme ist, daß nachhaltige (langdauernde) therapeutische Resultate bei Berücksichtigung von wenigstens sechs oder sieben Parametern von dem Ausmaß der Bemühungen seitens des Patienten und seitens des Therapeuten abhängen.

Die Erforschung der Interaktion von Verfahren und Beziehungsvariablen in der Therapie hat gezeigt, daß ein wirksamer Therapeut 'mehr sein muß als ein netter Kumpel', der vorgeschriebenen zwischenmenschlichen Bedingungen zu entsprechen vermag - er muß eine ganze Ausrüstung wissenschaftlich abgeleiteter Fertigkeiten und Techniken haben, um seine zwischenmenschlichen Beziehungen effektiv zu ergänzen (Woody, 1971, S. 8). Von dieser Bestimmung

[+]Anmerkung: Mit Erlaubnis entnommen aus 'Journal of Nervous and Mental Disease, 156, 404-411, 1973. Williams & Wilkins Company
Verschiedene Kollegen äußerten treffende Kritik am Erstentwurf. Besonders dankbar bin ich Bob Karlin, Bill Mulligan, Carole Pearl und Terry Wilson.

sind Eigenschaften wie einfühlende, nichturteilende Wärme, Verstand und Weisheiten bewußt ausgenommen; diese charakterisieren sowieso jene Therapeuten, die ihren Klienten eher helfen als sie zu verletzen (Bergin, 1971). Wäre dies ein Artikel über chirurgische Verfahren und Techniken, würden wir von vornherein annehmen, daß diejenigen, die die vorgeschriebenen Methoden verwenden, frei von übermäßigem Tremor sind und mehr als durchschnittliche Handgeschicklichkeit zeigen. Ebenso geht man davon aus, daß multimodale Verhaltenstechniken nichtmechanistische Therapeuten an sich ziehen, die flexibel, einfühlend und ausschließlich am Wohl des Patienten interessiert sind.

Der wichtigste Impetus für alle Behandlungsformen kommt wahrscheinlich von der allgemeinen Dringlichkeit menschlicher Probleme und dem Bedürfnis nach praktischer Hilfeleistung. Das führte zur Hinnahme technisch falscher Arbeit, die sich keinen Vergleich mit anderen Bereichen erlauben kann, und jeder kundige Praktiker ist sich nur zu gut des fragmentarischen und widersprüchlichen Charakters der Theorien bewußt, die ungesichert bleiben, so lange experimentelle Beweise fehlen. Abgesehen von dem Wust an unterschiedlichen Techniken, Systemen und Theorien haben wir widerstreitende Modelle und aufeinanderprallende Paradigma, wie es die Differenzen zwischen radikalen Verhaltenswissenschaftlern und ergebenen Phänomenologen deutlich machen. Versuche, die divergierenden Modelle in eine integrierende oder eklektische Harmonie zu bringen, ergeben wohl oft nicht mehr als synkretistische Vernebelungen (Reisman, 1971; Woody, 1971). Dennoch sind wir ohne allgemeine Leitprinzipien, die alle Systeme der Therapie berühren, statt experimentellen Daten oder klinischen Beweisen deutungsgeschwängerten Mythen ausgesetzt. Die MVT umfaßt:

(I) Spezifizierung der Ziele und Problembereiche;
(II) Spezifizierung der Behandlungstechniken zur Erreichung dieser Ziele und Linderung dieser Probleme;
(III) Systematische Messung des relativen Erfolgs dieser Techniken.

Da alle Patienten Prozessen ausgesetzt sind, die sich außerhalb der Kontrolle und Erfaßbarkeit der Therapeuten befinden, kann der psychologische Behandlungs- und Interventionsbereich genauso leicht abergläubischen Trug wie gutgesicherte Tatsachen begünstigen.

Die Bereitschaft, dem letzten Ereignis in einer Abfolge kausale Eigenschaften zuzuschreiben, ist nur zu gut bekannt (z. B. : Ihre Magenschmerzen kommen von der Wurst, die sie gerade beim Frühstück verzehrt hatte). So beginnt ein Patient, nachdem er sich jahrelang mit einem Problem herumgeschlagen hat, mit der Massage seiner linken Kniescheibe, während er sich am rechten Ohrläppchen zupft, und erfährt unmittelbare und langanhaltende Erleichterung von seinen hartnäckigen Symptomen. Wenn zufällig ein Therapeut zugegen ist, könnte eine neue Technik geboren sein und in die Parade anderer "Volltreffer" plaziert werden - wie Urschrei, Konfrontation, Enthüllung, Entspannung, Träume und Desensibilisierung. Wenn der Therapeut naiv genug, enthusiastisch und charismatisch ist, wird es uns wahrscheinlich nie gelingen, ihn, seine Schüler oder seine erfolgreichen Patienten zu überzeugen, daß die Knie-Und-Ohr-Methode an sich nicht das eigentliche Agens der Veränderung war. Um sich gegen diesen Selbstbetrug zu schützen, müssen wir darauf bestehen, Verfahren zur systematischen Kontrolle der Wirksamkeit einer Behandlung eines besonderen Problems zu spezifizieren.

Ein Fortschritt in dieser Richtung scheint von den genannten Variablen und zusätzlich vom Machtkampf zwischen Psychiatern und Psychologen und den verschiedenen Schulen und Richtungen gebremst zu werden. Zwei der führenden klinischen Forscher beschreiben diesen Bereich in den letzten acht Jahren als "chaotisch" (Colby, 1964; Frank, 1971). Ein Teil dieser Verwirrung könnte davon herrühren, daß es eine menschliche (aber unwissenschaftliche) Neigung gibt, nach einer Einheitstherapie bzw. Einheitskur zu suchen. Wie angenehm wäre es, wenn Einsicht oder ein herzerschütternder Schrei allein die Bahn zur geistigen Gesundheit wären. Wie einfach und bequem wäre es für zahllose Süchtige, wenn die Aversionstherapie langanhaltende Resultate brächte. Welch eine Wohltat für Menschen, die unter einer Phobie leiden, wenn ihre krankhaften Ängste durch systematische Desensibilisierung und Selbstbehauptungsmethoden für immer gelindert wären. Wenn auch eine kurzzeitige Erholung bei den meisten Störungen eintritt, müssen wir mit Lesse darin übereinstimmen, daß bei den meisten Syndromen "zur Zeit nur wenig Beweismaterial dafür existiert, daß irgendein angewendetes Verfahren einem anderen in der Lang-Zeit-Therapie eines besonderen psychogenen Problems überlegen ist" (Lesse, 1972, S. 330).

Trotz der Zweifel, die zu theoretischer Orientierungslosigkeit führen, würden wahrscheinlich die meisten Kliniker mit mir in der pragmatischen Position übereinstimmen, daß die Rückfallwahrscheinlichkeit umso geringer ist, je mehr die Patienten in der Therapie lernen.

Der Rückfall eines nur mit Aversionstherapie behandelten Alkoholikers würde wahrscheinlicher sein, als der eines Patienten, der zusätzlich Entspannungstherapie erhalten hat (Blake, 1965). Die Erfolge, die aus der mit Entspannungstherapie kombinierten Aversionstherapie erfolgen, könnten potenziert werden, wenn noch Selbstbehauptungstraining, Familientherapie und Berufsberatung hinzukämen (Lazarus, 1965). Diese allgemeine Aussage impliziert, daß bleibende Veränderungen letztlich eine Funktion kombinierter Techniken, Strategien und Modalitäten sind, was die Suche nach einem Allheilmittel oder einer einzigen therapeutischen Modalität hinfällig macht. Natürlich gibt es da noch ein Gegenargument. Wenn einem zwei Aspirintabletten helfen, sind zehn Tabletten nicht fünfmal besser. Wann und warum sollten wir damit aufhören, dem Patienten alles mögliche - von transzendentaler Meditation bis zu heißen und kalten Sitzbädern - aufzudrängen? Umgekehrt, wie, wann, woher und warum schließen wir, daß in einer gegebenen Situation Meditation plus Sensitivitätstraining dem Psychodrama und Kontingenz-Management vorzuziehen sei? Wie können wir aber Ockhams Klinge handhaben, um das Chaos dieser verschiedenenartigen psychotherapeutischen Verfahren in sinnvolle und folgerichtige Komponenten zu zerlegen?

SIEBEN MODALITÄTEN

Eine willkürlich vorgenommene Unterteilung sui generis würde schlichtweg den ganzen Weg zurück in die Geschichte der Psychologie und der Theorien und Fakten, die es haufenweise gibt, bedeuten. Es ist keine Nebensache, daß seit Brentanos "Psychologie vom empirischen Standpunkte" im Jahre 1874 Tätigkeiten wie Vorstellung zusammen mit Gefühlszuständen und Wahrnehmungsurteilen den Hauptgegenstand der Allgemeinen Psychologie bilden. Mit anderen Worten, die Psychologie als die Wissenschaft vom Verhalten hat sich lange mit Empfindung, Vorstellung, Kognition, Emotion und interpersonalen Beziehungen befaßt. Wenn wir psychotherapeutische Prozesse im Lichte dieser Grundmodalitäten erfassen, werden scheinbar disparate Systeme in ihrem Zusammenhang erkennbar und die notwendigen und hinreichenden Bedingungen für lang anhaltende therapeutische Veränderungen können besser erfaßt werden. Jede Patient-Therapeut-Interaktion involviert Verhalten (sei es, daß man sich auf eine Couch legt und frei assoziiert, oder das aktive Rollenspiel eines bedeutsamen Erlebnisses), Gefühl (sei es die stille Freude darüber, unvoreingenommen akzeptiert zu werden, ober das schluchzende Freiwerden einer aufgestauten Wut), Empfindung (diese umfaßt den weiten Bereich sensorischer Stimulation, angefangen bei dem spontanen Gewahrwerden körperlichen Unbehagens bis zur wohlüberlegten Kultivierung spezifischer sinnlicher Freuden), Vorstellung (sei es das flüchtige

Aufflackern einer Erinnerung aus der Kindheit, oder die ersonnene Wahrnehmung einer beruhigenden Szene) und Kognition (die Einsichten, Philosophien, Ideen und Urteile, die unsere Grundwerte, Einstellungen und Überzeugungen ausmachen). All dies findet statt im interpersonalen Kontext bzw. verschiedenen zwischenmenschlichen Beziehungen. Eine bei vielen Patienten zusätzliche Dimension ist deren Bedürfnis nach Medikamenten (z.B. Phenothiazin-Derivate und verschiedene Antidepressiva und Stimmungsregulatoren). Wird im Englischen jeweils der erste Buchstabe der gesperrt gedruckten Worte (Behavior, affect, sensation, imagery, cognition, interpersonal, drugs) zusammengesetzt, haben wir dann das BASIC ID. Selbstverständlich hängen die vorgeschlagenen sieben Modalitäten zusammen und beeinflussen sich wechselseitig. Wenn wir einem Patienten zum ersten Male begegnen und detailliert sein auffallendes Verhalten, seine affektiven Reaktionen, Empfindungen, Kognitionen, zwischenmenschlichen Beziehungen und sein Medikamentenbedürfnis erforschen, wissen wir wahrscheinlich mehr über ihn, als wir aus einer Routineanamnese und psychologischen Tests erfahren können. Ob diese allgemeinen Richtlinien uns all das verfügbar machen, was wir benötigen, um mit einer Therapie helfen zu können, ist letztlich eine empirische Frage. [+]

[+] Anmerkung: Manche mögen behaupten, daß es eine deutliche Lücke sei, wenn die "spirituelle" Dimension fehle; auch bei dem Interesse an einer rationellen Vorgehensweise kann gezeigt werden, daß kognitiv-affektive Zwischenbeziehungen dieses notwendige Band darstellen.

ANDERE SYSTEME

Wenngleich es wichtig ist, genau zu bestimmen, ob das BASIC ID und seine verschiedenen Kombinationen erforderlich sind, die Ungenauigkeiten menschlichen Verhaltens abzudecken, ist es vielleicht erst einmal dringend, einige wenige bestehende Therapiesysteme aus der Perspektive dieser Modalitäten kurz zu streifen. Die meisten Systeme berühren einen Großteil dieser Modalitäten; sehr wenige lenken spezifische und direkte Aufmerksamkeit auf jeden einzelnen Bereich. Die Psychoanalyse befaßt sich nahezu ausschließlich mit kognitiv-affektiven Wechselbeziehungen. Die bioenergetische Schule der Neo-Reichianer (Lowen, 1967) zentriert sich auf Verhalten (in Form der 'Körpersprache') und die sensorisch-affektive Dimension. Gestalt-Therapie und Encounter-Gruppen entfalten einen ähnlichen Argwohn gegenüber dem 'Kopf' und neigen dazu, zugunsten affektiver und sensorischer Reaktionen kognitives Material zu vernachlässigen. Gestalt-Therapeuten bedienen sich auch des Rollenspiels und der Vorstellungstechniken. Das Sextraining von Masters und Johnson (1970) befaßt sich explizit mit Geschlechtsverhalten, affektiven Prozessen, dem 'Empfindungs-Höhepunkt', verschiedenen Umerziehungsstrategien und der Korrektur falscher Wahrnehmungen - dies alles innerhalb des dyadischen Kontextes, wobei medizinische Laboruntersuchungen vorausgehen. Sie bedienen sich aber nicht der Vorstellungstechnik (z. B. Desensibilisierung, Selbsthypnose oder Phantasieprojektion), was ihre Besserungsquote insgesamt in Grenzen halten könnte (vgl. dazu das Abschlußkapitel dieses Buches).

An dieser Stelle sollte die grundlegende Hypothese des Autors angeführt werden, die sich auf seine klinischen Erfahrungsdaten stützt:

Dauerhafte Resultate stehen in direktem Verhältnis zur Anzahl der spezifischen Modalitäten, die in einem therapeutischen System angesprochen werden.

Die Psychoanalyse ist beispielsweise stark eingeschränkt, da nicht erwartet werden kann, daß einschneidende Einsichten wirksame Funktionstüchtigkeit bei Menschen wieder herstellen können, die nur über ein mangelhaftes Reaktionsrepertoire verfügen - sie benötigen direktes Training, Versuchssituationen und Anleitungen zum Erwerb adaptiver sozialer Verhaltensmuster. Umgekehrt wird keine Form manipulativen Drucks neue Verhaltensformen erzeugen, die nicht im Einklang stehen mit dem fundamentalen Werte- und Normensystem einer Person. Wenn falsche Annahmen das Verhalten leiten, müssen in der Tat Einsicht, Selbstverstehen und die Korrektur irrationaler Ansichten der Verhaltensänderung vorausgehen. In anderen Fällen muß eine Verhaltensänderung eintreten, bevor sich 'Einsicht' entwickeln kann (Lazarus, 1971 a). Oft sind kognitives Umstrukturieren und sichtbares Verhaltenstraining reziprok. Dies sollte allerdings nicht in dem Sinne mißverstanden werden, daß man impliziert, hier würde für eine weise Legierung von Psychoanalyse und Verhaltenstherapie plädiert. Die psychoanalytische Theorie ist unwissenschaftlich und nutzlos komplex; behavioristische Theorie ist oft mechanistisch und nutzlos vereinfachend. Was hier zur Sprache kommt, geht über jedes bestehende System hinaus bzw. jede Richtung der Therapie. Allerdings identifiziert sich der Autor innerhalb des verhaltenstherapeutischen Gebietes - daher 'Multimodale Verhaltenstherapie' - mit einer Anlehnung an die soziale Lerntheorie (Bandura, 1969), als dem abgerundetsten theoretischen Erklärungssystemen unserer therapeutischen Resultate. Der direkteste Weg, unsere Hauptthese auszudrücken, ist vielleicht, daß eine umfassende Therapie letztendlich die Korrektur irrationaler Meinungen, abweichenden Verhaltens, unangenehmer Gefühle, bedrückender Vorstellungen, belastender Beziehungen negativer Empfindungen und möglicher biochemischer Unausgewogenheit betont. Die Behandlungsresultate werden in dem Ausmaß positiv und nachhaltig sein, in dem die Problemidentifikation (die Diagnose) jede dieser Modalitäten exploriert, woraufhin dann die therapeutische Intervention bei jedwedem defizitären und nicht angepaßten Verhalten einsetzt. Irgendeine dieser Modalitäten zu ignorieren heißt, eine unvollständige Therapie durchzuführen. Natürlich muß man nicht bei jedem Fall jede Modalität beachten; aber dieser Schluß kann erst dann gezogen werden, nachdem jeder Bereich während der Problemfindung sorgfältig durchforscht worden ist (d. h. nach der Diagnose). Kanfer und Saslow (1968) haben eine ähnliche Position, indem sie für eine umfassende Diagnosestellung und Therapie plädieren.

DIAGNOSE

Eine falsche Diagnose (inadäquate Verhaltensprüfung) stellt wahrscheinlich die größte Beeinträchtigung für eine erfolgreiche Therapie dar. Der große Vorteil einer multimodalen Orientierung ist, daß damit ein systematisches Bezugssystem zur Erfassung gegebener Schwierigkeiten in einem sinnvollen Zusammenhang geschaffen wird. Ein junger Mann mit dem scheinbar monosymptomatischen Leiden einer 'Klaustrophobie' litt an weitaus mehr als nur 'begrenzten und bevölkerten Plätzen', was zumindest dann ersichtlich wurde, als alle Grundmodalitäten durchforscht worden waren. Seine Unfähigkeit, an sozialen Zusammenkünften teilzunehmen, und seine Bemühungen, Aufzüge, öffentliche Verkehrsmittel und verschlossene Türen zu vermeiden, hatten den größten Einfluß auf sein Verhalten. Affektive Begleiterscheinungen seines Vermeidungsverhaltens waren hochgradige allgemeine Angst und häufige Panikgefühle (z. B. wenn viele Kunden beim Friseur warteten oder an der Kasse eines Supermarktes). Daß er ständig muskulär und auch sonst gespannt war, zeigte die sensorische Modalität. Der Vorstellungsbereich schien sich auf Tod, Begräbnisse und Krankheiten zu konzentrieren. Im kognitiven Bereich zeigte er eine Neigung, sich selbst zu erniedrigen und für unglückselig zu halten. Seine Frau neigte auf der interpersonalen Ebene dazu, ihn zu bemuttern und sein Vermeidungsverhalten zu verstärken. Diese Informationen - erhalten nach einer kursorischen 10-15-minütigen Befragung - betonen unmittelbar die wesentlichen vorausgehenden und stabilisierenden Faktoren, die eine detailliertere Exploration als Vorspiel zu einer sinnvollen therapeutischen Intervention rechtfertigen.

Als Kontrast zu dem vorhergehenden Fall: Nur eine sensorische Unaufmerksamkeit schien bei einer 22-jährigen Frau die Leidensgrundlage für eine beständige Ängstlichkeit, existentielle Panik und generalisierte Depression zu sein. Sie war dermaßen mit Gedankenflügen und abstrakten Vorstellungen beschäftigt, daß sie für die meisten visuellen, akustischen, taktilen und anderen sensorischen Reize unzugänglich blieb. Die Behandlung bestand schlichtweg darin, sie zu instruieren, die Aufmerksamkeit auf einen großen Bereich spezifischer Empfindungen zu lenken: "Ich möchte, daß Sie in einem warmen Wasserbad sich entspannen und genau die Temperaturkontraste und alle sie begleitenden Empfindungen in verschiedenen Teilen ihres Körpers kontrollieren."

"Ich wünsche, daß Sie, wenn Sie den Raum betreten, jedem einzelnen Gegenstand Ihre Aufmerksamkeit widmen und dann aus dem Gedächtnis eine schriftliche Beschreibung anfertigen."
"Hören Sie in den nächsten zehn Minuten auf alle Geräusche und beobachten Sie deren Wirkungen auf Sie."
"Nehmen Sie diese Orange. Schauen Sie darauf. Fühlen Sie ihr Gewicht, ihre Konsistenz und Temperatur. Dann schälen Sie sie mit diesem Messer. Unterbrechen Sie das Schälen und riechen Sie die Orange. Lecken Sie an der Außenschale. Stellen Sie jetzt den Unterschied zwischen der Außen- und Innenschale fest ...".
Diese einfachen Übungen in sensorischem Wahrnehmen waren außerordentlich wirksam darin, sie in Berührung mit ihrer Umwelt zu bringen und ihre Panik, Ängstlichkeit und Depression zu verringern. Anschließend war sie über ihre sich offen darbietenden Beschwerden hinaus für eine grundlegendere Therapie zugänglich.

Der multimodale Ansatz ähnelt dem, was die 'problemorientierte Anamnese' genannt wird. Diese Betonung der Problemspezifizierung spielt eine immer bedeutendere Rolle, wie ein Artikel von Hayes-Roth, Longabaugh und Ryback (1972) zeigt. Wie Weeds Arbeit (1968) am besten illustriert, ist dieser Ansatz der Anamneseerhebung und -therapie schon etwas älter. Die multimodale Verhaltenstherapie übersieht keineswegs den Wert dieses neuen Ansatzes, sie bietet sogar ein theoretisches Bezugssystem für seine Neuanwendung in der Psychiatrie. Wir wollen jetzt zu einer Falldarstellung ihrer Anwendung übergehen.

FALLBEISPIEL

Eine Falldarstellung verfolgt den Zweck, die auf den vorhergehenden Seiten dargestellte Behauptungskette zu vergegenständlichen.

Mary Ann, 24 Jahre alt, war als undifferenziert chronisch schizophren diagnostiziert worden. Kurz nach ihrer dritten Einweisung in ein psychiatrisches Krankenhaus brachten die Eltern sie zu uns zur Behandlung. Nach den Krankenberichten war ihre Prognose schlecht. Sie hatte Übergewicht, sie war apathisch und zurückgezogen; aber auf einem Hintergrund von lethargischer Indifferenz konnte man ein flüchtiges Lächeln, das Aufblitzen von Humor, eine plötzliche Wärme, eine witzige Bemerkung, einen treffenden

Kommentar und eine scharfsinnige Enthüllung entdecken. Sie stand unter starken Medikamenten (Trilafon 8 mg. t. i. d., Vivactil 10 mg. t. i. d., Cogentin 2 mg. b. d.), und während des Therapieverlaufs sah sie weiterhin einmal pro Monat einen Psychiater, der die Medikamenteneinnahme regulierte.

Ein Fragebogen über ihre Lebensgeschichte, dem ein Eröffnungsinterview folgte, erbrachte, daß gutwillige, aber irregeleitete Eltern bei ihr quälende Schuldgefühle, vor allem im sexuellen Bereich, erzeugt hatten. Darüber hinaus erschwerte eine fünf Jahre ältere Schwester die Situation zusätzlich "indem sie mich vom Tag meiner Geburt an quälte". Ihre Verwundbarkeit durch Gruppendruck machte sie während der Pubertät schwach "für alles, außer Heroin". Trotzdem hatte sie ausgezeichnete Schulerfolge und ihr erster bemerkenswerter Zusammenbruch ereignete sich mit 18 Jahren, kurz nach der Reifeprüfung.
"Ich war auf einem religiösen Trip und hörte laufend Stimmen". Ihre zweite Krankenhauseinweisung erfolgte nach einem Suizidversuch mit 21 Jahren und zum dritten Male eingewiesen wurde sie im Alter von 24 Jahren, unmittelbar nachdem ihre Schwester plötzlich verstorben war.

Da sie eine Fundgrube sexueller Fehlinformationen war, boten sich natürlich ihre sexuellen Unsicherheiten und Konflikte als Gebiete therapeutischer Interventionen an. Das Buch 'Sex ohne Schuld' von Albert Ellis (1965, Grove Press Ausgabe) diente als nützliches Sprungbrett zur Korrektur grundlegender Bereiche sexueller Unsicherheit und Ängstlichkeit. Inzwischen ergab sorgfältiges Fragen das unten dargestellte Modalitätsprofil.

Das Modalitätsprofil mag dem Leser als fragmentarische oder mechanistische Anhäufung von Techniken vorkommen, die nach einer unzusammenhängenden Palette therapeutischer Eingriffe verlangt. Bei der aktuellen Durchführung folgen die Verfahrensweisen logisch aufeinander und verweben sich elegant zu sinnvollen Interventionen.

Sobald mehr Daten zum Vorschein kamen und im Laufe der Therapie ein deutlicheres Bild der Patientin zutage trat, wurde das Modalitätsprofil ständig revidiert. Die Therapie bestand im wesentlichen in dem Prozeß des Mittel- und Wegefindens, um Mary Anns Unzulänglichkeiten und Problembereiche über die Grundmodalitäten hinweg aufzufinden. Das Konzept des 'technischen Eklektizismus' kam zur vollen Anwendung (Lazarus, 1967.) D. h., ein weites Spektrum therapeutischer Methoden, abgeleitet aus zahlreichen Schulen, wurde verwendet, aber um theoretisch konsistent zu bleiben, wurden die aktiven Anteile jeder Technik im Bereich der Theorie des sozialen Lernens gesucht.

Im Falle Mary Ann umfaßte das zur Änderung ihres Lebens ausgewählte Spektrum folgende therapeutische Methoden: Die übliche Verhaltenstherapie wie Desensibilisierung, Selbstbehauptungstraining, Rollenspiel, Modellieren; darüber hinaus aber wurden viele zusätzliche Verfahrensweisen verwendet, wie Zeitprojektion, kognitives Umstrukturieren, eidetisches Vorstellen und übertriebene Rollenübernahme, die in den jüngsten Publikationen des Autors (1971 a, 1972) beschrieben werden. Die "Leere-Stuhl-Technik" (Perls, 1969) und andere von der Gestalt-Therapie entlehnte Methoden sowie Selbsterfahrungsgruppen wurden der Behandlungsreihe hinzugefügt. An acht Sitzungen nahm Mary Ann auch zusammen mit ihren Eltern teil, und 30 Wochen war sie in einer Gruppe.

Im Verlauf der Therapie verlobte sie sich und nahm an verschiedenen Sitzungen für voreheliche Beratung zusammen mit ihrem Verlobten teil.

Die Behandlung dauerte 13 Monate. Nach dieser Zeit, und nun auch schon ein ganzes Jahr danach, kam sie sehr gut ohne Medikamente aus. Dieser Fall wurde als Illustrationsbeispiel ausgewählt, da Personen mit der Diagnose 'psychotisch' oft nur wenig mehr als Chemotherapie und emotionale Unterstützung erhalten. Sind nach der Erfahrung des Autors einmal die akuten Symptome durch Medikamente unter Kontrolle gebracht, so sind viele Personen für multimodale Verhaltenstherapie zugänglich. Es ist tragisch, daß man eine große Anzahl von Patienten, die durch MVT ansprechbar und therapierbar sind, vor sich hinvegetieren läßt.

Modalitätsprofil (Mary Ann)

Modalität	Problem	vorgeschlagene Behandlung
Verhalten	Unangebrachte Rückzugstendenzen	Selbstbehauptungstraining
	Häufiges Weinen	Nichtverstärken
	ungepflegte Erscheinung	Pflegeinstruktionen
	Exzessives Essen	Niedrig-Kalorien-Anweisung
	Negative Selbstbewertung	Positive Selbstappelle
	Wenig Blickkontakt	Wiederholungstechniken
	Wortgemurmel mit schwacher Stimmlage	Stimmübungen
	Vermeidung heterosexueller Situationen	Desensibilisierung und Umschulung
Gefühle	Unfähigkeit, Ärger offen auszudrücken	Rollenspiel
	Häufige Angst	Entspannungstraining und wiederholte Beruhigung
	Fehlen von Begeisterung und spontaner Freude	Positive Vorstellungsverfahren
	Panikgefühle (bes. wenn von Autoritätsperson Kritik erfolgt)	Desensibilisierung und Selbstbehauptungstraining
	Selbstmordgedanken	Zeitprojektionstechniken
	Leere und Vereinsamung	allgemeiner Beziehungs-Aufbau

Modalität	Problem	vorgeschlagene Behandlung
Empfindung	Magenkrämpfe	Bauchatmung und -entspannung
	Ohne Zugang zu angenehmen Empfindungen	Herdempfindungs-methode
	Kinn- und Nackenspannungen	Differentielle Entspannung
	Häufige Gesäßschmerzen	Orthopädische Übungen
	Innerer Tremor	Glendlins Herdmethode (Lazarus, 1971 a, S. 232)
Vorstellung	Qualvolle Szenen über das Begräbnis der Schwester	Desensibilisierung
	Ärgerliches Gesicht der Mutter, die schimpft: "Du Dummkopf!"	Leerer-Stuhl-Technik
	Fellatio mit Gott durchführen	Implosionstherapie
	Sich wiederholende Träume über Flugzeug-Bombardierung	Eidetische Vorstellungen des Inhalts, sich sicher zu fühlen
Kognition	Irrationale Selbstgespräche: "Ich bin böse" "Ich muß leiden" "Sex ist schmutzig" "Ich bin unterlegen"	Überlegter rationaler Disput und korrektive Selbstgespräche
	Syllogistisches Rationalisieren und Übergeneralisieren	Analysieren irrationaler Sätze
	Sexuelle Fehlaufklärung	Geschlechtserziehung

Modalität	Problem	vorgeschlagene Behandlung
Interpersonale Beziehungen	Kindähnliche Abhängigkeit	Spezifische Attributierungen von Selbst-Zufriedenheit
	Leicht ausnehmbar und unterwürfig	Selbstbehauptungstraining
	Übertrieben argwöhnisch	Übertriebenes Rollenspiel
	Sekundärer Nutzen aus der elterlichen Fürsorge	Verstärkungsprinzipien den Eltern erklären und versuchen, ihre Mitarbeit zu gewinnen
	Indirektes Manipulieren	Lernen von direktem und konfrontierendem Verhalten

ZUSAMMENFASSUNG

Diejenigen, die es vorziehen, mit einer oder zwei spezifischen Modalitäten zu arbeiten, mögen nach Beweismaterial fragen, das belegen kann, daß MVT notwendig ist. Die katamnestischen Untersuchungen des Autors haben bis jetzt gezeigt, daß nach den üblichen Verhaltenstherapieprogrammen ein Rückfall nur zu oft erfolgt, obgleich die meisten Verhaltenstherapien sich mit mehr Modalitäten als die meisten anderen Therapieformen befassen. Natürlich beachtet der durchschnittliche Verhaltenstherapeut die Vorstellungstechniken nicht in dem Ausmaß, wie wir es befürworten (selbst wenn er verdeckte Verstärkungsverfahren und Vorstellungsdesensibilisierung verwendet), noch befaßt er sich gründlich genug mit kognitivem Material, da er insbesondere verschiedene philosophische Werte und ihren Einfluß auf den Selbstwert außer Acht läßt.

Ein weiteres entscheidendes Faktum ist, daß die MVT zur Prävention von zukünftigen Zusammenbrüchen versucht, Belastungen, denen der Patient ausgesetzt sein könnte, zuvorzukommen.
So kann man bildliche Vorstellungsabfolgen verwenden, um die Patienten für die Heirat des eigenen Kindes, einen möglichen Berufswechsel, den Erwerb eines neuen Heims, den Altersprozeß usw. vorbereitend zu stärken. Diese psychologischen 'Feuerwehrübungen' können unserer Erfahrung nach eine wichtige präventive Funktion haben.

Wenn man jede Modalität untersucht, ergibt sich ein deutliches Verstehen des individuellen und des zwischenmenschlichen Zusammenhangs. Selbst auf eine 'simple Phobie' wird neues Licht fallen und oft lassen sich unerwartete Informationen sammeln, wenn man die Verhaltens-, Gefühls-, Empfindungs-, Vorstellungs-, Kognitions- und interpersonalen Konsequenzen der Vermeidungsreaktionen prüft. Der Autor fand, daß, wenn immer sich in der Therapie ein Plateau einstellte bzw. kein Fortschritt zeigte, es sich als sehr produktiv erwies, jede Modalität wieder durchzugehen, um einen möglicherweise übersehenen Problembereich abzugrenzen. Des öfteren kommen neue Daten zum Vorschein und die Therapie schreitet rasch voran.

LITERATUR:

Bandura, A. Principles of behavior modification. New York: Holt, Rinehart and Winston, 1969.

Bergin, A. E. The evaluation of therapeutic outcomes. In Bergin, A. E., & Garfield, S. L. Eds. Handbook of psychotherapy and behavior change, pp. 217-270, New York: Wiley, 1971.

Blake, B. G. The application of behavior therapy to the treatment of alcoholism. Behavior Research and Therapy, 1965, 3, 75-85.

Colby, K. M. Psychotherapeutic processes. Annual Review of Psychology, 1964, 15, 347-370.

Frank, J. D. Therapeutic factors in psychotherapy. American Journal of Psychotherapy, 1971, 25, 350-361.

Hayes-Roth, F., Longabaugh, R., & Ryback, R. The problem-oriented medical record and psychiatry. British Journal of Psychiatry, 1972, 121, 27-34.

Kanfer, F. H., & Saslow, G. Behavioral diagnosis. In C. M. Franks, Ed. Behavior therapy: Appraisal and status, pp. 417-444. New York: McGraw-Hill, 1969.

Lazarus, A. A. Towards the understanding and effective treatment of alcoholism. South African Medical Journal, 1965, 39, 736-741.
Lazarus, A. A. In support of technical eclecticism. Psychological Reports, 1967, 21, 415-416.
Lazarus, A. A. Behavior therapy and beyond. New York: McGraw-Hill, 1971. (a)
Lazarus, A. A. Notes on behavior therapy, the problem of relapse and some tentative solutions. Psychotherapy: Theory, Research & Practice, 1971, 8, 192-196. (b)
Lazarus, A. A., Ed. Clinical behavior therapy. New York: Brunner/Mazel, 1972.
Lesse, S. Anxiety - Its relationship to the development and amelioration of obsessive-compulsive disorders. American Journal of Psychotherapy, 1972, 26, 330-337.
Lowen, A. The betrayal of the body. New York: Macmillan, 1967.
Masters, W. H., & Johnson, V. E. Human sexual inadequacy, Boston: Little Brown, 1970.
Perls, F. S. Gestalt therapy verbatim. Lafayette, California: Real People Press, 1969.
Reismann, J. M. Toward the integration of psychotherapy. New York: Wiley, 1971.
Weed, L. L. Medical records that guide and teach. New England Journal of Medicine, 1968, 278, 593-600.
Woody, R. H. Psychobehavioral counseling and therapy. New York: Appleton-Century-Crofts, 1971.

Kapitel 3:

DAS MULTIMODALE MODELL: EIN BEZUGSSYSTEM ZUR ENTSCHEIDUNGSFINDUNG IN DER PSYCHOTHERAPIE

Robert L. Woolfolk

Vom Anfang bis zum Ende bedarf Psychotherapie seitens des Therapeuten einer Reihe expliziter und impliziter Entscheidungen. Diese Entscheidungen lenken im wesentlichen die Planung, Implementation und Evaluation der verschiedenen Therapiestrategien. Um für den klinischen Praktiker wertvoll zu sein, muß jede begrifflich-theoretische Grundlegung einer Therapie das Repertoire wirksamer Problemlösungsentscheidungen bereichern. In einem geringeren oder größeren Ausmaß versuchen alle Systeme, dies zu tun; alle bestehenden Systeme fallen eigentlich in eine von zwei Kategorien: (1) jene mit starker Entscheidungsfunktion in einem eng begrenzten klinischen Bereich, z. B. operante Ansätze; (2) jene mit geringer Entscheidungsfunktion in einem weiten klinischen Bereich, z. B. psychodynamische Psychotherapien.

Die allgemeine Systemtheorie (Churchman, 1968; Stufflebeam u. a. 1971) gibt uns Kriterien an die Hand, mit denen wir jedes Entscheidungen fällende System messen bzw. vergleichen können. Obgleich viele eindeutige Unterschiede zwischen therapeutischen Fällen und den meisten anderen Zusammenhängen, in denen sich die Management-Wissenschaft gebildet hat, bestehen, können dennoch grundlegende Konzepte der Systemtheorie eine direkte Bedeutung für die Therapiesituation haben. Hier bezieht sich ein Bewertungsprozeß schlichtweg auf ein 'Informations-System' zur Sammlung und Analyse von Daten im Zusammenhang mit klar formulierten Zielen und Sachverhalten. Ein theoretisches Therapiebezugssystem, das es zuläßt, systematisch Entscheidungen zu fällen, muß die Mittel zur Erreichung von Zielsetzungen und zur Bewertung der Tätigkeiten, die diese Zielsetzungen ansteuern, verfügbar machen. Vier Grundbedingungen, die den systematischen Informationsprozess der Therapie ermöglichen könnten, sind:

(1) Die Verhaltenskontrolle sollte direkte Folgerungen für die Therapie mit sich bringen;
(2) zu erreichende therapeutische Ziele sollten in meßbaren Größen spezifiziert werden;
(3) für jedes Therapieziel sollten die therapeutischen Techniken spezifiziert werden (diese Techniken müssen wahrnehmbar und wiederholbar sein);
(4) der Prozeß und das Resultat der Therapie sollten evaluiert werden.

Eine Konzeption die eine größere Systematisierung des Behandlungsspektrums aller psychischen Probleme des Menschen zu erreichen versucht, ist die Multimodale Therapie von Lazarus (1973). Dieses Modell versucht, die spezifische und empirische Methode des Verhaltensansatzes auf das breitere Feld der allgemeinen Praxis auszuweiten. Ein weiteres Ziel dieses Modells ist die Integration verschiedener Techniken unterschiedlicher Psychotherapieschulen und das Verfügbarmachen eines Rasters zur Strukturierung seiner Implementation.

Es ist nicht die Absicht dieses Beitrags, die Ansprüche von Lazarus bezüglich der therapeutischen Wirksamkeit, als Resultat der Anwendung dieses Schemas, zu überprüfen. Stattdessen wollen wir die f o r m a l e n Eigenschaften der multimodalen Therapie als System - 'ein Muster von Teilen, die zur Erfüllung eines Musters von Zielen koordiniert sind' (Churchman, 1968) - untersuchen. Dabei werden wir die Frage zu beantworten versuchen: 'Erleichtert die multimodale Methode den systematischen Informationsprozeß innerhalb des therapeutischen Kontexts?'

Bezüglich der Verhaltenskontrolle scheint der multimodale Ansatz nicht nur eine deutliche Verbindung zwischen Diagnose und Behandlung, sondern auch ein hohes Maß an Komplexität zu garantieren. Schon zu Beginn der Therapie werden die diffus, allgemein und spezifisch sich darbietenden Beschwerden entsprechend jeder Modalität analysiert.

Die Bedeutsamkeit des BASIC ID ist hier, daß a l l e Dateneingaben über dieses Schema analysiert werden können. Die Verhaltenskontrolluntersuchung ist so strukturiert, daß eine Exploration der Schwierigkeiten zur Aufdeckung der Elemente führen kann, die von anderen Systemen übersehen werden könnten.

Das folgende Modalitätsprofil stammt beispielsweise von einer Frau, die unfähig war, sich in den Beziehungen zu ihrem Mann selbst behaupten zu können. Bei solchen Personen lautet die Diagnose oft 'mangelnde Selbstbehauptung', und sie werden mit den üblichen Rollenspiel-Techniken behandelt.

Bei der Erstellung eines Modalitätsprofils ist die Integration des Prozesses der Verhaltensmessung, der Festsetzung der Therapieziele und der Spezifizierung der Behandlungstechniken erforderlich.

Es muß hier betont werden, daß innerhalb des multimodalen Systems die Diagnose sich nicht auf die Identifizierung von Persönlichkeitsdimensionen zentriert, oder bei der Entdeckung biographischer Ereignisse verweilt, sondern im wesentlichen ein problemorientiertes Bemühen darstellt, spezifische und entscheidende Bereiche psychischer Störung zu markieren. Diese Identifizierung und Spezifizierung jedes Problems innerhalb einer gesonderten Modalität hilft sicherlich beim Entwurf eines Therapieplans. In eindeutigen Fällen übersteigerten oder defizitären Verhaltens (Kanfer und Saslow, 1969) sind die Therapieziele klar. Bei dem unten vorgestellten Modalitätsprofil wäre beispielsweise das Behandlungsziel des mangelnden Augenkontaktes die Befähigung zu diesem Verhalten: Bei den überaus komplexen zwischenmenschlichen Beziehungen ist diese Art der Präzisierung von Therapiezielen nicht sehr leicht zu erreichen, bleibt aber immer das Ziel.

Modalität	Problem	Vorgeschlagene Behandlung
Verhalten	Nichtflüssiges Sprechen Mangelnder Augenkontakt Geringes Sprachvolumen	Verhaltenstraining (Rollenspiel und Rückmeldung über Videorecorder)
Gefühl	Angst, wenn der Mann da ist Leichte Wut	Desensibilisierung Gestalt-Wahrnehmungs-Übungen
Empfindung	Muskelanspannung	Entspannungstraining
Vorstellung	Unrealistische Szenen von Racheakten	Selbsthypnose mit Erfolgsvorstellungen

Modalität	Problem	Vorgeschlagene Behandlung
Kognition	Herabsetzende Selbstgespräche	Inhaltsmodifizierung der Selbstgespräche
	Irrationale Meinungen bezüglich der Unterlegenheit von Frauen	Rationaler Disput und Bibliotherapie
Soziale Beziehungen	Mangel an zwischenmenschlicher Sensibilität	Übung zur Wahrnehmung nichtverbaler Verhaltenssignale
	Kontrolle des Mannes durch Passivität und Zurückhaltung	Beziehungstherapie mit dem Ziel der Bedürfnisbewältigung
	Verstärkung der Passivrolle durch den Mann	Den Mann darin unterrichten, das Selbstbehauptungsverhalten der Frau wahrzunehmen und zu bestärken
Medikamente	Periodische Depressionen	Wenn erforderlich, Konsultieren eines Arztes für Chemotherapie

Da der multimodale therapeutische Ansatz im wesentlichen problemzentriert ist, sind Diagnose und Therapiezielplanung logisch verbunden. Zwischen Verhaltenskontrolle und Behandlung besteht eine Beziehung, denn innerhalb des problemzentrierten Ansatzes ist das Ziel einer Diagnose immer die Erstellung der effektivsten Behandlung für jedes besondere Problem (Mischel, 1968). Die Auswahl der geeigneten Behandlungstechniken ist höchstwahrscheinlich die entscheidenste Entscheidung, die vom Therapeuten gefällt wird. Und hierbei unterstützt gerade das multimodale Bezugssystem solche Entscheidungen, da es die Zergliederung der groben Beschwerden in ihre spezifischen Komponenten unterstützt, so daß dann diese viel leichter mit besonderen Techniken angegangen werden können. Wenngleich es sicherlich nicht immer so ist, daß die Zuordnung eines Problems zu einer der sieben Modalitäten per se Behandlungsimplikationen mit sich bringt, sind bestimmte Verfahren, wie z. B. jene der kognitiven Therapie nach Ellis sichtlich geeignet zur Anwendung innerhalb einer bestimmten Modalität. Entsprechend der Position des technischen Eklektizismus, entwickelten Lazarus und seine Mitarbeiter mehr Interesse an der Fortentwicklung und Verfeinerung spezifischer, wiederholbarer Verfahren, als an der Integration klinischer Theorie und Praxis. Dieses Desinteresse an der Deduktion aus der Theorie und die konsequente Betonung der Induktion auf der Basis klinischer Erscheinungsbilder ist eine überlebensfähige Position nur dann, wenn die klinischen Phänomene auf systematischer Grundlage organisiert werden (London, 1972).

Obgleich Lazarus (1973) angedeutet hat, daß das Modalitätsprofil jedes Patienten im Laufe der Therapie wahrscheinlich zu revidieren ist, wird aus seinen Publikationen nicht deutlich, welche Verfahren bei diesem Prozeß der Revision angewendet werden würden. Eindeutig müssen Verhaltenskontrolle, Festsetzung des Problembereichs und Therapieauswahl im Verlauf der ganzen Therapie fortgesetzt werden, aber die Rolle der Evaluierung innerhalb der multimodalen Therapie muß noch ausformuliert werden.

Der wichtigste Gesichtspunkt des multimodalen Ansatzes, der ihn für die Evaluierung so förderlich macht, ist seine Explizitheit. Denn bei jedem anstehenden Punkt der Therapie bietet das multimodale System präzise, gut durchstrukturierte Information, die Rückmeldungen in das System erlaubt. Dasselbe Schema, das die zusammenhängenden Prozesse der Verhaltenserfassung, Festlegung der Problembereiche und die Behandlung selbst erzeugt, kann auch benutzt werden zur Strukturierung der Evaluation der Genauigkeit der Verhaltenskontrolle, der Angemessenheit der Behandlungsgegenstände und der Wirksamkeit der Behandlung. Die Evaluation könnte innerhalb jeder Modalität und in drei Varianten erfolgen:

(1) Die Bewertung der Implementation ist mit der adäquaten Anwendung jeder therapeutischen Strategie befaßt. Man will das Ausmaß, in dem therapeutische Maßnahmen angemessen durchgeführt und wirksam angepaßt werden, genau bestimmen.
(2) Die Bewertung eines Fortschritts enthält die Erfassung des Ausmaßes, in dem die Therapie in Richtung Therapieziel sich bewegt hat. Der Therapiefortschritt wird periodisch erfaßt und ist systematisch zu der Diagnose, dem Behandlungsgegenstand und der Behandlungstechnik in Beziehung zu setzen.

(3) Die Ergebnisbewertung erfolgt mit Beendigung der Therapie und gibt Antwort auf die Frage: 'In welchem Ausmaß wurden die Therapieziele erreicht?'

So kann ein Therapeut die Arbeitsgänge der Diagnose, der Therapiezielfestlegung, der Behandlung und der Auswertung innerhalb jeder Modalität überblicken und eine graphische und hochdifferenzierte Abbildung dessen erhalten, was sich im Therapieverlauf ereignet hat. Fragen bezüglich der Adäquatheit der Verhaltenskontrolle, der Behandlungsgegenstände und des Ausmaßes, in dem Anwendungen korrekt festgelegt und angewendet worden sind, können so überprüft werden, so daß sich die Möglichkeit eines wirklichen Rechenschaft-Ablegens in der Psychotherapie abzeichnet.

Literatur:

Churchmann, C. W. The systems approach. New York: Dell, 1968.

Kanfer, F. H., & Saslow, G. Behavioral diagnosis. In C. M. Franks (Ed.), Behavior therapy: appraisal and status, pp. 417-444. New York: McGraw-Hill, 1969.

Lazarus, A. A. Behavior therapy and beyond. New York: McGraw-Hill, 1971.

Lazarus, A. A. Multimodal behavior therapy: Treating the "BASIC-ID." Journal of Nervous and Mental Disease, 1973, 156, 404-411.

London, P. The end of ideology in behavior modification. American Psychologist, 1972, 27, 913-920.

Mischel, W. Personality and assessment. New York: Wiley, 1968.

Stufflebeam, D. L., Foley, W. J., Gebhart, W. J., Guba, E. G., Hammond, R. L., Merriman, H. O., & Provus, M. M. Educational evaluation and decision making. Ithaca, III.: F. E. Peacock, 1971.

Kapitel 4:

MULTIMODALE VERHALTENSERFASSUNG

Arnold A. Lazarus

EINLEITUNG

Bevor wir einige spezifische Verfahren zur Erfassung der einzelnen Modalitäten des BASIC ID beschreiben, wollen wir erst über einige allgemeine Bereiche sprechen, in denen sich die multimodale Verhaltenserfassung und andere diagnostische Ansätze überschneiden; außerdem wollen wir einige besondere Punkte diskutieren, in denen sich das multimodal orientierte Verfahren von anderen unterscheidet.

Wenn ein Therapeut (oder eine Therapeutin) ein echtes Interesse daran hat, konstruktive Änderungen bei einem Klienten hervorzurufen (der Terminus "Klient" soll sich hier auf ein einzelnes Individuum, ein Paar, eine Familie oder eine Gruppe beziehen), dann ist es für ihn (oder für sie) zunächst einmal wichtig, sich ein umfassendes Verständnis der Gesamtsituation zu erwerben, in der die Verhaltensweisen auftreten. Kulturelle und sozioökonomische Faktoren stecken den übergeordneten Rahmen für ein sinnvolles Eingreifen ab. Es dürfte beispielsweise niemanden wundern, daß ein Selbstbehauptungstraining mit Klienten, die in Indien erzogen worden sind, sich vollkommen von einem Selbstbehauptungstraining mit solchen Klienten unterscheidet, die in New York City aufgewachsen sind. Menschen, in deren Kultur der passive Widerstand betont und zwischenmenschliche Rücksichtnahme als eine besondere Tugend geachtet wird, werden nicht ohne weiteres bereit sein, einzusehen, daß es sich im allgemeinen lohnt, für seine eigenen Rechte aktiv einzustehen. In diesem Zusammenhang lehrte ich einige Inder, die in die Vereinigten Staaten emigriert sind, sich gegenüber ihren amerikanischen Arbeitgebern durchzusetzen, ohne daß ich dabei in irgendeiner Weise die komplizierte hierarchische Struktur antastete, die zwischen Vater und Sohn, oder zwischen Bruder und älterem Bruder, bestand. Im wesentlichen kann man mit dem Konzept des BASIC ID nur dann arbeiten, n a c h d e m man die Gegebenheiten der weiteren Umwelt erfaßt hat.

Das Verfahren der multimodalen Verhaltenserfassung beginnt mit dem Erstinterview, das im allgemeinen die folgenden Punkte umfaßt:

1) man macht eine Bestandsaufnahme der gegenwärtigen Beschwerden;
2) man gelangt zu vorläufigen Erklärungen dafür, welche Ereignisse die (therapierelevanten) Verhaltensweisen auslösen;
3) man skizziert verschiedene Bedingungen, die zeitlich diesen Verhaltensweisen vorausgehen;
4) man überprüft auch Bedingungen, die diese Verhaltensweisen aufrechterhalten;
5) man gewinnt eine bestimmte Vorstellung davon, welchen Nutzen sich der Klient von der Therapie erhofft;
6) man achtet sorgfältig auf nach außen hin sichtbare "psychopathologische" Zeichen (z. B. Unangemessenheit des Affekts, "Wortsalat", Ideenflucht, Sperrung etc.);
7) man sammelt Indikationen und Kontraindikationen für die Anwendung verschiedener therapeutischer Stile und Maßnahmen;
8) man sucht sich einige bestimmte Anhaltspunkte dafür, ob eine gegenseitig befriedigende Beziehung (zwischen Therapeut und Klient) entwickelt werden kann.

Die Anfangsphase der multimodalen Verhaltenserfassung unterscheidet sich nicht allzusehr von der der meisten Breitspektrum-Kliniker. Der Rapport wird hergestellt und der Versuch gemacht, eine produktive Verbindung zu entwickeln. Bei der Anamnese kann man zwar einige besondere Schwerpunkte erkennen (siehe den Fragebogen zur biographischen Anamnese im Anhang 1), aber die fundamentalen Unterschiede zwischen multimodaler Verhaltenserfassung und anderen Formen psychiatrischer Befragung werden normalerweise erst nach der zweiten oder dritten Sitzung deutlich.

Ausschnitte aus einem niedergeschriebenen Protokoll sollen die Art und Weise illustrieren, in der sich Verhaltenserfassung und Therapie miteinander vermischen. Der folgende Dialog ergab sich während der dritten Sitzung mit einer 26jährigen ehemaligen Lehrerin, die seit sieben Jahren verheiratet war. Die erste Sitzung hatte ergeben, daß sie an chronischer Angst, verbunden mit Schlaflosigkeit und Anfällen von Depressionen litt. Als Hauptgrund dafür, einen Therapeuten aufzusuchen, gab sie an, sie wolle "Kommunikationsprobleme" in ihrer Ehe überwinden. Es gab keine Anzeichen irgendeiner "geistigen Störung". Da die Klientin immer wieder auf einen tiefgehenden Verlust an Vertrauen in ihre intellektuellen Fähigkeiten anspielte, wurde während der zweiten Sitzung ein formeller Test durchgeführt. Ihr kombinierter WAIS IQ betrug 128. Die vielen Testitems lieferten dem Therapeuten eine beträchtliche Anzahl von Daten zu mehreren bedeutsamen Aspekten ihres V e r - h a l t e n s . Sie kam zu der dritten Sitzung in einem Zustand deutlicher Erregung, und zwar aufgrund einer Auseinandersetzung, die sie mit ihrem Ehemann hatte.

Klientin:	Heute morgen hatte ich einen Riesenkrach mit meinem Mann.
Therapeut:	Worum ging es dabei?
Klientin:	Ach, wie immer, nur um unsinnige Sachen. Also, es ist so verrückt. Pete ist so furchtbar stur! Alles läuft letztlich darauf hinaus, daß ich mehr Kinder haben will und er nicht.
Therapeut:	Ich würde gern alle Ihre G e d a n k e n und G e f ü h l e darüber, Kinder zu haben, erfahren.
	(Es folgte eine Diskussion, in der die Tatsache hervorgehoben wurde, daß sie ein Einzelkind war und sich eine große Familie wünschte. Ihr Ehemann hielt die Anzahl der Kinder, die sie hatte - es handelte sich um einen Jungen von 6 und ein Mädchen von 4 Jahren - für "ausgewogen", aber sie wünschte sich noch "mindestens" zwei Kinder mehr).
Klientin:	Der Krach hat angefangen, als ich zu Pete sagte, der Doktor hätte mir angeraten, die Pille am Ende dieses Monats abzusetzen.
Therapeut:	Versuchen wir ganz genau zu sein. Können Sie mir sagen, wie jeder von Ihnen sich v e r h a l t e n hat? Mit anderen Worten, ich frage Sie, wie ein Beobachter die Szene wahrgenommen hätte. Haben Sie die Angelegenheit ruhig oder laut diskutiert?

Klientin: Pete hat fast sofort angefangen zu schreien. Er hat sich wie ein Tier benommen. Ich meine ...

Therapeut: Er hat also bestimmt nicht sofort angefangen zu schreien, als Sie sagten, Sie würden die Pille absetzen? Ich würde annehmen, daß vorher noch etwas anderes geschehen ist.

Klientin: So, wie ich mich daran erinnern kann, hat Pete mit irgendetwas angefangen wie: "Komm, nun fang nicht schon wieder mit dem Quatsch an, daß du mehr Kinder haben willst". Und da bin ich wütend geworden.

Therapeut: Sie wurden also wütend, noch bevor Pete angefangen hat zu schreien?

Klientin: Nun, ich habe ihm die Tatsache übelgenommen, daß er mich sofort angefahren hat, weil ich an eine Schwangerschaft gedacht habe.

Therapeut: Ich verstehe. Aber hätten Sie die Sache anders anfassen können? Sie haben sofort Ihrem Ärger Luft gemacht und einen Krach angefangen. Was wäre gewesen, wenn Sie sich eher für ein selbstsicheres als für ein aggressives Auftreten entschlossen hätten?

(Es folgte ein Rollenspiel, in dem der Therapeut als Modell für selbstsichere Reaktionen in einer Auseinandersetzung zwischen zwei Ehepartnern fungierte. Dieser Brennpunkt zwischenmenschlicher Beziehungen brachte einige andere Probleme in einer Zweierbeziehung an den Tag, die anschließend mit Hilfe von Verhaltenseinübung gelöst wurden).

Klientin: Ja, ich glaube, daß es für mich sinnvoll ist, "Ich-Botschaften" anstelle von "Du-Botschaften" zu lernen.

Therapeut: Um wieder auf den Ehekrach zurückzukommen, welche anderen G e f ü h l e hatten Sie, außer, daß Sie wütend waren?

Klientin: (weint) Ich fühlte mich so hilflos! (putzt sich die Nase).

Therapeut: Hilflos?

Klientin: Vielleicht ist "erschreckt" ein besseres Wort?

Therapeut: Hilflos und erschreckt. Vor was denn?

Klientin: Ich weiß es wirklich nicht.

Therapeut: Wir wollen einmal einen kleinen Vorstellungstest versuchen. Können Sie Ihre Augen schließen und mir beschreiben, wie Sie sich, Ihren Mann und Ihre zwei Kinder in zehn Jahren vorstellen?

Klientin: (nach einer Pause) Ja.

Therapeut: Können Sie mir die Szene beschreiben?

Klientin: Pete ist arbeiten gegangen ... die beiden Kinder sind Teenager ... ich glaube, ich wäre wieder auf dem College, oder ich würde wieder anfangen zu unterrichten, oder ich würde vielleicht sonst irgendetwas machen.

Therapeut: Zum Beispiel?

Klientin: Ich weiß es nicht.

Therapeut: Aber wenn Sie noch zwei kleine Kinder hätten, auf die Sie aufpassen müßten ...

Klientin: (lacht) Sie können wohl durch mich durchsehen, was? Ja, ich glaube, es fehlt mir wirklich das Vertrauen, in die Welt hinauszugehen.

Therapeut: Und ich möchte Ihnen sagen, das ist nicht der beste Grund dafür, weitere Kinder in die Welt zu setzen. Was würden Sie von dem Gedanken halten, daß wir uns darauf konzentrieren, Ihr Selbstvertrauen wirklich zu stärken? Danach können Sie sehen, ob Sie immer noch mehr Kinder haben wollen. Wenn Sie dann noch "Ja" sagen, dann tun Sie es aus vollkommen anderen Gründen.

Diskussion

In dieser dritten Sitzung wurden viele Fortschritte gemacht. Dadurch, daß sich die Aufmerksamkeit auf Gedanken, Gefühle, Verhaltensweisen, Vorstellungen und bestimmte Aspekte zwischenmenschlicher Beziehungen konzentrierte, konnte eine Hauptursache der Angst schnell identifiziert werden. Während des Verfahrens zur Verhaltenserfassung wurde immer dann sofort eine Therapie durchgeführt, wenn klar definierte Schwierigkeiten auftauchten. Es handelte sich dabei durchaus um eine normale multimodal orientierte Sitzung. Der obige Ausschnitt sollte nicht dazu dienen, irgendeinen aufsehenerregenden oder dramatischen Sachverhalt darzustellen, sondern es sollte lediglich demonstriert werden, wie eine Therapie "auf Zielkurs" gehalten werden kann und wie man wichtige Informationen gewinnt, indem man sich kontinuierlich die verschiedenen Modalitäten rückmeldet.

Wir finden es äußerst nützlich, sich die Formel "BASIC ID" als einen "Kompaß" oder als eine "kognitive Landkarte" während des gesamten Verlaufs einer Therapie vor Augen zu halten. Mit ein wenig Übung fällt es leicht, alles, was der Klient sagt, der relevanten Modalität zuzuordnen. "Heute morgen erwachte ich (V e r h a l t e n)+ mit einem Spannungsgefühl in den Schultern (E m p f i n d u n g) und griff nach Aspirin und Valium (M e d i k a m e n t). Mike war auch schon wach; wir plauderten eine Weile miteinander (i n t e r p e r s o n a l) und ich erzählte eingehend einen interessanten Traum (V o r s t e l l u n g). Später sagte er etwas zu mir, was mich wütend machte (G e f ü h l); daraufhin klügelte ich mit mir selbst aus (K o g n i t i o n) wie weiteren Mißverständnissen vorzubeugen sei." Wenn man die verschiedenen Modalitäten, auf die sich die Klienten in ihren Äußerungen beziehen, geistig mitverfolgt, kann der Kliniker oft entscheidende Informationen erhalten, wenn er eine Frage im Hinblick auf eine Modalität stellt, die bisher nicht erwähnt wurde. Das Fehlen einer signifikanten Modalität ist oft ein Anhaltspunkt für einen "Widerstand".

+Anmerkung: Wenn ein Klient spricht, kann ein erfahrener multimodaler Therapeut für sich selbst eine geistige Anmerkung in Bezug auf die Modalität machen, auf die sich der Klient im Augenblick bezieht.

Hier als Beispiel ein Dialog aus einer späteren Sitzung mit der 26jährigen Lehrerin, über die wir bereits berichtet haben:

Therapeut: Sie erzählten gerade von der Party.

Klientin: Ja, ich glaube, wir sind an dem Punkt angelangt, wo Pete und Jerry später gekommen sind. Jedenfalls, die Leute haben rumgestanden und sich unterhalten (interpersonal), ein paar von ihnen wurden gerade high (Drogen), andere haben getanzt oder der Musik zugehört (Verhalten/Empfindung)... Meine Füße haben mir weh getan (Empfindung), wahrscheinlich vom Tennisspielen, aber dann habe ich es doch geschafft zu tanzen (Verhalten). Ich habe mich gut amüsiert (Gefühl), das heißt bis Nora ins Zimmer kam (interpersonal) und anfing, einen Wodka nach dem anderen zu kippen (Drogen). Aber dann habe ich an das gedacht, was Sie mir gesagt haben, und ich habe zu mir gesagt, es ist ja schließlich ihr Leben (Kognition) und alles in allem kann man sagen, daß es dann doch ganz gut weitergelaufen ist.

Therapeut: Das ist ja wirklich prima. Warum sollte man der Nora auch erlauben, daß sie einem alles verdirbt? Versuchen Sie jetzt mal, sich ein bißchen was vorzustellen. Würden Sie mal Ihre Augen schließen und eine Beschreibung von sich selbst auf dieser Party geben? Versuchen Sie mal, so lebendig wie möglich zu beschreiben, und konzentrieren Sie sich auf Ihre Gefühle.

Klientin: (öffnet ihre Augen) Ach! Den interessantesten Teil habe ich ja weggelassen. Wie ich mir das eben so bildlich vorgestellt habe, ist mir eingefallen, daß Pete in seine alte Gewohnheit zurückgefallen ist, mich herabzusetzen. Ich kann mir nicht helfen, aber das macht wirklich verrückt...

Diskussion

Als die Klientin von der Party erzählte, erwähnte sie nicht die "Vorstellungsmodalität", und es schien so, als würde sie ihre affektiven Reaktionen beschönigen. Das "Bild", das sie beschrieb, war nicht "vollständig". Das war auch der Grund dafür, weshalb der Therapeut nach ihren Gefühlen und Vorstellungen fragte, ehe er von dem Gespräch über die Party zu anderen Themen überging. Mit dieser Art Befragung gewann er wesentliche Informationen. Wenn Studenten einen multimodal orientierten Therapeuten bei seiner Tätigkeit beobachten, dann fragen sie oft: "Wie kamen Sie darauf, diese Frage zu stellen?" oder "Woher haben Sie gewußt, daß Sie solche wichtigen Informationen erhalten, wenn Sie diese Frage stellen?" Die Antwort darauf lautet, daß sich oft interessante Daten ergeben, wenn man Fragen innerhalb von oder bezüglich Modalitäten stellt, die nicht erwähnt wurden.

Wir haben auch herausgefunden, daß es sich fast immer lohnt, wenn die Therapie keine besonderen Fortschritte macht, sich die Frage zu stellen: "Welche Modalitäten habe ich vernachlässigt?" Wenn man dann genau die vernachlässigten Modalitäten anzielt, ist der tote Punkt normalerweise überwunden. Ich behandelte z. B. eine sehr ängstliche Frau, die während der ersten zwei Monate therapeutischer Behandlung hervorragende Fortschritte machte. Danach wurden die Fortschritte geringer, und während zwei oder drei Sitzungen kamen wir kaum voran. Bei diesem Stand der Dinge fragte ich mich: "Welche Modalitäten habe ich übersehen oder vernachlässigt?" Nach kurzer Überlegung wurde mir klar, daß ich mich sehr wenig um die s e n s o r i s c h e Modalität gekümmert hatte.

Da die Klientin sich sehr oft als "gedrückt" und "unter Druck stehend" schilderte, nahm ich an, daß von meiner Seite ein folgerichtiges Eingreifen auf sensorischer Ebene darin bestehen müßte, daß ich meine Hand auf ihren Kopf legte und sagte: "Wenn ich jetzt Ihren Kopf herunterdrücke, dann soll diese Handlung für Sie die Gefühle des Unter-Druck-Stehens und Gedrücktwerdens symbolisieren, die Sie erwähnten. Ich möchte, daß Sie sich dagegen wehren und gegen diesen Druck ankämpfen". (Die meisten Leute neigen in dieser Situation dazu, ihren Kopf hochzurichten oder einem die Hand wegzuschieben.) Die Klientin fing aber nur an zu weinen und ließ es zu, daß ihr Kopf immer niedriger hinuntergedrückt wurde. Da ich ihr Vermeidungsverhalten und ihre Passivität nicht verstärken wollte, drückte ich immer weiter ihren Kopf runter und sagte zu ihr: "Nun los, wehren Sie sich! Kämpfen Sie gegen den Druck an!" Endlich übte sie etwas Gegendruck aus und schob ihren Kopf und ihre Schultern nach oben. Ich nahm meine Hand weg und sagte: "Gut! Nun, wie fühlen Sie sich jetzt?" Dies führte zu einem Schwall von affektiven Reaktionen. Sie fing an, ungehemmt auf eine unverheiratete Tante zu schimpfen, die sie überhaupt nicht leiden konnte. Sie äußerte auch negative Gefühle über ihre Mutter, und sprach von heftigen Enttäuschungen, was die Beziehung Mutter - Tochter anging. Diese Äußerungen veranlaßten Selbstbehauptungstraining, Verhaltenseinübung und andere Techniken, die der Klientin helfen sollten, ihre Gefühle in angepaßter Form in den Griff zu bekommen. Wieder einmal machte die Therapie schnelle Fortschritte.

EXPLORATION DER EINZELNEN MODALITÄTEN

Wenn man sich bemüht, einen anderen Menschen zu verstehen, dann kann man unzählige Fragen an ihn stellen. Fast jede Frage ergibt irgendwelche Informationen. "Wie oft schneiden Sie sich die Zehennägel?" - "Haben Sie Ananas lieber als Erdbeeren?" - Welche Zahnpaste benützen Sie?" Offensichtlich gibt es einige Fragen, die "zentraler" sind als andere. "Was haben Sie für Sexualphantasien?" - "Was ist das Schlimmste, das Sie in Ihrem Leben angestellt haben?" -"Wie denken Sie über das Sterben?" Wenn Therapeuten sich bemühen, ein umfassendes Bild von ihren Klienten zu erhalten, dann stellen sie viele Fragen. Zusätzlich verwenden sie noch ihre eigene Beobachtung, Informationen von anderen Personen (insbesondere von der Familie des Klienten), standardisierte Tests und andere Meßinstrumente. Obwohl man sich mit aller Entschiedenheit bemüht, gründlich zu sein, werden viele Fragen nicht gestellt und bleiben deshalb unbeantwortet.

Gelegentlich stelle ich einigen meiner Kollegen die folgende Frage: "Wenn Sie einem Klienten nur sieben Fragen stellen dürften, welche würden es dann sein?" Auf diese Weise kann man ganz schnell die allgemeine Orientierung fast jedes Klinikers feststellen. Einige verwenden unter ihren entscheidenden Fragen die folgenden: "Wann wurden Sie zur Reinlichkeit erzogen?" - "Wurden Sie mit der Brust oder mit der Flasche gestillt?" - "Wie kamen Sie mit Ihren Geschwistern zurecht?" - "Können Sie mir sagen, was Sie in diesen Tintenklecksen sehen?" - "Wie zeigen Sie ihre Wut?" - "Wie stehen Sie zur Homosexualität?" - "Können Sie mir einige Ihrer Träume erzählen?"

Es dürfte für den Leser oder die Leserin interessant sein, einmal seine (ihre) eigenen sieben Fragen zu formulieren, ehe er (sie) weiterliest.

Die meisten multimodal orientierten Therapeuten würden die folgenden Fragen stellen:

1) Von welchen speziellen Verhaltensweisen wünschen Sie sich, daß sie bei Ihnen häufiger vorkommen, und von welchen, daß sie nicht so häufig vorkommen?

2) Welche negativen Gefühle würden Sie gerne abbauen oder ganz beseitigen, und welche positiven Gefühle würden Sie gern häufiger bei sich erleben und intensivieren?

3) Eine Frage, die Ihre fünf Sinne betrifft: Von welchen speziellen Reaktionen würden Sie gerne loskommen, und welche Empfindungen würden Sie gern steigern?

4) Welche "geistigen Bilder" oder Vorstellungen quälen Sie, so daß Sie sie gerne loswerden möchten, und welche angenehmen Vorstellungen würden Sie gern deutlicher erleben?

5) Welche Gedanken, Werte, Einstellungen und Überzeugungen stellen sich Ihrem Glück in den Weg?

6) Was Ihren zwischenmenschlichen Bereich anbelangt, was verhindert enge, persönliche, liebevolle und gegenseitig befriedigende Beziehungen zu anderen Menschen?

7) Bei welchen Gelegenheiten nehmen Sie Drogen und Medikamente? (einschließlich Alkohol, Kaffee und Tabak)

Offenbar fällt bei vielen von diesen Fragen die Antwort nicht leicht. Oft liegt es am Therapeuten, dem Klienten bei der Artikulierung dieser grundlegenden Realitäten, die durch jede Modalität angesprochen werden, zu helfen. Die kognitiven und interpersonalen Defizite (Fragen 5 und 6) liegen selten klar vor Augen, aber wenn der Therapeut nach den Antworten auf diese Frage forscht, dann bleibt die Thereapie wahrscheinlich "auf Zielkurs".

Die klinische Erfahrung hat gezeigt, daß diese kurze multimodal orientierte Befragung entscheidende Informationen bringen kann, die den mehr formalen Testverfahren und den routinemäßigen Falldarstellungen häufig entgehen. Die speziellen Fragen zielen ab auf bestimmte Verhaltensweisen, Gefühle, Empfindungen, Vorstellungen etc., von denen sich ein Individuum wünscht, daß sie häufiger oder seltener vorkommen bzw. intensiviert oder abgeschwächt werden sollen. Da sich die Maßnahmen zur multimodalen Verhaltenserfassung gewöhnlich nicht auf sieben grundlegende Fragen beschränken, kann das Konzept des BASIC ID natürlich in einen weitgefaßten diagnostischen Ansatz ausgeweitet werden.

An diesem Punkt erscheint es nützlich, die Fragen auszuarbeiten, die routinemäßig bezüglich jeder einzelnen Modalität gestellt werden. Ich möchte betonen, daß eine multimodale Verhaltenserfassung nicht gleichgesetzt werden kann mit einer mechanisch ablaufenden Folge von Fragen über Verhaltensweisen, Gefühle, Empfindungen usw. Je nach den Erfordernissen des Einzelfalles kann für den Therapeuten erst einmal die Notwendigkeit bestehen, einfach zuzuhören und nicht mehr zu tun, als auf die emotionalen Untertöne in dem zu achten, was der Klient erzählt, um eine therapeutische Beziehung herzustellen. Ich habe an anderer Stelle und ausführlich formale Strategien beschrieben, die zur Herstellung des Rapports dienen (Lazarus, 1971, S. 31 - 64). In diesem Zusammenhang soll nur deutlich gemacht werden, daß der multimodal orientierte Therapeut als ein Kliniker fungiert, der es versteht, die günstigen Bedingungen herzustellen, die beim Klienten berechtigte Hoffnung und Vertrauen hervorrufen. Es mag zwar einige Personen geben, die nicht mehr benötigen als die Vorteile eines vertraulichen Rapports, echten Einfühlungsvermögens und uneigennütziger Wärme, aber die Mehrzahl derjenigen, die unsere Hilfe suchen, braucht viel mehr. Der multimodale Ansatz wurde eben deswegen konzipiert, um der Forderung nach therapeutischer Gründlichkeit gerecht zu werden. Ohne die obengenannten Kautelen zu vergessen, wollen wir jetzt die Hauptbereiche überprüfen, mit denen wir es innerhalb jeder einzelnen Modalität zu tun haben.

Die Hauptstütze der Verhaltens-Modalität ist die Erkenntnis, daß man zum Überleben in jeder Gesellschaft verschiedene Durchsetzungsstrategien benötigt. Angepaßte Lebensformen bei den Hottentotten oder den Niloten in Afrika erfordern ein anderes Verhaltensrepertoire als das in der westlichen Gesellschaft. Der Begriff Verhalten bezieht sich in diesem Zusammenhang auf ein Kontinuum von Handlungen, das bei einfachen motorischen Fertigkeiten beginnt (sich pflegen, spazierengehen, essen, lächeln) und sich über komplexere Reaktionen (Gitarre spielen, zeichnen, eine Fremdsprache sprechen, Puzzlespiele lösen) bis zu ganz feinen Nuancen an persönlichem Wahrnehmungsvermögen und Sensibilität (als Beispiel wären hier vielleicht die besten Dichter und Schriftsteller zu nennen) und zu zahlreichen beruflichen Fertigkeiten hinzieht (von der Chirurgie bis zum Brückenbau). Defizite im Verhaltensrepertoire werden am deutlichsten bei bestimmten regredierten Patienten, die von Grund auf wieder lernen müssen, für sich selbst zu sorgen. Aber zweifellos fehlen bei uns allen bestimmte Verhaltensweisen, die sich als nützlich erweisen können, oder wir werden von anderen Verhaltensweisen belastet, die uns täglich beeinträchtigen. Und gerade in diesem Zusammenhang können relativ einfache Verhaltensweisen, wie etwa unsere Tischsitten, und etwas kompliziertere Reaktionen, wie etwa unser Sexualverhalten, schwerwiegende Einflüsse auf verschiedene Bereiche unseres Lebens ausüben.

Ein multimodal orientierter Therapeut achtet deshalb auf Verhaltensüberschüsse und -defizite, die eine effektive Lebensweise verhindern. Charakteristischerweise besteht der erste Schritt zu einer multimodalen Verhaltenserfassung darin, ausführlich die gegenwärtigen Beschwerden zu erfassen. Von besonderem Interesse sind die eigentlichen Verhaltensweisen selbst, die Vorläufer und die Konsequenzen. Es gibt einige hervorragende umfassende Arbeiten zum Thema Verhaltenserfassung (z. B. Kanfer und Saslow, 1969; Tharp und Wetzel, 1969), und es würde den Rahmen dieses Buches überschreiten, sich in extenso mit jeder speziellen Modalität zu beschäftigen. Der interessierte Leser sei auf einen brillianten Überblick und die Darstellung der Breitspektrum-Verhaltenstherapie von O'Leary und Wilson (1975) verwiesen, die ausgezeichnete Beiträge sowohl über Verhaltenserfassung als auch über Verhaltensmodifikation enthält.

Um in die Verhaltensmodalität vorzustoßen, muß man hauptsächlich zählen, quantifizieren und nahezu alles messen, was sich in Zahlen ausdrücken läßt. Mit Hilfe des Zählens, Aufzeichnens und der graphischen Darstellung erhält man nicht nur eine Grundkurve (die oft wesentlich für die Abschätzung der Ernsthaftigkeit eines jeden Problems ist); allein die Tatsache, daß man Buch führt, ermöglicht ein gewisses Ausmaß an Kontrolle über die Verhaltensweisen, die man modifizieren möchte. "Hausaufgaben" und verschiedene Maßnahmen zur Selbsthilfe verdeutlichen die Notwendigkeit, daß Klienten ihre eigenen Verhaltensweisen selbst überwachen müssen, wenn eine Änderung ganz klar sichtbar gemacht werden soll (Lazarus und Fay, 1975). Häufigkeit Intensität und Dauer sind zu betonen. Die wichtigen Fragen, die gestellt werden sollen, lauten: wann?, was?, wie? wer? und wo? und weniger: warum? "Wann haben Sie sich zum ersten Mal auf diese Weise verhalten? Was geschah zu dem Zeitpunkt? Wie haben Sie die Sache angefaßt? Wer war dabei? Wo sind Sie von dort aus hingegangen?" Was das Verhalten anbelangt, so ist es oft auch sehr informativ, nach dem Gegenteil zu fragen. "Wann haben Sie nicht so gehandelt?"

Eine der wichtigsten Verhaltenstechniken ist das Rollenspiel, oder, wie ich zu sagen es vorziehe, die Verhaltenseinübung (Lazarus, 1966). Sobald der Therapeut (oder die Therapeutin) inadäquate Verhaltensweisen entdeckt, kann er (oder sie) den Klienten auf seine Fehler hinweisen und als Modell für ein effektiveres Reaktionsmuster fungieren. Auf diese Weise kann man sich sowohl mit angemessenem Blickkontakt, Stimmbeherrschung, Haltung und Gangart beschäftigen als auch mit komplizierteren Verhaltensweisen, wie etwa der Äußerung von Gefühlen der Selbstsicherheit an Stelle aggressiver Gefühle. Die Verhaltenseinübung ermöglicht sogar den Erwerb von solch äußerst subtilen Fähigkeiten, wie sie bei Verhandlungen auf hoher Ebene notwendig sind.

Wenn der Leser (oder die Leserin) eine Modalität des BASIC ID nach der anderen durcharbeitet, wird er (oder sie) wohl fragen, was denn eigentlich dieses "reine" Verhalten konstituiert, das unter die "B"-Kategorie fällt, so daß es sich deutlich von allen anderen Modalitäten abhebt. Wenn wir genau überlegen, können wir andere Menschen nur verstehen, wenn wir uns an ihrem Verhalten orientieren - an dem, was sie sagen und nicht sagen, was sie tun und nicht tun, wie sie handeln, reagieren, nicht reagieren, nichtverbale Signale aussenden usw. Wir können nur vermuten, was in ihrer Gefühls-, Empfindungs-, Kognitions- und Vorstellungs-Modalität vorgeht, indem wir auf die verschiedenen verbalen und nichtverbalen Verhaltensweisen achten, die sie zeigen. Da wir verschiedene zwischenmenschliche Interaktionen sehen und hören können, kann die interpersonale Modalität als eine Erweiterung der Verhaltens-Modalität angesehen werden. Andererseits kann man Gefühle, Empfindungen, Vorstellungen und Kognitionen als "internes" Verhalten betrachten, im Gegensatz zum Verhalten, das ganz klar "extern" und beobachtbar ist. Ein Zugang zu den meisten dieser internen Realitäten ist nur über die verbale Selbstbeschreibung des Klienten möglich. "Ich habe Kopfschmerzen", "Ich habe Angst", "Ich sehe das Bild vor mir, wie der Kopf meines Kameraden in Vietnam von Kugeln zerfetzt wird". Oft laufen Begleiterscheinungen parallel, die wir sehen können (Grimassen, Schwitzen, Zittern, Erröten), während andere mit Hilfe von geeigneten Instrumenten leicht aufzudecken sind (Tachykardie, Blutdruckanstieg oder -abfall, Änderungen der Körpertemperatur). Wir wollen den Aspekt nicht beschönigen, daß eine Therapie solange unvollständig bleibt, als verbale Selbstbeschreibung u n d objektive Beobachtungen im Hinblick auf jede Modalität des BASIC ID nicht sorgfältig überprüft worden sind.

DIE GEFÜHLS-MODALITÄT

Die Gefühls-Modalität ist wohl der am meisten "überstrapazierte" Bereich der Psychotherapie. Unsere Domäne ist eben die "emotionale Störung", und in dem Maße, in dem wir in der Lage sind, Leiden abzuschwächen, während wir auch neue angepaßte Reaktionen fördern, beurteilen wir unser therapeutisches Eingreifen als erfolgreich oder als lohnend. Begriffe wie "emotionale Einsicht" oder "emotionale Reife" haben viel Verwirrung gestiftet, und trotz bedeutsamer Fortschritte auf den Gebieten der Psychophysiologie, des Biofeedback und der Biochemie bleibt der Bereich der affektiven Reaktionen weiterhin im Dunklen. Dementsprechend wurde Robert Woolfolk, der stets über die entscheidenden Entwicklungen auf dem Gebiet der Affektivität informiert ist, gebeten, ein Kapitel zu diesem Thema beizutragen. In diesem Abschnitt möchte ich nur die wichtigsten Fragen berühren, die sich aus multimodaler Sicht in bezug auf die Erfassung emotionaler Störungen ergeben.

Um ganz klare Abweichungen bei affektiven Reaktionen zu erkennen (z. B. die gewalttätige Erregung eines paranoid Schizophrenen, die krankhafte Schwermut eines erstarrten Depressiven, die ungehemmte und phantastische Ideenflucht eines Manikers), bedarf es wohl kaum klinischer Scharfsichtigkeit. In unserer täglichen Praxis und in unserem täglichen Leben müssen wir sorgfältig vorgehen, um die Reize (exogen und endogen) zu identifizieren, die Ärger, Angst und subjektives Mißbehagen in allen seinen Abstufungen hervorrufen. Die relevanten Komponenten betreffen solche Gefühle, die wir sehr wohl wahrnehmen, als auch solche, die möglicherweise außerhalb unserer Bewußtseinsebene existieren. Und wenn wir von anderen sagen, daß "sie sich über ihre Gefühle nicht im klaren sind", dann würde ich meinen, daß das Gefühl, um das es am meisten geht, Ä r g e r ist. Es fällt oft leicht, Ärger zu leugnen, zu verdrängen, zu verheimlichen und zu unterdrücken. Es fällt weniger leicht, Angst oder Mißbehagen zu verheimlichen, besonders vor sich selbst. +

+ Anmerkung:

In diesem Zusammenhang erhielt ich einmal einen Anruf von einem Kollegen, der mich darüber informierte, daß ein gemeinsamer Freund unter tiefen Depressionen litt. Als ich bemerkte, daß der Appetit unseres Freundes nicht beeinträchtigt war, daß er einen gesunden Schlaf zu haben schien, daß er gut arbeiten konnte, daß er ganz begeistert von einer neuen sexuellen Beziehung zu sein schien, und daß er mir sogar erzählt hatte, daß er "sehr glücklich" wäre, erwiderte mein Kollege: "Er hat so starke Depressionen, daß er noch nicht einmal merkt, daß er Depressionen hat - und das ist die schlimmste Form von Depression". Nun bin ich mir sehr wohl dessen bewußt, daß es "Lächel-Depressionen" gibt, wobei die Betroffenen ihre wahren Gefühle hinter einer perfekt heiteren Fassade verbergen. Wenn man aber versucht, ihre wahren Gefühle zu erfahren, bedarf es normalerweise wenig Mühe, sie dazu zu bringen, ihre Maske fallen zu lassen. Obwohl sie versuchen, ihr tiefes Elend vor anderen zu verbergen, wissen sie, wie sie sich fühlen. Es stimmt, daß einige nur über körperliche Beschwerden klagen, die im Hinblick auf eine unerkannte Depression sekundär sein können. Nichtsdestoweniger spüren sie ihre B e s c h w e r d e n , obwohl sie unfähig oder nicht willens sind, ihre depressiven Gefühle zu verbalisieren.

Nichtsdestoweniger liegt die Betonung darauf, daß es bei der Suche nach affektiven Reaktionen, die einer Modifikation bedürfen, angeraten ist, immer ein wachsames Auge für verborgene und verzerrte Gefühle zu haben und sich dessen bewußt zu sein, daß man durchaus fähig ist, bestimmte Gefühle sogar vor sich selbst zu verbergen.

Oft ist es nützlich, einleitend mit Fragen über solche spezifischen Gefühle zu beginnen, die der Klient bezüglich der verschiedenen Verhaltensüberschüsse und -defizite haben mag, und die während der ersten Gespräche aufgedeckt wurden: "Was fühlen Sie immer genau dann, wenn Sie zwanghaft essen müssen?" - "Was für ein Gefühl stellt sich hauptsächlich bei Ihnen ein, unmittelbar nachdem Sie sich von Ihrem Mann haben herabsetzen lassen müssen, ohne sich zu verteidigen?" Der Therapeut bemüht sich um einen Querschnitt all der Situationen, die Angst, Depressionen, Ärger oder andere "negative Gefühle" erzeugen. Von Interesse sind auch die Reize, die angenehme affektive Zustände hervorrufen - Freude, Liebe, Vergnügen und Stolz. Bei manchen Klienten gibt es keinen besseren Weg, entscheidende Informationen zu erhalten, als direkt zu fragen: "Was bringt Sie zum Weinen?" - "Was macht Sie fröhlich?" - "Was verstört sie?" - Was bringt Sie in Wut?" - Wie schon früher, wird auch Gegenteiliges angesprochen. "Wann würden Sie sich über dieses Ereignis nicht aufregen?" -"Können Sie sich daran erinnern, daß Sie schon einmal nicht geweint haben, wenn Tom Sie angriff?" Diese Art der Befragung kann zu Anhaltspunkten für bestimmte chronische und situationsgebundene Reaktionsmuster führen.

Lassen Sie mich für den Fall, daß es nicht selbstverständlich sein sollte, wieder betonen, daß jede Modalität mit jeder anderen Modalität interagiert. Das bedeutet, daß der Therapeut bei der Untersuchung affektiver Reaktionen zweifellos auch kognitives Material, Vorstellungen, sensorische Reaktionen etc. ansprechen wird.

DIE EMPFINDUNGS-MODALITÄT

In den letzten Jahren achtet man zunehmend auf Sinnesreaktionen. Das ist eindeutig indiziert bei der immer häufiger werdenden Behandlung von sexuellen Dysfunktionen, bei der sich das Hauptinteresse auf das Gebiet der taktilen Reaktionen konzentriert hat. Aus unserer Sicht interessieren wir uns nicht nur für den taktilen Sinnesbereich, sondern für jeden Aspekt von Empfindungen. Ein ganz wesentlicher Bestandteil persönlicher Erfüllung und Entwicklung besteht darin, daß wir unsere Sinne entwickeln - daß wir lernen, visuelle Reize richtig wahrzunehmen und uns an ihnen zu erfreuen, unser Gehör zu verfeinern und Empfindungen des Geruchs- und Geschmacksinns sowie auch des Berührungssinns zu genießen.

Der Therapeut multimodaler Orientierung lernt sehr viel, indem er Fragen über die spezifischen Empfindungen des Klienten stellt. "Welche Laute sind Ihnen angenehm und welche unangenehm?" - "Was nehmen Sie gern mit Ihren Augen wahr und was nicht?" - "Welche speziellen Vorliegen und Abneigungen haben Sie in Bezug auf Essen?"

Einige Menschen sind in ihrem sensorischen Bereich nahezu verstümmelt. Es scheint so, als ob unterhalb ihres Kopfes "alles ausgeschaltet" sei. Sie betrachten die Nahrung einfach als Gegenmittel gegen Hunger und wissen kaum die Feinheiten und Nuancierungen des Geruchs und Geschmacks zu schätzen. Und so verhält es sich auch mit allen ihren anderen Sinnen: Auf alles können sie verzichten - auf ein warmes Bad, eine kühle Brise, eine sanfte Massage, eine kraftvolle Leibesübung.

Dann gibt es andere, die fast nur mit ihren Empfindungen beschäftigt sind und jede Zuckung und jede kleinste Erregung zu einer größeren Sache machen. Oft sind sie Hypochonder, die lernen müssen, ihre Aufmerksamkeit von der Empfindungs-Modalität auf andere Gesprächsthemen zu lenken. Allgemein gesprochen ist es das Ziel einer multimodal orientierten Therapie, sowohl das Gleichgewicht innerhalb als auch zwischen den Modalitäten herzustellen.

Es ist nicht ungewöhnlich für aktuelle Beschwerden, daß sie hinsichtlich der Empfindungs-Modalität geäußert werden - Kopfschmerzen, Schwindel, Magenverstimmungen und verschiedenste schmerzliche Empfindungen. Wie immer muß der Therapeut, um ein Konzept davon zu entwerfen, wo der Angelpunkt der Beschwerden auf sensorischem Gebiet liegt, oder um einen Mangel an sinnlicher Bewußtheit zu konstatieren, den Resultaten aus der Interaktion mit anderen verwandten Modalitäten auf der Spur bleiben. Der folgende Dialog wird diesen Punkt verständlich machen:

Klient:	Also, ich habe schon jeden medizinischen und neurologischen Test aus dem Buch gemacht, aber meine Kopfschmerzen kommen und gehen wie zuvor.
Therapeut:	Versuchen wir, ganz präzise zu sein. Können Sie diese Kopfschmerzen so genau wie möglich beschreiben? Können Sie mir sagen oder zeigen, wo Ihr Kopf wehtut, und mir deutlich beschreiben, wie sich das anfühlt?
Klient:	Hier (zeigt auf das Gebiet des rechten Okzipitallappens). Es fühlt sich an wie eine ganz enge Klammer, und dann sind das so pochende Schmerzen. Sie breiten sich dann nach hier und hier aus (zeigt auf rechte Schläfe und Kiefer).
Therapeut:	Tut es Ihnen weh, wenn Sie dagegendrücken?
Klient:	Ja.
Therapeut:	Das kommt normalerweise von einer Verkrampfung.
Klient:	Ja, ich spüre die Enge.
Therapeut:	Gibt es Zeiten, zu denen Sie diese Verengung nicht spüren?
Klient:	(überlegt) Eigentlich nicht. Vielleicht nach einer heißen Dusche.

Therapeut: Nun, ich denke, wir machen für alle Fälle ein spezifisches Entspannungstraining. Ich habe eine Kassette, die ich Ihnen leihen werde. Aber erzählen Sie mir jetzt mal, was Sie gewöhnlich gegen diese Kopfschmerzen unternehmen.

Klient: Also, im Büro nehme ich Schmerztabletten. Zu Hause lege ich mich hin.

Therapeut: Hilft das?

Klient: Vorübergehend.

Therapeut: Gibt es denn etwas Besonderes, das diese Kopfschmerzen herbeiführt? Also z. B., bemerken Sie sie häufiger zu bestimmten Zeiten oder an bestimmten Orten?

Klient: (Pause) Kann ich nicht sagen. Nein, eigentlich nicht.

Therapeut: Gut, würden Sie einmal über diese Kopfschmerzen Buch führen? Was ich von Ihnen möchte ist, daß Sie es sich jedesmal notieren, wenn Sie Kopfschmerzen haben. Würden Sie bitte die Tageszeit aufschreiben, wo Sie sind, und mehr oder weniger was Sie gerade getan haben kurz bevor die Kopfschmerzen anfingen. Bringen Sie alles zu Papier, was Sie gerade getan, gefühlt und gedacht haben. Ich möchte, daß Sie das sehr gründlich machen. Wie wär's, wollen Sie?

Klient: Sicher. Sie wollen wohl sehen, ob es da ein bestimmtes Muster gibt.

Therapeut: Richtig. Bemühen wir uns auch um eine Grundkurve. Wir wollen genau sehen, wie oft Sie Kopfschmerzen innerhalb einer Dauer von 2 Wochen haben. Können Sie auch vermerken, wie stark jeder Anfall ist?

Klient: Etwa "schwach", "mäßig" oder "stark"?

Therapeut: Richtig. Und würden Sie bitte festhalten, wieviele Schmerztabletten Sie nehmen? Übrigens, können Sie mir sagen, welche Folgen es hat, wenn Sie Kopfschmerzen haben?

Klient: Wie meinen Sie das?

Therapeut: Ich meine, verdirbt Ihnen das die Laune? Sagen Sie beispielsweise Verabredungen ab, oder gehen Sie nicht aus?

Klient: Nun, meine Frau war erst gestern abend ärgerlich über mich, weil wir Karten für eine Show hatten und ich, da mein Kopf mir fast zersprungen ist, abgesagt hatte.

Therapeut: Haben Sie Shows gern? Besonders die, die Sie gestern abend verpaßt haben? Haben Sie sich wirklich darauf gefreut?

Klient: (lacht) Nun, ich will es Ihnen mal so erklären: Wenn es ein Pokerspiel gewesen wäre, dann wäre ich sicher mit von der Partie gewesen.

Therapeut: Diese Kopfschmerzen scheinen also manchmal nicht ungelegen zu kommen?

Klient: Ich habe nicht gelogen. Also, ich hatte wirklich Kopfschmerzen ...

Kommentar: Eine kurze nähere Betrachtung des sensorischen Bereichs führte schnell zu einigen Verhaltens-Vorschriften, unmittelbar gefolgt von einem anscheinend kritischen interpersonalen Vorgang. Für Therapeuten ist es wichtig, vorschnelle Schlußfolgerungen zu vermeiden und nicht zuviel in Situationen hineinzulesen; aber es lohnt sich, alle möglichen Ursache-Wirkung-Sequenzen zu erforschen. Da Verhalten vielfach determiniert ist, möchten wir Therapeuten dringend davor warnen, sich immer wieder von einer Lieblingserklärung packen zu lassen. Es müßten noch viel mehr Informationen zusammengetragen werden, ehe der Therapeut angemessen schlußfolgern kann, daß die "Beschwerden in der Empfindungs-Modalität" (Spannungskopfschmerzen) zum Großteil auf Interaktionen innerhalb einer anderen Modalität, nämlich der "interpersonalen Modalität" (um spezifischer zu sein, der Ehe-Dyade) zurückzuführen sind. Aber man würde sicher zu der Hypothese berechtigt sein, daß einige dieser grundlegenden Spannungen an sich von Problemen innerhalb der Ehe herrühren könnten.

Es lohnt sich, noch einmal darauf hinzuweisen, daß während einer multimodalen Verhaltenserfassung der Therapeut ganz überlegt nach Aspekten der Interaktion zwischen jeder Modalität forscht. Man kann also mit "Eheproblemen" begonnen haben, die ihrerseits zu einer detaillierten Exploration von Defiziten im Empfindungsbereich geführt haben können. Der erfolgreiche Kliniker folgt verschiedenen Wegen dahin, wo er sich die meisten Ergebnisse verspricht.

DIE VORSTELLUNGS-MODALITÄT

Über den multimodalen Zugang zu jeder einzelnen Modalität könnte man ganze Bücher schreiben. Dem Kliniker, der sich von den unzähligen komplexen Problemen innerhalb und zwischen den Modalitäten überwältigt fühlt, soll versichert werden, daß ein wirkungsvolles Eingreifen nicht notwendigerweise einer tiefen und gründlichen Kenntnis all des Wustes an Information bedarf, mit dem wir es im Zusammenhang mit dem Verhalten, den Affekten, den Empfindungen und den übrigen Bereichen zu tun haben. Wir behaupten, daß sogar eine nur kursorische Betrachtung einer *jeden* Modalität während der Therapie zu dauerhafteren Ergebnissen führen wird, als Behandlungsformen, die eine oder mehrere Modalitäten ignorieren.

Im Rahmen des multimodalen Ansatzes bezieht sich der Begriff *Vorstellungen* auf verschiedene "geistige Bilder", die auf unser Leben Einfluß ausüben. Ich behandelte beispielsweise eine Klientin, die mir folgendes berichtete: "Während ich mich sexuell betätige, sehe ich immer das mißbilligende Gesicht meiner Mutter vor mir, und das gibt meinen Schuldgefühlen neuen Auftrieb." Bei einer multimodalen Verhaltenserfassung bringe ich gewöhnlich die folgenden drei Vorstellungen ins Spiel:

1. Bitte beschreiben Sir mir den Ort, wo sie als Kind zu Hause waren. Sie haben als Kind vielleicht an verschiedenen Orten gelebt, aber fast jeder denkt an einen ganz bestimmten Ort, wenn er (oder sie) davon spricht, daß er (oder sie) da "zu Hause" war. Wollen Sie sich bitte auf diese Vorstellung konzentrieren? Schließen Sie Ihre Augen, wenn Ihnen das hilft. Versuchen Sie den Ort, wo Sie als Kind zu Hause waren, zu s e h e n (Pause von etwa 10 Sekunden). Nun erzählen Sie mir, wo Ihre Mutter in dieser Szene ist? Was macht sie gerade? Und wo ist der Vater, und was macht er gerade?

2. Würden Sie jetzt bitte in Ihrer Vorstellung einen Rundgang von Zimmer zu Zimmer in dem Haus unternehmen, in dem Sie als Kind lebten? Bitte sehen Sie sich sorgfältig um, während Sie von Zimmer zu Zimmer gehen. Achten Sie auf die Einrichtungsgegenstände. Versuchen Sie, die Atmosphäre zu empfinden. Bemerken Sie irgendwelche besonderen Gerüche? (Man beachte, wie die "Empfindungs-Modalität" ganz bewußt in diese Vorstellung miteinbezogen wird).

3. Ich möchte, daß Sie einen ganz bestimmten Ort beschreiben, an dem Sie sich sicher fühlen, egal, ob dieser Ort wirklich oder nur in Ihrer Vorstellung existiert. Sie müssen nur das Gefühl haben, daß Ihnen an diesem Ort nichts zustoßen kann (Pause von etwa 10 Sekunden). Gehen Sie zu diesem ganz bestimmten Ort. Malen Sie ihn sich lebendig aus (Pause von etwa 10 Sekunden). Würde es Ihnen was ausmachen, ihn mir zu beschreiben?

Wir haben diese speziellen Vorstellungen von Hunderten, die uns zur Verfügung standen ausgesucht, weil Versuch und Irrtum ergeben haben, daß sie oft zu wichtigen klinischen Daten führen. Die drei grundlegenden Vorstellungen werden ausführlich besprochen, und die verschiedenen kognitiven und affektiven Elemente, die sie hervorrufen, klar umrissen. Einige (aber unserer Erfahrung nach sehr wenige) sind unfähig oder nicht willens, diesen Instruktionen nachzukommen. Wenn dies geschieht, dann ist es für den Therapeuten nützlich, ganz besonders ausführlich über den "Widerstand" zu sprechen.

In den meisten Fällen löst jede Vorstellung beim Klienten eine Unzahl mit ihr zusammenhängender Erinnerungen und Szenen aus, die einen Haufen zusätzlicher Probleme aufdecken, die Therapeuten beachten sollten (in Kapitel 12 ist beschrieben, wie solche assoziierten Vorstellungen therapeutisch nutzbar gemacht werden können). Es folgt ein recht dramatisches Beispiel:

Therapeut: Würden Sie jetzt bitte in Ihrer Vorstellung einen Rundgang von Zimmer zu Zimmer in dem Haus machen, in dem Sie als Kind gelebt haben.

Klient: (beginnt zu schluchzen) Entschuldigen Sie.

Therapeut: Kein Grund zur Entschuldigung. Können Sie mir erzählen, was in Ihnen vorgeht?

Klient: (schluchzt weiter) Das hat gerade schreckliche Erinnerungen aufgeweckt ... Nachdem meine Mutter gestorben war, hat Papa das Haus verkauft ... Sie haben all unsere Möbel ausgeräumt, Zimmer für Zimmer (bricht zusammen und weint noch mehr). Dann kam der Möbelwagen der anderen an, die das Haus gekauft hatten. Als sie unsere Möbel aus dem Haus herausgetragen haben, brachten die anderen Männer das Zeug der anderen Leute hinein.

Therapeut: Offenbar verbindet sich für Sie eine Menge trauriger Gefühle mit dieser Vorstellung, aber können Sie mir diese Szene nicht noch lebendiger schildern und mir sagen, welche Gefühle Sie außerdem haben?

Klient: (hält die Augen für etwa 20 Sekunden geschlossen) Nun, meine Gedanken kommen immer wieder darauf zurück, was nachher geschehen ist. Ich wohnte bei meiner Tante. Junge, ich sehe diese Szene genau vor mir! Ich glaube, die meisten meiner Probleme haben um diese Zeit angefangen ...

Bei der Verhaltenserfassung ist die Vorstellungs-Modalität ganz besonders bei solchen Personen von Wert, die die kognitive Modalität zu übermäßigen Intellektualisierungen benutzen. Vollendete Rationalisierungen brechen schnell in sich zusammen, wenn man die Klienten darum bittet, bei einer ganz bestimmten Vorstellung zu verbleiben und die mit ihr verbundenen Gefühle mitzuteilen. Einen sehr ausführlichen Überblick über den therapeutischen und diagnostischen Gebrauch von Vorstellungen in einer Verhaltensmodifikation geben Ahsen und Lazarus (1972). Die grundlegenden Vorstellungen, die wir weiter oben skizzierten, wurden von Ahsen (1968; 1972) übernommen.

DIE KOGNITIVE MODALITÄT

Weil es nun einmal die Komplexität der Großhirnrinde ist, die den Menschen vom übrigen Tierreich abhebt, konzentriert sich der Hauptteil therapeutischer Bemühungen häufig auf die Korrektur von fehlerhaften Auffassungen. Lazarus und Fay (1975) machten eine Aufstellung darüber, was sie als die zwanzig am meisten verbreiteten Fehlauffassungen ansehen, die zu "emotionalen Störungen" führen. Mehrere dieser weit verbreiteten Auffassungen überlappen sich auch mit Aufstellung der zwölf wichtigsten unlogischen Denkweisen, wie sie zuerst von Ellis (1958) skizziert worden sind. Wenn wir die kognitive Modalität erfassen, sind wir daran interessiert festzustellen, welchen dieser "weit verbreiteten Irrtümer" der Klient normalerweise begeht und zu welchen "unlogischen Philosophien" er sich bekennt.

Fast jede persönliche Befragung bringt zwangsläufig eine große Menge falscher Kognitionen an den Tag. Wenn ich an drei Klienten zurückdenke, mit denen ich es in der letzten Zeit zu tun hatte, kann ich einige typische Beispiele anführen. Eine 40jährige Frau sagte mir: "Ich glaube, ich bin zu alt, um mich zu ändern". Dieselbe Klientin bemerkte: "Ich glaube, daß eine Frau ihren weiblichen Charme verliert und wie ein Mann wird, wenn sie selbstsicher auftritt". Ein 32jähriger Buchhalter verkündete: "Jede Form von oralem Sex ist pervers". Ein 22jähriger Student sagte: "Ich glaube, daß Schweigen Gold ist ... Ich lasse sehr wenige Leute wissen, was ich wirklich denke". Da Personen unter allen möglichen Fehlauffassungen bezüglich Liebe und Sex, Erfolg und Mißerfolg, wertvolle und wertlose Charakterzüge, Bedeutung und Qualität des Lebens oder des Schicksals des Menschengeschlechts leiden können, kann die Exploration der kognitiven Sphäre nahezu *ad infinitum* fortgesetzt werden. Nach unseren Erfahrungen bringt es den meisten Nutzen, drei fundamentale fehlerhafte Auffassungen zu überprüfen, die als Grundlage zum Einstieg in die kognitive Modalität dienen können.

Die erste Möglichkeit zu Beginn betrifft das, was Karen Horney (1950) die "Tyrannei des Sollens" bezeichnet hat. Sie wies darauf hin, daß der "neurotische" Mensch oft zu sich selbst sagt: "Denk' nicht daran, daß du eigentlich eine schändliche Kreatur b i s t ; wichtig ist, wie du sein s o l l s t , und nur dieses idealisierte Selbst zählt. Du solltest in der Lage sein, alles zu ertragen, alles zu verstehen, jeden zu mögen, immer produktiv zu sein usw." (S. 64 - 65). Diese kategorischen Imperative - diese "Sollen" und "Müssen", die man sich selbst und anderen auferlegt - verdienen nähere Betrachtung. Wenn der Therapeut nach diesem "Sollen" forscht, fragt er normalerweise den Klienten nicht: "Was ist Ihr 'Sollen'?", sondern er erschließt sie recht schnell aus bestimmten Handlungen. So wird sich etwa die hart arbeitende, betriebsame, übermäßig ehrgeizige und leistungsorientierte Person wahrscheinlich zahlreichen "Sollen" verpflichtet fühlen, die die Arbeitsmoral, Produktivität und persönliche Erfüllung betreffen. Der Kliniker kann dem Klienten dazu verhelfen, dieses "Sollen" deutlich zu artikulieren: "Alles, was ich anfasse, soll mir auch gelingen". "Ich soll dauernd danach streben, besser als die anderen zu sein". Ein Gespräch über diese bestimmten "Sollen" führt gewöhnlich zu allgemeineren Fragen hinsichtlich spezifischer Erwartungen, die der Klient oder die Klientin wahrscheinlich für sich selbst oder für "wichtige Andere" hegt.

Das therapeutische Ziel besteht darin, Klienten dazu zu erziehen, ihr "Sollen" auszublenden, indem sie dieses durch persönliche Präferenzen ersetzen. Erfolgreich behandelte Klienten werden anderen nicht mehr sagen, was sie tun und lassen sollen; sie werden sich auch nicht mehr von anderen sagen lassen, was sie selbst tun und nicht tun sollen; und sie werden es sich selbst nicht auferlegen. Vom diagnostischen Standpunkt der Verhaltenserfassung aus gesehen, kann ein Therapeut solange nicht behaupten, allmählich jemanden zu verstehen, ehe er nicht einigermaßen mit dem "Sollen" und "Nicht-Sollen" dieser Person vertraut ist.

Der nächste Zugang zur kognitiven Modalität führt über perfektionistische Normen und die Weigerung zur Einsicht von der Fehlbarkeit des Menschen. Es besteht eine weit verbreitete Tendenz, den Sachverhalt zu vergessen oder zu leugnen, daß man sich angesichts der Tatsache, daß es Unfehlbarkeit nicht gibt, selbst zerstört, wenn man nach perfektionistischen Idealen strebt.

Die deutlichsten Anhaltspunkte in dieser Beziehung finden sich in Form von Äußerungen über Selbsthaß und Selbstverleugnung. Eine erfolgreiche Therapie ermöglicht es diesen Personen zu akzeptieren, daß sie prinzipiell ihre Fehler haben. Sie streben danach, weniger Fehler zu machen, aber niemals danach, unfehlbar zu sein. Eine gründliche Erfassung der kognitiven Modalität erfordert ein klares Verständnis der Verhaltensweisen des Klienten, die auf Selbsterniedrigung abzielen.

Unser dritter entscheidender Einstieg in die kognitive Modalität betrifft den weitverbreiteten Mythos, daß wir alle Opfer der Umstände sind und daß unser Elend hauptsächlich von den äußeren Ereignissen herrührt, die auf unser Leben einwirken. Während der Interviews zur Verhaltenserfassung achtet der Kliniker multimodaler Orientierung besonders auf die Selbstattributierungen seiner Patienten. "Daß ich so unglücklich bin, liegt daran, wie meine Frau mich behandelt". - "Es deprimiert mich sehr, wenn mein Sohn mir nicht gehorcht". Bei der ersten günstigen Gelegenheit weist man den Klienten auf diese fehlerhaften Ansichten hin. "Ihre Frau behandelt Sie wahrscheinlich auf diese Art und Weise, weil Sie es so zulassen und weil Sie es ihr nicht ermöglichten, sich anders Ihnen gegenüber zu verhalten." "Sie machen sich selbst verrückt, wenn Ihr Sohn Ihnen nicht gehorcht, und Sie führen Ihre Depressionen wahrscheinlich selbst herbei, weil Sie irrtümlicherweise annehmen, daß ein guter Sohn ein gehorsamer Sohn sei, und wenn Ihr Sohn Ihnen nicht gehorcht, bedeutet das für Sie, daß Sie als Vater (oder Mutter) versagt haben." Solche provozierenden Bemerkungen leiten gewöhnlich zu anderen Gesprächsthemen über, und viele Einstellungen, Werte und Meinungen erschließen sich so der Exploration. Wann immer es möglich ist, werden diese therapeutischen Einsichten in neue Verhaltensweisen umgesetzt, die die Klienten praktizieren können. "Wenn Ihr Sohn Ihnen das nächste Mal nicht gehorcht, was werden Sie dann tun, anstatt sich traurig in den Schmollwinkel zurückzuziehen?"

In diesem Abschnitt beabsichtigen wir lediglich, den Wert dreier spezifischer Zugänge zur kognitiven Modalität hervorzuheben - "Sollen", Perfektionismus und äußere Umstände. Natürlich benötigt man viel Zeit, wenn man sich mit psychologisierenden Klienten mit der kognitiven Modalität auseinandersetzt. Über die Dauer der ganzen Therapie werden ausführlich zahlreiche Pläne, Entscheidungen, Standpunkte, Strategien, Einsichten, Meinungen, Aussichten, Schemata, Erwartungen und Absichten besprochen.

Jeder Leser, der daran interessiert ist, sich ein breiteres und tieferes Verständnis der diagnostischen und therapeutischen Implikationen der kognitiven Modalität (und ihrer Beziehung zu den anderen Modalitäten) zu erwerben, sei von mir besonders auf Ellis (1962; 1971; 1973) verwiesen. Experimentell orientierte Kliniker können bei Meichenbaum (1973) nachlesen. Und was eine gelehrte und zum Nachdenken anregende Darstellung des Themas Kognition und Verhaltensmodifikation anbelangt, so ist das Buch von Mahoney (1974) unübertroffen.

DIE INTERPERSONALE MODALITÄT

Es ist einfach, jede Modalität einzeln herauszunehmen und Argumente dafür anzuführen, daß sie jeweils die entscheidende Modalität bezüglich Verhaltenserfassung und Therapie ist. Viele unterschiedliche Theoretiker, insbesondere Sullivan, Horney, Fromm und andere "dynamisch Ausgebildete" betrachten die interpersonale Modalität als den "grundlegendsten und entscheidenden Bereich menschlicher Funktionen". Aus multimodaler Sicht hat es jedoch für die Therapie schädliche Folgen, irgendeine bestimmte Modalität im Rang zu erhöhen - a l l e Modalitäten sind wichtig. Selbstverständlich ist die interpersonale Kommunikation eine dominierende Funktion des Menschen, und viele unserer Probleme entstammen unserer Unsicherheit, wie wir uns anderen gegenüber verhalten sollen, und in welcher Art und Weise andere auf uns reagieren. Bei der Verhaltenserfassung und -therapie spielt die Dyade Klient-Therapeut oft eine entscheidende Rolle. Diese zwischenmenschlichen Kommunikationen bestehen nicht nur aus nach außen hin sichtbaren Handlungen und Feststellungen, sondern auch aus einer Anzahl unausgesprochener, nicht verbaler, nach außen hin nicht sichtbarer und konnotativer Elemente . Bei Interaktionen von Person zu Person sind sowohl Worte als auch Schweigen Träger mehrfacher Botschaften. Es ist gar nicht schwer, die zahlreichen Botschaften einer Beziehung, die von Augenblick zu Augenblick sichtbar und nicht sichtbar übermittelt werden, bis ins Extrem einer Analyse zu unterziehen. Mehrere Kommunikationstheoretiker haben komplexe Verkettungen von inter- und intrapersonaler Kommunikation und Metakommunikation, einschließlich "paralinguistischer Signale", aufgezeigt, aber ihr heuristischer Wert für eine Verbesserung des therapeutischen Erfolgs muß noch nachgewiesen werden.

Bei der Erfassung jeder einzelnen Dimension können wichtige Aspekte jeder anderen Modalität miteingeführt werden. Während sich der Kliniker multimodaler Orientierung beispielsweise mit dem interpersonalen Bereich beschäftigt, stellt er auch Fragen über spezifische Vorstellungen, Gefühle, Gedanken und alles, was eine Rolle in bezug auf "wichtige Andere" spielen kann. Und schließlich ist die Art und Weise, wie jemand im zwischenmenschlichen Bereich agiert, reagiert oder sich v e r h ä l t , häufig von entscheidender Bedeutung.

Die Erfassung der interpersonalen Modalität beginnt auf zwei Diskursebenen:

1. Der erste Schritt besteht darin, daß der Therapeut z u h ö r t , wie der Klient oder die Klientin beschreibt, wie er oder sie auf andere reagiert und umgekehrt. "Ich habe ihm wirklich einen Teil meines Verstandes gegeben." - "Ich drehte mich zu ihr um und machte ihr klar, wie durch und durch blöde und dumm sie ist." - "Da bin ich einfach weggegangen und habe nichts gesagt." - Ich habe ihm aufs Maul geschlagen." - "Da habe ich ihm ins Gesicht gelacht." - "Sie ignorierte mich." - "Er hat mir das vor all den anderen Leuten gesagt." - "Ich habe ihm gesagt, daß meine Brüste empfindlich sind, aber er tut mir immer weh."

2. Der zweite Schritt besteht darin, den Klienten zu beobachten, wie er sich tatsächlich anderen gegenüber verhält. In einer Gruppe kann man sehen, wie Klienten auf andere Gruppenmitglieder und den Therapeuten reagieren. In der individuellen Therapie enthält die Beziehung Klient-Therapeut oft wichtige Hinweise auf die allgemeinen Reaktionsmuster des Klienten. Man macht allerdings einen schwerwiegenden Fehler, wenn man darauf insistiert, daß die Dyade Therapeut-Klient für den Klienten notwendigerweise den Angelpunkt in seinen Beziehungen darstellt, oder daß die Gefühle des Klienten gegenüber dem Therapeuten identisch sind mit solchen, die beim Klienten in anderen wichtigen Beziehungen hervorgerufen werden. Das kann sein und kann auch nicht sein, und es ist für den Therapeuten unerläßlich festzustellen, welche Aspekte einzigartig oder spezifisch für die sich entwickelnde Dyade sind, und welche Aspekte enthüllen, wie sich der Klient allgemein im Umgang mit anderen verhält.

Es ist naiv, anzunehmen, daß die Selbstbeschreibung des Klienten notwendigerweise zutreffend ist, aber es führt in die Irre, wenn man annimmt, daß sie notwendigerweise nicht zutrifft. Es ist daher wichtig, verschiedene Validitätsüberprüfungen vorzunehmen. Der Therapeut achtet einmal auf mögliche Widersprüche und Ungereimtheiten; darüber hinaus aber wird er es gewöhnlich hilfreich finden (im Einvernehmen mit dem Klienten), Familienmitglieder, Freunde und sogar Arbeitgeber zu interviewen. Wenn ein Klient sich gegen die Erkenntnis wehrt, daß "ein anderer Blickwinkel nützlich dafür sein kann, Sie wirklich zu verstehen", so ist dies an sich schon ein wesentliches interpersonales Verhalten, bei dem es sich lohnt, weiter nachzuforschen.

Es ist wohlbekannt, daß Klienten mit oder ohne Absicht bestimmten Kernfragen aus dem Weg gehen, andere verschleiern und versuchen, verschiedene laufende Prozesse zu sabotieren. Nur allzu häufig ergeben sich Machtkämpfe und verschiedene Rollenkonflikte. Versuche, diese Sachverhalte logisch oder allgemein verständlich anzugehen, führen oft zu heftigen abwehrenden Gegenreaktionen und es ist für Therapeuten ratsam, mit mehreren paradoxen Verfahrensweisen ausgerüstet zu sein, um "Widerstände" dieser Art zu brechen. Um ein einfaches Beispiel zu zitieren: Eine junge Frau beantwortete die meisten Fragen in einem Interview zur Verhaltenserfassung mit: "Ich weiß es nicht". Ich begann, meine Fragen an sie in eine etwas andere Form zu kleiden. Anstatt daß ich eine direkte Frage stellte, wie etwa: "Wie haben Sie reagiert, als Charlie Sie erniedrigt hat?" oder "Was sagten Sie, als Ihre Mutter Ihre Briefe öffnete?", benützte ich folgende Formulierungen: "Ich nehme an, Sie wissen nicht mehr, wie Sie reagierten, als Charlie Sie erniedrigt hat" und "Ich schätze, Sie erinnern sich nicht mehr daran, was Sie sagten, als Ihre Mutter Ihre Post öffnete." Auf diese Art von Fragen erhielt ich vollständige Antworten. Zwei interessante Bücher, die sich mit paradoxen und strategischen Techniken beschäftigen, stammen von Haley (1973) und Watzlawick, Weakland und Fisch (1974). (Siehe auch Kapitel 15 von Allen Fey in diesem Buch hinsichtlich einer ausführlicheren Diskussion von paradoxen Verfahrensweisen).

Ein wichtiges psychologisches Axiom ist, daß das Verhalten häufig eine Funktion seiner Konsequenzen ist. Mit anderen Worten, unsere Handlungen werden normalerweise von den Belohnungen und Bestrafungen, die unmittelbar folgen, gestärkt oder geschwächt. Es lohnt sich, daran zu erinnern, daß Faktoren, die ein Verhalten aufrechterhalten, sehr häufig in der interpersonalen Modalität zu finden sind. Und in der Therapie können bestimmte hartnäckige Probleme nur bewältigt werden, wenn man die (oft feinen) Kommunikationsmuster ändert, die als Verstärker wirken. Viele dieser allgemeinen Anspielungen werden in den späteren Abschnitten deutlicher, in denen Maßnahmen zur Intervention abgehandelt werden.

DIE DROGEN- UND MEDIKAMENTEN-MODALITÄT

Wir wollen daran erinnern, daß wir den Begriff "Drogen und Medikamente" in einer viel weiteren Bedeutung benützen als nur für die Bezeichnung der chemischen Substanzen, die eine Person einnimmt. Ein erster Zugang zur Erfassung dieser Modalität führt über die allgemeine physische Erscheinung einer Person, wie sie sich anzieht, über Anzeichen von Intoxikation, sichtbare Hautstörungen, Störungen des Sprachverhaltens, Tics oder psychomotorische Störungen. Man fragt den Klienten nach physiologischen Beschwerden - nach Rückenschmerzen, Krämpfen, Kopfschmerzen, Asthma, Tachykardie, Schwindelanfällen, Kurzatmigkeit usw. Oft ist es wesentlich, Rücksprache mit einem Arzt zu halten. Eine Chemotherapie wird gewöhnlich erforderlich, wenn Klienten offenbar an physiologisch verursachten Depressionen leiden, oder wenn ohne ersichtlichen Grund starke Stimmungsschwankungen von oben nach unten auftreten, oder wenn sehr irrationale Gedanken und Gefühle sich jeder Kontrolle zu entziehen scheinen. Der Therapeut multimodaler Orientierung betrachtet die Behandlung mit Medikamenten als weder notwendig noch hinreichend; aber wenn floride Symptome medizinisch gut unter Kontrolle gehalten sind, müssen alle anderen Modalitäten sorgfältig erforscht werden und alle Probleme, die dabei auftreten, bedürfen einer speziellen Behandlung.

Mit der "D"-Modalität überprüft man auch physische Trainiertheit, Fitness und Ernährungsweise und allgemeines Wohlbefinden. Man fragt den Klienten, wofür er sich außerberuflich interessiert, womit er sich in seiner Freizeit beschäftigt, was er zu seiner Erholung tut, welche Sportarten, Hobbies usw. er betreibt. Leichte Veränderungen bei jemanden, der eine sitzende Tätigkeit ausübt, wie etwa regelmäßige Abendspaziergänge sowie ein geringerer Kalorienverzehr, können beinahe sofort positive psychische Wirkungen hervorrufen.

Die folgende Aufstellung faßt die Hauptgesichtspunkte der multimodalen Verhaltenserfassung zusammen und kann als eine handliche Gedächtnisstütze benutzt werden.

B Verhalten	A Gefühle	S Wahrnehmung	I Vorstellung	C Kognition	I Interpersonalität	D Medikamente/Drogen
Zunahme/ Abnahme	emotionale Einschätzung des Verhaltens	optischer Sinn	zu Hause als Kind	Zugänge: 1) "Sollen"	a) Selbstbeschreibung	allgemeine Erscheinung
Was? Wann? Wie? Wo? Wer?	angenehm/ unangenehm	Berührungssinn	Rundgang durch die Zimmer	2) Perfektionismus	b) Beobachtung	physiologische Beschwerden
	Art der Gefühle Angst Freude Ärger Depressionen	Geschmackssinn (Geruchssinn?) Gehörsinn	bestimmter sicherer Ort	3) Umwelt-Attributionen	paradoxe Techniken	allgemeines Wohlbefinden
Frequenz Intensität Dauer Gegensätze	vorhanden/ nicht vorhanden	angenehm/ unangenehm			Gefühle ausdrücken/ Gefühle erfahren (von anderen)	
	versteckte Gefühle	bewußt nicht bewußt überbewußt				
	verzerrte Gefühle					

(Die Fragen in dieser Modalität sind die grundlegenden Fragen für alle anderen Modalitäten) ⟶ ⟶ ⟶ ⟶ ⟶ wenn möglich, quantitativ ausdrücken

MULTIMODALE ANALYSE UND BEHANDLUNG VON ZWÄNGEN: EINIGE KURZE HINWEISE

Während der vergangenen vier Jahre behandelte ich zwölf Personen mit Zwängen unf führte anschließend eine Analyse ihrer individuellen BASIC ID-Querschnitte durch. Sie waren sich erstaunlich ähnlich. Trotz großer Unterschiede hinsichtlich Umweltfaktoren und des Inhalts der Probleme ließ sich klar ein allgemeines Muster übereinstimmender Tendenzen in jeder Modalität erkennen.

VERHALTEN

Die hervorstechendsten Schwierigkeiten in dieser Modalität konzentrierten sich auf mehrere hartnäckige Zwangshandlungen. Diese waren je nach Fall unterschiedlich. Ein Mann faltete jedes Paar Socken in seinem Schrank 96mal, ehe er zu Bett ging. Eine Frau hatte vor dem Zubettgehen ein ähnliches Ritual, das noch komplizierter war und noch mehr von ihr forderte. Eine andere Frau war durch ein ganzes Netz von Ritualen nahezu lebensunfähig geworden: Diese Rituale konzentrierten sich auf Tätigkeiten im Badezimmer, auf das Essen, Spazierengehen und Sprechen und nahmen in ihrem täglichen Leben fast alle Wachaktivitäten in Anspruch.

GEFÜHLE

Eine offensichtliche Gefühlskomponente zentrierte sich um Angst, aber in jedem einzelnen Fall wurde bald deutlich, daß Ärger ein genauso bedeutender Faktor hinsichtlich zahlreicher Zwangsrituale war.

EMPFINDUNGEN

Bei jedem Fall zeigte sich eine übermäßige Beschäftigung mit körperlichen Vorgängen. Es bestand eine klare Tendenz, minutiöse Veränderungen im Sinnesbereich aufmerksam zu verfolgen. Ein leichtes Muskelzucken fand bereits Beachtung; deutlich war auch eine erhöhte Aufmerksamkeit bezüglich Pulsfrequenz, Atmung und anderer autonomer Funktionen. Dies erbrachte bei den zwölf Individuen eine Prädisposition zur Hypochondrie.

VORSTELLUNGEN

Die Komponente des Ärgers kam in dieser Modalitätam deutlichsten zum Vorschein. Viele der Vorstellungen der Klienten betrafen die Themen Angriff, Tod und Verstümmelung. Nicht selten fanden sich paranoid gefärbte Vorstellungen ("Ich sehe vor mir das Bild, wie mein Chef mich gerade bei der Ausführung meiner Zwangshandlungen ertappt und mich rauswirft, und dann sehe ich, wie sich alle gegen mich wenden").

KOGNITIONEN

Das vorherrschende kognitive Thema betraf perfektionistische Forderungen an sich und andere. Mit diesen nicht realisierbaren Normen war ein hohes Ausmaß an Selbstverleugnung verbunden.

ZWISCHENMENSCHLICHE BEZIEHUNGEN

Die zwischenmenschlichen Beziehungen wurden charakterisiert durch streitsüchtige, wettbewerbsorientierte und manipulatorische Verhaltensweisen, die alle in einem passiv-aggressiven Kontext standen. Viele dieser Klienten umgaben sich nach außen hin mit einer vernünftigen und rationalen Fassade, hinter der sie ihre grundlegende Rigidität und ihre Weigerung zu Kompromissen versteckten.

DROGEN UND MEDIKAMENTE

In vielen Fällen erwiesen sich antidepressive und angstlösende Medikamente als besonders hilfreich, um die Klienten empfänglicher für Veränderungen in den anderen Modalitäten zu machen.

IMPLIKATIONEN FÜR DIE BEHANDLUNG

Obwohl es unklug wäre, auf der Basis von nur zwölf Fällen zu generalisieren, dürfte sich trotz allem ganz offensichtlich ein "Persönlichkeitsprofil" ergeben haben, aus dem spezifische therapeutische Indikationen erkannt werden können. Um eine Person mit Zwangshandlungen therapeutisch zu beeinflussen, würde ein Multimodal-Therapeut folgendermaßen vorgehen:

1. man entwickelt Strategien, die zwanghaften Verhaltensweisen *an sich* zu unterbinden oder abzuschwächen, während man sich

2. darum bemüht, die Angst des Klienten zu beseitigen und den Ärger so zu modifizieren, daß sich daraus ein angepaßtes und selbstbewußtes Auftreten ergibt;

3. man zerlegt die Neigung des Klienten, sich mit minutiösen körperlichen Vorgängen zu beschäftigen;

4. man führt Vorstellungen ein, die die Kompetenz und das subjektive Gefühl der Sicherheit des Klienten betreffen;

5. man ficht die perfektionistischen Ideale an und fordert die Neigung zur Selbstabwertung heraus;

6. man übt kooperative interpersonale Verhaltensformen und die Vorzüge von Flexibilität und Glaubwürdigkeit ein;

7. man zieht eine bestimmte Medikation in Betracht, wenn Angst bzw. Depressionen die therapeutischen Bemühungen zu untergraben drohen.

Während dieser Artikel geschrieben wird, werden mehrere Untersuchungen zur multimodalen Verhaltenserfassung und -therapie durchgeführt. Ein Kollege, der in einem großen Krankenhaus arbeitet, füttert einen Computer mit BASIC ID-Informationen über jeden Patienten. Inzwischen haben sich interessante Trends ergeben. Mindestens acht multimodale Arbeiten stehen kurz vor der Veröffentlichung. In einer Pilot-Studie, die an der Universität von Princeton durchgeführt wurde, fand ein Student der Psychologie heraus, daß multimodale Verfahren bei der Beseitigung von

Prüfungsangst eng umschriebenen Verfahren, z. B. solchen der Desensibilisierung, signifikant überlegen sind. Es gibt mehrere Anzeichen dafür, daß der Wert einer multimodalen Orientierung in den nächsten Jahren experimentell und klinisch verifiziert werden kann.

Literatur:

Ahsen, A. Basic concepts in eidetic psychotherapy. New York: Eidetic Publishing House, 1968.

Ahsen, A. Eidetic parents test and analysis. New York: Brandon House, Inc., 1972.

Ahsen, A., & Lazarus, A. A. Eidetics: An internal behavior approach. In A. A. Lazarus (Ed.) Clinical behavior therapy. New York: Brunner/Mazel, 1972.

Ellis, A. Rational psychotherapy. Journal of General Psychology, 1958, 59, 35 - 49.

Ellis, A. Reason and emotion in psychotherapy. New York: Lyle Stuart, 1962.

Ellis, A. Growth through reason. Palo Alto, California: Science and Behavior Books, 1971.

Ellis, A. Humanistic psychotherapy: The rational-emotive approach. New York: Julian Press, 1973.

Haley, J. Uncommon therapy: The psychiatric techniques of Milton H. Erickson, M. D. New York: W. W. Norton, 1973.

Horney, K. Neurosis and human growth: The struggle toward self-realization. New York: W. W. Norton, 1950.

Kanfer, F. H., & Saslow, G. Behavioral diagnosis. In C. M. Franks (Ed.) Behavior therapy: Appraisal and status, pp. 417 - 444. New York: McGraw-Hill, 1969.

Lazarus, A. A. Behavior rehearsal vs. non-direktive therapy vs. advice in effecting behavior change. Behavior Research and Therapy, 1966, 4, 209 - 212.

Lazarus, A. A. Behavior therapy and beyond. New York: McGraw-Hill, 1971.

Lazarus, A. A. & Fay, A. I can if I want to. New York: Morrow, 1975.

Mahoney, M. J. Cognition and behavior modification. Cambridge, Mass.: Ballinger, 1974.

Meichenbaum, D. H. Cognitive factors in behavior modification: Modifying what clients say to themselves. In C. M. Franks and G. T. Wilson (Eds.) Annual review of behavior therapy: Theory and practice, pp. 415 - 431. New York: Brunner-Mazel, 1973.

O'Leary, K. D., & Wilson, G. T. Behavior therapy: Application and outcome. New York: Prentice-Hall, 1975.
Tharp, R. G., & Wetzel, R. J. Behavior modification in the natural environment. New York: Academik Press 1969.
Watzlawick, P., Weakland, J., & Fisch, R. Change: Principles of problem formation and problem resolution. New York: W. W. Norton, 1974.

Kapitel 5:

EMOTIONEN AUS MULTIMODALER PERSPEKTIVE

Robert L. Woolfolk

Es kommt selten vor, daß ein Psychotherapeut Personen befragt, die die Vorgänge in ihrem Unbewußten rekonstruiert haben wollen, die danach streben, sich selbst zu verwirklichen, die lernen möchten, ihre irrationalen Selbstgespräche durch rationale Feststellungen zu ersetzen, oder die sich einer Gegenkonditionierung unterziehen wollen. Eine Ausnahme stellen die Personen dar, die bereits in einem beträchtlichen Umfang mit den Konzepten der Psychotherapie vertraut sind. Normalerweise suchen Klienten einen Therapeuten auf, weil es ihnen "schlecht geht": Sie fühlen sich ängstlich, deprimiert, demoralisiert, angespannt, unsicher, sonderbar, unzufrieden, verwirrt. Die Definition der Neurose von Hebb (1949) hebt die wesentliche Rolle hervor, die Emotionen dabei spielen: "Eine Neurose ist in der Praxis ein unerwünschter emotionaler Zustand, der sich durch Generalisierung und Hartnäckigkeit auszeichnet." Abgesehen davon, daß hiermit eine Reifikation des Konzepts "Neurose" vollzogen wird, beschreibt diese Definition die Klagen der meisten Klienten, die einen Therapeuten hauptsächlich deswegen aufsuchen, um ihre unangenehmen Gefühle loszuwerden oder sie zu ändern.

Das, was in der Therapie geschieht, nachdem der Klient diese unangenehmen Gefühle beschrieben hat, hängt zum Großteil davon ab, welche theoretischen Vorstellungen von Emotionen der Therapeut vertritt, was wiederum eine Funktion seiner therapeutischen Orientierung ist. Das hat für den Klienten bedeutsame Folgen, denn das theoretische Bezugssystem, in das der Therapeut Äußerungen über Gefühle einordnet, schreibt eine ganz bestimmte Auswahl vergangener und gegenwärtiger Aktivitäten des Klienten vor, die hinsichtlich der Verhaltenserfassung und der nachfolgenden therapeutischen Intervention als relevant erachtet werden.

Die gegenwärtige Theorienbildung und neueste empirische Untersuchungen legen nahe, daß emotionale Phänomene ein Resultat aus komplexen Interaktionen zwischen mehreren Systemen des Organismus sind. An diesen Interaktionen sind alle folgenden Variablen beteiligt: Variablen aus den Bereichen des Verhaltens, der Kognitionen, des Erlebens, der Wahrnehmung, der Neurophysiologie und der Biochemie. Dennoch neigen die meisten Therapeuten dazu, Emotionen in einer etwas rudimentären Form zu konzipieren; sie beschränken sich bei ihren Erklärungen auf einen, vielleicht auch auf zwei der oben genannten Bereiche. Daraus ergibt sich folgerichtig, daß nur in diesen Bereichen therapeutisch interveniert wird. So wurde beispielsweise mit dem Angstkonzept von Wolpe genau festgelegt, daß in Gegenwart von angsterregenden Reizen parasympathische Dominanz in Form von tiefer muskulärer Entspannung, Eßverhalten oder sexueller Erregung hergestellt werden muß, um eine "reziproke Hemmung" der Angst zu bewirken. Weiter wurden das Selbstbehauptungstraining und andere Methoden, die den Verhaltensbereich betreffen, als Maßnahmen für eine Gegenkonditionierung benutzt (Wolpe, 1958), aber kognitive Faktoren wurden als sekundär, wenn nicht sogar als irrelevant für das Verständnis und die Behandlung von Angst angesehen.

Eine Überprüfung der verschiedenen therapeutischen Schulen macht deutlich, wie die Konzeption von Emotionen im Rahmen verschiedener therapeutischer Techniken und verschiedener theoretischer Bezugssysteme aussieht. Im großen und ganzen kann man sehen, daß die therapeutischen Verfahren, die innerhalb einer Schule praktiziert werden, sich folgerichtig von den theoretischen Vorstellungen der Emotionen herleiten. Die Begrenztheit der therapeutischen Techniken einer jeden Schule reflektiert gleichfalls eine entsprechend begrenzte Konzeption von emotionalen Phänomenen.

In der klientenzentrierten Therapie werden verbale Selbstbeschreibungen von affektiven Zuständen augenscheinlich als Reflexionen einheitlicher Erlebens- und Erfahrensprozesse akzeptiert. Innerhalb dieses Bezugssystems arbeiten Therapeuten darauf hin, daß Klienten zunehmend ihre Gefühle erkennen, differenzieren, akzeptieren und ausdrücken (Rogers, 1961). Emotionen werden so erfahren und erlebt wie etwa eine Symphonie oder eine Massage. Über vermeintliche Veränderungen bei Klienten, die von einer klientenzentrierten Therapie herrühren, schreibt Rogers:

"... diese Gefühle, denen bisher der Zugang zum Bewußtsein versagt worden war, sprudeln in das Bewußtsein, werden erfahren und erlebt und in zunehmendem Maße als die eigenen Gefühle akzeptiert. Am oberen Ende des Kontinuums wird es für das Individuum charakteristisch, einen ständig sich verändernden Fluß von Gefühlen zu erfahren und darin zu leben" (1961, S. 156).

Man ist von der metaphorischen Sprache dieser Passage beeindruckt. Gefühle können "verleugnet" werden, sie können "besessen" werden, sie können "sich ergießen" und "fließen". Es wird angenommen, daß sich Emotionen "im" Organismus befinden, etwa in der Art, wie Descartes annahm, daß die Seele als nicht ausgedehnte Substanz innerhalb der Grenzen der Haut existiert.

Obwohl die klientenzentrierte Therapie den affektiven Aspekt besonders hervorhebt, würde Rogers nicht bestreiten, daß Faktoren aus den Bereichen des Verhaltens und der Kognitionen (insbesondere eine negative Selbsteinschätzung) zu der Genese von unangenehmen Emotionen beitragen. Wenn aber Emotionen einmal "ausgebrütet" sind, dann neigt man nach dieser Auffassung dazu, sie als sich selbst erhaltende phänomenologische Entitäten oder Vorgänge mit gelegentlichen sinnlichen Begleiterscheinungen zu betrachten, anstatt sie als komplexe Interaktionen zwischen den Bereichen des Verhaltens, der autonomen Reaktionen und der Kognitionen anzusehen. Emotionen werden aus molarer Perspektive gesehen und als ein einheitlicher affektiver Vorgang beschrieben. Daraus leitet sich das Hauptanliegen der Therapie her, den affektiven Erlebensbereich des Klienten in einer Umgebung von Einfühlungsvermögen, Echtheit und unbedingter positiv-emotionaler Wertschätzung zu "explorieren".

Die rational-emotionale Therapie (RET) von Ellis (1962) steht in vielerlei Hinsicht in einem extremen Gegensatz zu der klientenzentrierten Therapie, nicht zuletzt im Hinblick auf ihre Konzeption von emotionalen Phänomenen. Ellis verwendet oft den Ausspruch des Epictetus, daß Menschen nicht von Ereignissen berührt werden, sondern davon, wie sie diese Ereignisse sehen, um die eigene kognitive Theorie der Emotionen zusammenzufassen. Es wird hier behauptet, daß Denken und Fühlen in unauflösbarer Weise miteinander verkettet sind, daß das Denken eine "conditio sine qua non" für die Gefühle darstellt.

Ellis würde nicht leugnen, daß Affekte ein biochemisches und physiologisches Substrat besitzen, oder daß angeborene Verhaltensmuster für einen kleinen, klinisch irrelevanten Teil aller emotionalen Phänomene beim Menschen verantwortlich sein dürften (Ellis und Harper, 1961). Allerdings werden nahezu alle

Gefühlsregungen eigentlich als ein Resultat eines internen Monologs der Gedanken und Überzeugungen einer Person angesehen: "... viele unserer Gefühlsregungen nehmen die Form von Selbstgesprächen oder internalisierten Urteilen an ... dann werden die Redensarten und Urteile, die wir für alle praktischen Zwecke uns immer wieder selbst vorsagen, oft zu unseren Gedanken und Gefühlen, oder sie sind es bereits" (Ellis 1962, S. 50). Negative Emotionen wie Angst oder Depressionen sind nach dieser Auffassung mit irrationalen Denkweisen verbunden und gewöhnlich auf solche Denkformen zurückzuführen, insbesondere auf solche Feststellungen über sich selbst wie: "Diese Situation, in der ich mich befinde, ist furchtbar." Der Therapeut, der der Meinung ist, daß "menschliche Gefühle weitgehend Formen oder Ergebnisse von Denkprozessen" sind (Ellis 1962, S. 52), wird sich notwendigerweise auf die kognitive Modalität konzentrieren. Irrationale Überzeugungen, von denen der Therapeut annimmt, daß sie an der Wurzel von emotionalen Störungen liegen, werden mit Nachdruck von ihm herausgefordert und in Frage gestellt, wobei er das Ziel vor Augen hat, den Klienten dazu zu bringen, sich eine Reihe rationaler Überzeugungen zu eigen zu machen. Hinter allem steht immer die Annahme: Die Gefühle werden den Gedanken folgen, wohin letztere auch gehen.

Eine etwas rigorosere und empirische, jedoch sehr vereinfachende Konzeption von Gefühlen ist von der traditionellen S-R-Theorie entwickelt worden (Eysenck und Beech 1971; Wolpe, 1958). Bei diesem Ansatz wird die Auffassung vertreten, daß emotionale Reaktionen nach dem Muster des Pawlowschen Konditionierens erworben werden. Die meisten emotionalen Verhaltensweisen werden als konditionierte Reaktionen angesehen; die Konditionierung erfolgte auf Reize, die dadurch die Eigenschaft erworben haben, Emotionen auszulösen, daß sie wiederholt zusammen mit verschiedenen unkonditionierten Stimuli gekoppelt worden sind. Beispielsweise wird Furcht oder Angst als eine angeborene autonome Reaktion auf schädliche Reize betrachtet. Die Betroffenen lernen ihre neurotischen Ängste etwa, wie der kleine Albert (Watson und Rayner, 1920) gelernt hat, sich vor Pelzigem zu fürchten - durch Darbietung von aversiven Reizen in raum-zeitlicher Kontiguität mit ursprünglich neutralen Reizen.

Für Wolpe ist Furcht der Angelpunkt für "unangepaßtes Verhalten". Daher besteht die Aufgabe des Therapeuten wesentlich darin, zunächst die Reize aufzuspüren, auf die Angst (Erregung des sympathischen Nervensystems) konditioniert worden ist, und danach die Reiz-

Reaktions-Verbindungen mit Hilfe von "reziproker Hemmung" oder Gegenkonditionierung aufzubrechen. Wie schon weiter oben erwähnt wurde, kommen verschiedene Methoden des Verhaltensbereichs zur Anwendung, um eine physiologische Basis zu schaffen, die mit dem konditionierten Reiz - in vivo oder in der Vorstellung - assoziiert werden soll. Mit der Gegenkonditionierung wird auf physiologischer Grundlage vermutlich eine Reaktion bewirkt, die mit Angst unvereinbar ist, die nun ihrerseits auf die angsterregenden Reize konditioniert wird und die schließlich als konditionierte Reaktion an die Stelle der Angst tritt. Es wird angenommen, daß eine "reziproke Hemmung", die im Bereich des autonomen Nervensystems auftritt, für jede entstehende Abschwächung der Angst und Verminderung des Vermeidungsverhaltens verantwortlich ist.

Wenn meine Behauptung - zu der ich stehe - stimmt, daß Faktoren aus einem Bereich, egal welchem, nicht notwendig und nicht hinreichend sind, alle emotionalen Phänomene beim Menschen zu erklären, dann sind solche Behandlungsmethoden, die nicht alle Bereiche in die Therapie miteinbeziehen, wahrscheinlich nur von begrenzter Anwendbarkeit und Wirksamkeit. Nachdem Lazarus (1973) bei seinen Klienten Nachuntersuchungen durchgeführt hatte, stellte er die Hypothese auf, daß es notwendig sei, bei der Therapie mehrere Modalitäten zu berücksichtigen, um dauerhafte Ergebnisse erzielen zu können. Wenn nur multiple Faktorentheorien von emotionalen Phänomenen in der Lage sind, die Forschungsdaten über Situationen und Individuen zu erklären, dann scheint eine optimale Wirksamkeit bei der Behandlung von emotionalen Störungen nur gewährleistet zu sein, wenn alle relevanten Bereiche bei der Verhaltenserfassung und der therapeutischen Intervention Beachtung finden.

Wenn eine Emotionstheorie, die von einer therapeutischen Schule vertreten wird, dem Sortiment therapeutischer Techniken und der Reichweite therapeutischer Effektivität Einschränkungen auferlegt, dann sollten die Therapeuten versuchen sicherzustellen, daß die gegenwärtige Forschung und Theorie weder ihrer Auffassung emotionaler Phänomene widerspricht noch nachweisen kann, daß ihr eigener Standpunkt in einem ungebührlichen Ausmaß vereinfacht. Dies können sie nur, wenn sie die wissenschaftliche Forschung zum Thema Emotionen überprüfen.

Die James-Lange-Theorie (James 1890) setzte Emotionen mit der Aktivität des autonomen Nervensystems gleich. In Umkehrung der konventionellen Annahme, daß physiologische Veränderungen als eine Folge psychischer Gefühlszustände aufzufassen sind, schrieb James, daß die "Körperveränderungen direkt aus der Wahrnehmung des erregenden Sachverhalts folgen, und daß unser Fühlen eben dieser Veränderungen während ihres Auftretens die Emotion selbst ist" (1890). Er glaubte, daß die Wahrnehmung von Reizen direkt bestimmte Muster von Aktivitäten im autonomen und im Verhaltensbereich hervorrufen kann, die ihrerseits dem Zentralnervensystem rückgemeldet werden. Das kortikale Feedback dieser somatischen Reaktionsmuster wurde als das erlebnismäßige Korrelat von Emotionen aufgefaßt.

Eine notwendige Annahme der James-Lange-Theorie oder einer jeden 'peripheralistischen' Theorie, die Emotionen mit körperlichen Veränderungen und viszeralen Erregungen gleichsetzt, besteht darin, daß die peripheren Reaktionssysteme s e l b s t in der Lage seien, alle hochdifferenzierten Erscheinungsformen menschlichen Gefühlslebens hervorzurufen. Wenn die 'peripheralistische' Annahme stimmt, dann müßten alle Varianten von Gefühlen beim Menschen von unterscheidbaren Varianten körperlicher Aktivität begleitet werden.

Die 'peripheralistische' Behauptung, daß die autonomen Ereignisse die Emotionen s i n d , hat einen weitreichenden Einfluß, insbesondere auf verhaltensorientierte Psychologen, ausgeübt. Die Vermeidungstheorie von Mowrer (1950) gründete auf der Annahme, daß Angstreaktionen und autonome Aktivität gleichwertig sind. Wie wir gesehen haben, betrachtete auch Wolpe die Angst als ein ausschließlich autonomes Reaktionsmuster.

Cannon (1927) kam auf Grund seiner Untersuchungen zu der Schlußfolgerung, daß die autonome Aktivität allein nicht als eine hinreichende Ursache für die subjektiv erlebten affektiven Erregungszustände angesehen werden kann. Um seine Argumentation zu stützen, führte er folgende Befunde an:

1. Die autonom gesteuerten Organe sind relativ unempfindliche Strukturen.

2. Operative Entfernungen des Sympathikus, die an Tieren durchgeführt wurden, veränderten nicht das emotionale Verhalten.

3. Veränderungen im autonomen Nervensystem laufen in vielen Fällen nicht schnell genug ab, um als die einzige Ursache der erlebten Affekts aufgefaßt werden zu können.

4. Veränderungen in den autonom gesteuerten Organen, die man während affektiver Zustände feststellte, sind auch in Abwesenheit erlebter Affekte anzutreffen.

In der Sprache der "zentralistischen" Emotionstheorie von Cannon sind autonome Reaktionsmuster, die mit solchen Erregungen wie Angst und Wut einhergehen, faktisch nicht unterscheidbar. Das, was als Reaktion auf alle Stress-Situationen auftritt, ist die Erregung des sympathischen Nervensystems - die "Kampf-oder-Flucht"-Reaktion. Entsprechend gleichen sich auf autonomer Ebene auch die ruhigeren Reaktionen: sie sind durch die Hemmung des sympathischen Nervensystems und die Enthemmung des parasympathischen Nervensystems gekennzeichnet. Sowohl die Innervation des autonomen Nervensystems als auch das (auf kortikaler Ebene entstehende) Erleben von Emotionen werden von subkortikalen Zentren kontrolliert, die direkt auf sensorischen und kortikalen Input reagieren. Im Fall einer Reizung "entladen sich diese Neuronen (des Thalamus) in einer bestimmten Kombination, sie innervieren nicht nur Muskeln und Eingeweide, sondern sie führen auch zur Erregung afferenter Leitungen zum Kortex auf dem Weg direkter Verbindung ... Erst wenn die thalamischen Prozesse angeregt werden, kommt zu der einfachen Empfindung die besondere Qualität der Emotion hinzu" (1927, S. 120).

Die Arbeit von Cannon war wichtig für die Verhaltenstheorie, weil er nicht nur nahelegte, daß spezifische autonome Reaktionsmuster nicht die einzige Ursache für Gefühle sein können, sondern weil er darüber hinaus postulierte, daß sich die periphere physiologische Grundlage von Emotionen mit den undifferenzierten Aktivitäten des sympathischen und parasympathischen Nervensystems gleichsetzen läßt. Nach den Ausführungen von Cannon kann die autonome Aktivität nur entlang des Kontinuums der Aktivierung variieren, und alle autonomen Erscheinungen, die eine emotionale Reaktion begleiten, stellen nicht mehr dar als den Grad der Aktivierung, der mit dieser Reaktion einhergeht.

Die Annahme, daß die physiologischen Begleiterscheinungen von Emotionen wenig komplex sind und sich nur im Hinblick auf ihr Ausmaß unterscheiden lassen, veranlaßte die Arbeit von Schachter und Singer (1962). Wenn viszerale Empfindungen nicht die einzige Ursache für Emotionen sein können, dann müßte im Fall von Gefühlen zumindest noch ein anderes Reaktionssystem des Organismus beteiligt sein. Diese Wissenschaftler bemühten sich besonders um die Untersuchung der Hypothese, daß Gefühle aus einer Interaktion von kognitiven und physiologischen Faktoren resultieren. Noch spezifischer: Schachter und Singer versuchten die Annahmen zu überprüfen, daß

1. die Wahrnehmung physiologischer Aktivierung notwendig für das Entstehen von Gefühlen ist, und daß

2. die kognitive Bewertung und Benennung der physiologischen Aktivierung den Inhalt der Emotionen konstituiert.

In ihrer heute bereits klassischen Studie wurde autonome Aktivierung dadurch manipuliert, daß die eine Hälfte von Versuchspersonen eine Injektion mit Epinephrin, die andere Hälfte eine Placebo-Injektion erhielt. Die Versuchsleiter gaben einigen Versuchspersonen mit der Epinephrin-Injektion richtige Informationen darüber, welche Wirkungen sie durch dieses Medikament an sich verspüren würden, anderen Versuchspersonen gaben sie falsche, dem Rest der Versuchspersonen keine Informationen. Die Versuchspersonen wurden dann Situationen ausgesetzt, die entweder Ärger oder Euphorie induzierten. Eine Analyse der Selbstbeobachtungs- und der Verhaltensdaten wies anscheinend darauf hin, daß die Bereitschaft zu emotionalen Reaktionen weitaus größer bei den Versuchspersonen war, die richtige oder falsche Informationen bekommen hatten, als bei denen, die unter den anderen Bedingungen teilnahmen. Die Ergebnisse des Experiments scheinen sich auf den ersten Blick sehr wohl mit den Hypothesen der Untersucher vereinbaren zu lassen. Die Versuchspersonen, die nicht physiologisch aktiviert worden waren, verhielten sich relativ unemotional. Dasselbe galt für diejenigen, die eine "nicht-emotionale" Erklärung für ihre Aktivierung erhalten hatten. Aber diejenigen Versuchspersonen, die ohne Erklärung für ihre Aktivierung geblieben waren, kennzeichneten diese Aktivierung vermutlich als Gefühl und verhielten sich dementsprechend mehr emotional. Die Autoren zogen deshalb die Schlußfolgerung, daß sich Emotionen aus kognitiven Erklärungen für exterozeptiv wahrgenommeneAktivierung ergeben.

Die Untersuchung von Schachter und Singer und die Zweifaktorentheorie der Emotionen (Schachter, 1964) haben wesentlichen Einfluß sowohl auf die wissenschaftliche Erforschung von Emotionen als auch auf die Psychotherapieforschung gehabt. Aber die Originaluntersuchung weist ernstzunehmende Schwächen auf; sie läßt sich einmal bezüglich ihrer Methodik kritisieren, zum anderen muß die Frage nach der begrifflich-theoretischen Angemessenheit gestellt werden, ob es der Sache nach wirklich zutrifft, daß solche Phänomene studiert wurden, die - wie die Autoren annahmen - eine echte Entsprechung zu Emotionen besitzen (Lang, 1971; R. S. Lazarus, 1968; Plutchik und Ax, 1967). Die im folgenden ausgeführte Kritik dieser Untersuchung dient nicht nur dazu, die Probleme zu erläutern, die im Zusammenhang mit dieser Untersuchung stehen, sondern auch zur Hervorhebung der Tatsache, daß wir es bei Emotionen mit komplexen Phänomenen zu tun haben.

Ein sehr grundlegendes methodologisches Problem bei dieser Untersuchung ist insbesondere die Tatsache, daß eine interne post-hoc-Analyse der Ergebnisse verwendet wurde. Anfängliche Analysen der Verhaltensdaten unter der "Euphorie"-Bedingung und der Selbstbeschreibungsdaten wie auch unter der "Euphorie-" und der "Ärger-"Bedingung ergaben keine signifikanten Unterschiede zwischen den uninformierten Versuchspersonen, die eine Injektion mit einem Placebo und denen, die eine Injektion mit Epinephrin erhalten hatten. Das spricht gegen die Hypothese der Autoren, daß angesichts konstanter auslösender Bedingungen die emotionale Erregung mit der unspezifischen Aktivierung kovariiert. Bei einer weiteren Analyse derselben Daten, die hinsichtlich dieser Vergleiche signifikante Ergebnisse erzielten, stellt man folgendes fest: Die Versuchspersonen, die eine Injektion mit Epinephrin ohne Informationen über die Wirkung dieses Medikaments erhalten hatten, und die in einem nach der Untersuchung auszufüllenden Fragebogen feststellten, ihrer Meinung nach seien einige Aspekte ihrer körperlichen Reaktionen unter Medikamenteneinwirkung zustande gekommen, wurden von der Auswertung der Ergebnisse ausgeschlossen. Die Eliminierung dieser "sich selbst informierenden" Versuchspersonen ist fragwürdig, da die post-hoc-Erfassung nicht bestimmte, w a n n die richtigen Zuschreibungen der Versuchspersonen erfolgten - während oder nach der Gefühle provozierenden Situation. Auf jeden Fall kann man post hoc nur k o r r e l a t i v e Beziehungen nachweisen, aber keine k a u s a l e Beziehung zwischen Selbstinformation und emotionaler Erregung. Bei der

Überprüfung ihrer Hypothesen schlossen die Autoren von der Datenanalyse solche Versuchspersonen aus, von denen sie a n n a h m e n , daß ihr geringeres Ausmaß an emotionaler Erregung durch die Tatsache v e r u r s a c h t wurde, daß sie ihre körperliche Verfassung den Wirkungen des Medikaments zugeschrieben hatten. Sie umgehen also den Kern der Frage dadurch, daß sie dieselbe Hypothese als richtig voraussetzen, die sie gerade überprüfen wollen.

Im Rahmen einer vor kurzem verfaßten Dissertation (Marshall, 1974) wurde versucht, das Schachter und Singer-Experiment zu wiederholen, wobei nur die "Euphorie"-Bedingung hergestellt wurde. Hinsichtlich der Verhaltens- als auch Selbstbeobachtungsdaten fanden sich keine Unterschiede zwischen der Gruppe von Versuchspersonen, die eine Injektion mit einem Placebo erhalten hatten, und der Gruppe von Versuchspersonen, die eine Injektion mit Epinephrin und falsche Informationen über die Wirkung dieses Medikaments erhalten hatten. Diese Ergebnisse können wiederum nicht die Hypothesen unterstützen, die im Hinblick auf ein Interaktionsmuster zwischen kognitiven und physiologischen Variablen aufgestellt wurden.

Eine weitere Frage ist die, ob die Annahme der Autoren vertretbar ist, daß eine subkutane Injektion mit Epinephrin ein wahres experimentelles Analogon zu "emotionaler Erregung" darstellt. Die Drüsensekretion von Adrenalin erfolgt allmählich und verursacht kardiovaskuläre Wirkungen, die von denen einer rasch ablaufenden Injektion verschieden sind (Keefe und Neil, 1965). Schachter und Singer nahmen keine multiplen physiologischen Messungen während der Darbietung der situativen Signale vor. Die Autoren verwendeten lediglich die Pulsfrequenz (die die Versuchsleiter selbst bestimmten) als ein unabhängiges Maß für den Grad der Aktivierung. Aber die Pulsfrequenz ist nach der Verabreichung von Epinephrin sehr variabel (Goodman und Gillman, 1960) und kann in Anbetracht der Tatsache, daß ein großer Varianzanteil von anderen Maßen (z.B. PGR, Blutdruck) unberücksichtigt blieb, auf keinen Fall als ein valider Index für sympathische Aktivierung angesehen werden.

Trotz der oben erwähnten methodischen Probleme bei der Originaluntersuchung haben einige unter den Klinikern die Theorie der Emotionen von Schachter voll akzeptiert. Wenn emotionales Verhalten allgemein in der Form auftritt, wie Schachter und Singer es beschrieben haben, dann hätte das höchst bedeutsame Implikationen für die Psychotherapie. Da sowohl wahrgenommene Aktivierung als auch bestimmte Kognitionen (vgl. Ellis) als notwendige Bestandteile von Emotionen betrachtet werden, müßten modifizierende Maßnahmen, die einen dieser beiden Bereiche betreffen, von Veränderungen des erlebten Affekts begleitet werden. Einige Wissenschaftler sind sogar so weit gegangen, anzunehmen, daß sich emotionale Reaktionsmuster, die bereits seit langem bestehen, sehr gut beeinflussen lassen, wenn die Versuchspersonen entweder falsche Rückmeldungen über den Grad ihrer Aktivierung erhalten, oder wenn sie veranlaßt werden, die Ursache für ihre Aktivierung emotional nicht beladenen Reizen zuzuschreiben. Eine Studie (Valins und Ray, 1967), in der versucht wurde, Vermeidungsverhalten bei "Schlangenphobikern" dadurch zu manipulieren, daß man falsche Zuschreibungen (Attributionen) suggerierte, ist als Beweis dafür zitiert worden, daß der Prozeß der Selbstwahrnehmung der entscheidende Mechanismus ist, der der systematischen Desensibilisierung zugrundeliegt (Murray und Jacobson, 1971). Im Rahmen einer viel beachteten Abhandlung hat Wilkins (1971) die systematische Desensibilisierung als einen primär kognitiven Prozeß konzipiert, bei dem Personen ihre Angst dadurch verringern, daß sie sich selbst dabei beobachten, wie sie als Reaktion auf Items einer Angsthierarchie keine Anzeigen von Angst zeigen, und daß sie folglich daraus schließen, daß sie nicht ängstlich seien. Davison und Wilson (1973)haben auf die logischen und empirischen Schwierigkeiten hingewiesen, die mit einer solchen rein kognitiven Erklärung der systematischen Desensibilisierung verbunden sind.

Die Untersuchung von Valins und Ray selbst ist auf erhebliche Kritik gestoßen, was ihre Methodik anbelangt (Bandura, 1969; Davison und Wilson, 1973). In mehreren Bemühungen, die Untersuchungen zu replizieren, gelang es nicht nachzuweisen, daß die Manipulation der falschen Rückmeldung die Verminderung der Angst oder des Vermeidungsverhaltens bewirkt (Gaupp, Stern und Galbraith, 1972; Kent, Wilson und Nelson, 1972; Sushinsky und Bootzin, 1970). Jede dieser Untersuchungen stellte jedoch einen vorsichtigeren Versuch dar, die Wirkungen der falschen Rückmeldungen zu prüfen, als es bei der Untersuchung von Valins und Ray der Fall war. In den Wiederholungen dieses Experiments mußten sich die Versuchspersonen entweder einem Pre-Test unterziehen, damit sichergestellt wurde, daß wirklich ängstliche Personen ausgewählt worden waren, oder sie mußten sich einem Post-Test unterziehen, wobei der finanzielle Anreiz nicht geboten wurde, den Valins und Ray verwendet hatten. In der Annahme, daß diese Variationen bei der Wiederholung des Experiments die Wirksamkeit der falschen Rückmeldungen möglicherweise verdeckt hatten, fanden Borkovec und Glasgow (1973) heraus, daß Schlangenphobiker, denen im Verlauf des Prätests eine wirkliche Schlange präsentiert wurde, während des Experiments ein höheres Ausmaß an physiologischer Aktivierung zeigten als Versuchspersonen, die nicht einem Vortest unterzogen worden waren. Von den Versuchspersonen, die falsche Rückmeldungen erhielten, zeigten nach dem Feedback nur die signifikant weniger Vermeidungsverhalten als eine Kontrollgruppe, die nicht vorher getestet worden waren. In einer anderen Untersuchung (Borkovec, Wall und Stone, 1974) ergab sich jedoch, daß die falsche Rückmeldung der Herzschlag-Frequenz sowohl auf der Ebene der Selbstbeobachtung als auch auf der des Verhaltens nicht zur Verminderung der Angst führte.

Experimente, in denen versucht wurde, hartnäckige emotionale Reaktionsmuster dadurch zu ändern, daß man Personen hinsichtlich ihrer Aktivierung zu falschen Attributionen veranlaßte, sind wenig erfolgreich gewesen. Manipulationen im kognitiven Bereich scheinen relativ unwirksam zu sein, wenn es darum geht, Emotionen zu verändern, die mit einem hohen Grad an physiologischer Aktivierung einhergehen. Selbst wenn Schachters Theorie nur teilweise zutreffen sollte, leuchtet es ein, daß seit langer Zeit bestehende affektive Zustände nicht ohne weiteres modifiziert werden können. Es ist sehr unwahrscheinlich, daß ein Phobiker, der bereits seit langem über seine Aktivierung in Gegenwart des gefürchteten Reizes berichtet, seine Meinung darüber ändert, was diese Aktivierung bedeutet. Eine angemessenere Erklärung für die Unzulänglichkeiten, die sich im Zusammenhang mit den Untersuchungen finden, die die Zweifaktorentheorie von Schachter zu verifizieren versuchen, ist die, daß diese Theorie ein Konzept von emotionalen Phänomenen liefert, das unvollständig ist und zudem noch die Problematik in einer nicht angebrachten Weise vereinfacht.

Neuere Fassungen des Aktivierungskonzepts (Lacey, 1967; Routtenberg, 1968) legen nahe, daß Emotionstheorien, die die Auffassung vertreten, daß die Aktivierung ein einfacher, undifferenzierter Vorgang sei, der allen Emotionen zugrundeliegt, auf sehr schwachen Füßen stehen. Lacey (1958; 1967) hat nachgewiesen, daß als Reaktion auf aktivierende Reize eine "Fraktionierung" der sympathischen Subsysteme eintritt. Ein einziger Reiz kann gleichzeitig sowohl sympathische als auch parasympathische Reaktionen hervorrufen. Die Auffassung, daß die Aktivierung das undifferenzierte Substrat jeder Emotion darstellt, wird weiter durch eine ganze Reihe von Beweisen geschwächt, die nahelegen, daß es einige Emotionen gibt, die sich physiologisch unterscheiden lassen.

Wolf und Wolff (1947) nützten die einmalige Gelegenheit, einen Magen direkt über eine Magenfistel beobachten zu können. Sie fanden verschiedene Muster von Magenaktivität, die jeweils mit Angst und Ärger einherliefen. Im Verlauf von Perioden des Ärgers kam es zu häufigeren Magenbewegungen, größerer Blutzufuhr und erhöhter Magensäuresekretion. Verbale Äußerungen von Angst liefen mit einer Hemmung dieser Funktionen einher. In einer Untersuchung, in der 14 physiologische Indikatoren bei Versuchspersonen überprüft wurden, die angst- und ärgererregenden Situationen ausgesetzt worden waren (Ax, 1953), wiesen die Selbstbeobachtungsdaten darauf hin, daß die experimentellen Manipulationen in diesen Personen tatsächlich "echte" Gefühle hervorgerufen hatten. Die Hälfte der physiologischen Reaktionen, die als abhängige Variable gemessen wurden, zeigte signifikante Unterschiede hinsichtlich des Ausmaßes, in dem sie jeweils bei Angst und Ärger auftraten. Ax kam zu der Schlußfolgerung, daß eine Angstreaktion dem Reaktionsmuster entspricht, das durch die Einwirkung von Epinephrin entsteht, während die Reaktionen im Zusammenhang mit Ärger denen ähnlich sind, die sich durch eine Kombination von Epinephrin und Norepinephrin ergeben. Eine Wiederholung der Untersuchung von Ax (1953) befaßte sich auch mit den physiologischen Begleiterscheinungen eines "cold pressor"-Tests[+]. In dieser Arbeit (J. Schachter, 1957) wurden die Schlußfolgerungen von Ax über Angst und Ärger als richtig nachgewiesen und gleichzeitig ein drittes Reaktionsmuster gefunden, das mit dem "cold pressor"-Test einhergeht und den Reaktionen ähnelt, die sich durch die Einwirkung von Norepinephrin ergeben. Weitere Belege dafür, daß sich Angst und Ärger physiologisch

[+]Anmerkung d. Übersetzers:
Nach Websters 3rd INTERNATIONAL DICTIONARY, 1971, besteht der "cold pressor"-Test darin, daß man eine Hand für die Dauer von einer Minute in Eiswasser eintaucht; dabei wird die Blutdruckreaktion beobachtet. Ein übermäßiger Blutdruckanstieg oder eine langsame Rückkehr zum Normalzustand wird als Anzeichen dafür gewertet, daß der Betreffende zur Ausbildung einer Bluthochdruckkrankheit neigt. In Deutschland ist dieser Test als medizinisches Untersuchungsverfahren nicht üblich.

unterscheiden, finden sich bei Untersuchungen an infrahumanen Lebewesen. Eine Überprüfung des Nebennierenmarks von Tieren, deren Überlegen von Furchtreaktionen abhängig ist (z. B. Kaninchen), ergibt einen höheren Anteil von Epinephrin, während Raubtiere, deren aggressives Verhalten dem Ärger ähnelt, einen viel höheren Anteil von Norepinephrin aufweisen (Funkenstein, 1955).

Obwohl gezeigt worden ist, daß es sehr wohl Unterschiede physiologischer Art bei Emotionen gibt, ergeben sich durch die Forschung auch Hinweise darauf, daß verschiedene Gefühle sich auf physiologischer Ebene in beträchtlichem Ausmaß überlappen. Zwar fand Ax (1953) Unterschiede zwischen Angst und Ärger bei sieben Maßen, aber die Unterschiede bei den anderen sieben Maßen erwiesen sich als nicht signifikant. Beim gegenwärtigen Stand der Technologie kann man nur zwischen einigen emotionalen Zuständen (physiologisch) differenzieren, aber es ist mit Hilfe von psychophysiologischen Indizes nicht möglich, einen zufriedenstellenden Varianzanteil für solche Daten zu erklären, die sich durch die Selbstbeobachtung von Gefühlen ergeben. Teilweise mag die Tatsache, daß es noch nicht gelungen ist, mehr Unterschiede bzw. Unterschiede von größerem Ausmaß zu finden, darauf zurückzuführen sein, daß Untersucher nach stabilen Reaktionsmustern auf bestimmte Reize bei allen Personen forschen. In Untersuchungen dieser Art konnten keine konsistenten intraindividuellen Muster physiologischer Differenzierung bei gleichzeitig hoher interindividueller Variabilität und konsistenten intraindividuellen Reaktionen hinsichtlich Stressreizen nachgewiesen werden. In einer Arbeit, die die physiologischen Begleiterscheinungen während eines Leistungstests bei verschiedenen Graden motivational bedingter Aktivierung überprüfte, fand Schnore (1959) ebenfalls intraindividuelle Konsistenz und interindividuelle Variabilität.

Es sind einigermaßen zwingende Beweise dafür erbracht worden, daß sich Gefühle in mancherlei Hinsicht auf physiologischer Ebene unterscheiden lassen. Dies weist darauf hin, daß Veränderungen in den autonomen Reaktionssystemen möglicherweise eine wichtige Rolle bei der Entstehung von Gefühlen spielen könnten, doch reicht dieser eine Aspekt nicht aus. Obwohl Cannon nachwies, daß der Verlust an interozeptiver Rückmeldung aus dem autonomen Nervensystem das emotionale V e r h a l t e n bei Tieren nicht beseitige, wies er andererseits nicht nach, daß auch das Erleben von Gefühlen weiterhin bestehen bleibt, da seine Versuchspersonen nicht in der Lage waren,auf wirkungsvollem Niveau zu berichten. Untersuchungen an Patienten mit Verletzungen des Rückenmarks deuten darauf hin, daß der Verlust von Rückmeldungen, die aus dem autonomen Nervensystem stammen, mit einer Einschränkung der Fähigkeit einhergeht, Gefühle zu erleben, und daß bestimmte Emotionen durch Verletzungen mit bestimmter Lokalisation abgeschwächt werden (Hohmann, 1966). Eine ganze Reihe von Untersuchungen und theoretischen Konzepten sprechen sich für die Existenz von Rückmeldemechanismen aus, die die Assoziationsgebiete des Gehirns überspringen und dadurch den Einfluß von peripheren Reaktionssystemen dem Bewußtsein direkt zugänglich machen.

Solche Feedbackschleifen könnten es dem Verhalten (den motorischen Reaktionen) und der autonomen Aktivität ermöglichen, emotionale Zustände direkt zu beeinflussen. Demnach wäre es gar nicht notwendig, daß die periphere Aktivität erst exterozeptiv wahrgenommen und evaluiert werden muß,um Erfahrungen von Gefühlen zu aktualisieren. So ist beispielsweise nachgewiesen worden, daß die Ausdehnung des Karotissinus die elektrische Aktivität der Gehirnrinde beeinflußt (Bonvallet, Dell und Heibel, 1954). Lacey (1967) hat argumentiert, daß damit ein Mechanismus nachgewiesen worden sei, durch den bewerkstelligt wird, daß Änderungen des Blutdrucks Auswirkungen auf die Aktivität des Kortex haben können. Gellhorn (1970) hat auf der Basis einer eindrucksvollen Sammlung von Daten die Auffassung entwickelt, daß propriozeptive Reize, die sich durch Aktivitäten des autonomen Nervensystems und der Muskeln ergeben, direkt Zentren im Hypothalamus beeinflussen und damit Gefühlsregungen verursachen.

Die Art und Weise, in der Gefühle verhaltensmäßig ausgedrückt werden, kann wichtige Implikationen sowohl für die Qualität der emotionalen Erfahrung als auch für die physiologische Grundlage haben. Tompkins (1962; 1970) hat dem Gesichtsausdruck eine wichtige Rolle im Hinblick auf die Auswirkungen auf subkortikale Zentren zugeschrieben. Da die Gesichtsmuskulatur über eine große Zahl von Rezeptoren verfügt, die dicht beieinander liegen, nahm er an, daß Veränderungen des Gesichtsausdrucks das Zentralnervensystem direkt beeinflussen können. Eine vor kurzem durchgeführte Untersuchung (Laird, 1974) scheint diese Theorie vollauf zu unterstützen. Der Gesichtsausdruck von Versuchspersonen wurde zunächst zu einem "Lächeln" oder zu einem "finsteren Blick" geformt, ohne daß die Versuchspersonen sich der Art ihres Gesichtsausdrucks bewußt waren. Dann wurden ihnen verschiedene Reize dargeboten. Die Versuchspersonen, die "lächelten", gaben an, daß sie sich glücklicher fühlten, als die, die einen "finsteren Blick" hatten. "Lächelnde" Versuchspersonen schätzten auch eine Serie von Witzzeichnungen als humoristischer ein als Versuchspersonen mit einem "finsteren Blick". In einer Reihe von Untersuchungen (Funkenstein, King, Drolette, 1957) fand man, daß biochemische Korrelate von Gefühlen in Abhängigkeit von der Art des emotionalen Ausdrucks variierten. Es ergab sich, daß der nach außen gerichtete Ausdruck von Ärger mit der Sekretion von Norepinephrin einherlief, während Ärger, der sich nach innen richtete und sich nicht im Ausdruck widerspiegelte, mit der Sekretion von Epinephrin verbunden war.

Es dürfte aus der vorhergehenden Diskussion klar geworden sein, daß jede angemessene Theorie über Emotionen die Möglichkeit der peripheren Systeme (des autonomen und des Verhaltens-Systems), auf den Affekt einzuwirken, in ihre Überlegungen miteinbeziehen muß. Es gibt Mechanismen, durch die Ereignisse im autonomen Nervensystem direkt die Gefühlsregungen beeinflussen können. Das (sichtbare, motorische) Verhalten ist ebenso in der Lage, auf die Erfahrung von Emotionen einzuwirken. Viele Beweise sprechen dafür, daß periphere Ereignisse komplizierter und differenzierter sind, als früher von verschiedenen Verfechtern eines eindimensionalen Aktivierungskonzepts angenommen wurde. Wahrscheinlich stehen diese peripheren Reaktionssysteme mit der kognitiven Aktivität des Neokortex in einem Interaktionsverhältnis, das sich durch einen hohen Grad an Komplexität auszeichnet.

Abgesehen von Schachters Zweifaktorentheorie haben viele Forscher bis vor kurzem die Rolle vernachlässigt, die kognitive Faktoren im Zusammenhang mit Emotionen spielen. Arnold (1960; 1970) und R. S. Lazarus (1968) haben die Konzeption entwickelt, daß Emotionen ganz eng an den kognitiven Prozeß der Situationseinschätzung gebunden sind: Eine Emotion wird definiert als "die gefühlte Tendenz zur Annäherung an etwas, das als gut (potentiell belohnend) eingeschätzt wird, und zur Vermeidung von etwas, das als schlecht (potentiell schädlich) eingeschätzt wird" (Arnold 1970, S. 176). Diese Auffassung der Emotionen betrachtet die Gefühle als wesentliche Merkmale der Fähigkeiten eines Organismus, Informationen zu verarbeiten und Strategien zur Bewältigung zu entwickeln (R. S. Lazarus, 1968; Pribram, 1967). Gemäß dieser Formulierung werden Gefühle im Organismus dadurch erzeugt, daß dieser eine Bewertung der Konsequenzen vornimmt, die ihn selbst betreffen; die Abschätzung dieser Konsequenzen erfolgt unter Berücksichtigung des sensorischen Input oder durch Aktivierung des gespeicherten Input in Form von Vorstellungen oder Kognitionen. Sowohl die erlebten Gefühle als auch die physiologischen Begleiterscheinungen sind das Ergebnis des kognitiven Prozesses der Einschätzung. Man achte darauf, daß die Annahmen einer Theorie der kognitiven Einschätzung denen sehr ähneln, die Ellis in Bezug auf eine rational-emotionale Therapie vertreten hat. Gefühle werden als die Folgen von Erkenntnisprozessen betrachtet - die also bestimmte Überzeugungen oder Evaluierungen implizieren.

Es gibt viele Befunde, die die Theorie der kognitiven Einschätzung stützen. Im Laboratorium von R. S. Lazarus ist nachgewiesen worden, daß der Prozeß der Einschätzung direkten Einfluß auf die Gefühlsregungen ausübt. In einer Reihe von Untersuchungen (Lazarus und Opton, 1966; Lazarus, Speisman, Mordkoff und Davison, 1962) wurden an Versuchspersonen physiologische Messungen vorgenommen, während diese einen Film sahen, der Anlaß zu starken Stressreaktionen gab. Bei den Versuchspersonen, die instruiert worden waren, die emotionell geladenen Aspekte des Films zu leugnen oder zu intellektualisieren, waren die autonomen Reaktionen schwächer. Eine Anzahl von klinischen Untersuchungen hat den Nachweis erbracht, daß die Modifizierung von Kognitionen in Form von Selbstverbalisierungen zu Veränderungen der emotionalen Reaktionen führen kann (Meichenbaum, 1972; Meichenbaum, Gilmore und Fedoravicius, 1971).

Die Theorie der kognitiven Einschätzung kann der Zweifaktorentheorie von Schachter gegenübergestellt werden. Erstere betrachtet die Emotionen als ein Ergebnis aus der Wahrnehmung und Einschätzung der autonomen Aktivierung, die sich durch die Reizgegebenheiten einer bestimmten Situation einstellt. In diesem Sinne kann das Schema von Schachter als ein Sonderfall der Theorie der kognitiven Einschätzung angesehen werden, das besonders dann anwendbar ist, wenn die Signale in einer Situation unbestimmt und kaum definiert sind, oder wenn die Lerngeschichte des Individuums nicht sogleich Kategorien oder Konstruktionen bereitstellt, die auf die Situation angewendet werden können, so daß eine schnelle Einschätzung (der Situation) kaum möglich erscheint.

Wenn sich zusammenfassend irgendeine einzelne Schlußfolgerung aus unserer Diskussion des Themas Emotionen überhaupt rechtfertigen läßt, dann die, daß bei diesem historischen Stand der Dinge keine einzelne Theoriekonzeption alle emotionalen Phänomene beim Menschen zufriedenstellend erfassen kann. Der erlebte Affekt wird von zahlreichen Reaktionssystemen des Organismus beeinflußt, die in einem komplexen Interaktionsverhältnis zueinander stehen. Die immer weiter vorangetriebene Differenzierung des Kenntnisstandes seitens der Psychotherapeuten sollte dazu führen, alle Bemühungen aufzugeben, sich bei der Erklärung aller emotionaler Phänomene auf ein einzelnes Reaktionssystem des Organismus zu beschränken. Um angemessen mit den komplexen Problemen des menschlichen Gefühllebens umgehen zu können, muß der Therapeut die klinische Situation aus einer Reihe verschiedener Perspektiven betrachten.

PERSPEKTIVEN EINES MULTISYSTEMS

Obwohl die frühe Desensibilisierungsforschung, wie Lang (1969) gezeigt hat, sich hauptsächlich mit dem Abbau phobischer Angst beschäftigte, war es üblich, bei der Messung dieser "phobischen Angst" drei teilweise unabhängige Reaktionssysteme zu berücksichtigen: den Verhaltensbereich, den Erlebensbereich und den physiologischen Bereich. Sogar sogenannte monosymptomatische Phobien stellen komplexe Gegebenheiten dar, bei denen Vermeidungsreaktionen, Selbstbeobachtungsdaten über Furcht und autonome Innervation zusammen eine Rolle spielen. Niedrige Korrelationen zwischen diesen Variablen weisen darauf hin, daß diese unabhängig voneinander variieren. Bei den mehr globalen Beschwerden, die einem normalerweise in der klinischen Situation begegnen, steigt die Komplexität der Interaktion zwischen diesen Systemen. Betrachten wir z. B. den Fall eines Mannes, der bei Auseinandersetzungen mit seiner Ehefrau Angst empfindet.
Hier können Verhaltensdefizite mit bereits bestehenden unzweckmäßigen sozialen Rollen zusammenwirken und zu Erkenntnissen (Kognitionen) bei diesem Mann führen, die ihrerseits wiederum Selbstverbalisierungen hervorrufen, die Anlaß für emotionale Erregung geben. Emotionalität, die auf diesem Weg entstanden ist, kann sich mit autonomer Erregung synergistisch kombinieren, die nach klassischem Muster auf bestimmte verbale und nicht-

verbale Signale konditioniert worden ist. Dieser ganze Prozeß kann in seinem Ausmaß noch durch die unmittelbare situative Einschätzung oder die Eigenbenennung wahrgenommener Körperveränderungen ausgedehnt werden. Die Person, die ein geeigneter Kandidat für eine Desensibilisierung oder für ein Selbstbehauptungstraining zu sein scheint - bzw. für eine kognitive Umstrukturierung oder für eine Beziehungstherapie - kann jetzt als ein Kandidat für alle vier erwähnten therapeutischen Maßnahmen gelten. Den verschiedenen therapeutischen Richtungen ist es bisher, aus Unwissenheit oder aus dogmatischen Gründen, nicht gelungen, einen Multisystemansatz für die Modifikation aversiver Affekte zu liefern.

Lazarus hat sich bereits früh (1967) für eine weit gefächerte Verhaltensmodifikation eingesetzt. Es war ein früher Versuch, in die Therapie einen erweiterten Bereich von Faktoren systematisch miteinzubeziehen, die bedeutsam für die emotionale Anpassung sein dürften. Lang (1971) forderte ein systematisches Eingreifen auf verschiedenen Ebenen, als er eine Angsttherapie vorschlug, die folgende drei Gesichtspunkte berücksichtigen sollte:

a) das Formen von verbalen Reaktionsmustern (der kognitive Aspekt);

b) die Vermittlung von Verhaltensstrategien;

c) die Abschwächung autonomer Aktivierung.

Eine ideale psychotherapeutische Behandlung bestand seiner Auffassung nach aus einem "betont multisystemorientierten Trainingsprogramm, das sich nach der individuellen Verhaltenstopographie des einzelnen Patienten zu richten hat" (S. 109). Ausgehend von einem umfassenden Überblick über die psychophysiologische Literatur argumentierte Lang, daß man auf Grund der Tatsache, daß wir zu wenig über das Zusammenwirken der einzelnen Reaktionssysteme wissen, nicht erwarten kann, daß sich Änderungen in einem Reaktionssystem, die aus eng gefaßten therapeutischen Programmen resultieren, automatisch auf andere Reaktionssysteme generalisieren lassen. Er war der Meinung, daß es notwendig sei, jedes beteiligte Reaktionssystem getrennt therapeutisch zu beeinflussen, wenn man dauerhafte Behandlungsergebnisse erzielen möchte. Lazarus (1973) kam auf Grund der Überprüfung von klinischen Daten zu einer ähnlichen Schlußfolgerung.

In früheren Kapiteln dieses Buches hat Lazarus die multimodale Therapie skizziert und das Gedächtnisschema des BASIC ID vorgeführt. Ausgehend von Ergebnissen langfristiger katamnestischer Untersuchungen an seinen Patienten berichtet Lazarus (1973), daß die Rückfallraten sinken, wenn die Verhaltenserfassung und die therapeutische Behandlung jede dieser Modalitäten berücksichtigt. Dieser Befund läßt uns zwar aufhorchen, aber die Tatsache, daß dieses System für einen Kliniker von Nutzen ist, darf strenggenommen noch nicht als ein akzeptabler wissenschaftlicher Nachweis für seine Brauchbarkeit gelten; auch ist wissenschaftlich noch nicht hinreichend belegt, ob diese Modalitäten mehr als nur potentiell wichtige Abstraktionen für den klinischen Gebrauch darstellen.

Die Effektivität eines multimodalen Ansatzes für den klinischen Bereich kann endgültig nur durch kontrollierte Erfolgsuntersuchungen nachgewiesen werden. Unabhängig von der Erfolgsforschung kann jedoch noch eine wichtige Frage gestellt werden: gibt es irgendeine wissenschaftliche Grundlage für die Annahme, daß diese Modalitäten einen besonderen Platz in der Topographie emotionaler Reaktionen einnehmen? Die Antwort ist ein eindeutiges Ja. Es kann tatsächlich belegt werden, daß jede der fünf intrapersonalen psychologischen Modalitäten (des Verhaltens, der Gefühle, der Empfindungen, der Vorstellungen und der Kognitionen) einem bestimmten Reaktionssystem entspricht, für das die wissenschaftliche Grundlagenforschung Nachweise erbracht hat.

Das Verhalten ist die Grundlage für die Beobachtung in der Psychologie. Über die Auswirkungen, die das Verhalten auf die Gefühle hat, ist in dem vorhergehenden Überblick berichtet worden. Das Verhalten stellte eine der Dimensionen emotionaler Reaktionen dar, die sich aus Langs Analyse der Literatur zur Desensibilisierung ergaben.

Die Gefühle können als Manifestation des Zusammenwirkens der anderen Systeme angesehen werden. Sie müssen jedoch als gesonderte Reaktionssysteme betrachtet werden. Selbstbeobachtungsdaten von Emotionen zeigen keine hohen Korrelationen mit Messungen in anderen Systemen; sie waren auch eine weitere bedeutsame Dimension, die aus Langs (1969) Überblick über die Literatur zur Desensibilisierung hervorging. Dieses Reaktionssystem ist außerdem eine einmalig empfindliche und variable

Komponente der Fähigkeit des Organismus, Informationen zu verarbeiten. Die emotionale "Gestimmtheit" eines Individuums bzw. die Verfügbarkeit des Affekts unter variierenden Reizbedingungen enthält schwerwiegende Implikationen für die Art des Umgangs mit seiner Umgebung. Die Person, die nur wenig oder überhaupt nicht emotional auf potentiell schädigende oder stresserzeugende Ereignisse reagiert, dürfte kaum angemessene Verhaltensstrategien entwickeln. Jemand, der den "Kontakt zu seinen Gefühlen verloren" hat, muß sich ganz auf seine Verarbeitung der Erkenntnisse (auf das kognitive Reaktionssystem) verlassen. Eine solche Person kann nicht nur erfahren, daß sie sozial unerwünscht ist, sondern sie kann auch erkennen, daß sie von einer potentiell nützlichen Quelle von Rückmeldungen und Bewertungen abgeschnitten ist.

Das, was Lazarus mit Empfindungen bezeichnet, umfaßt die Aktivitäten des sympathischen und parasympathischen Nervensystems. Die autonomen Reaktionen stellten nach Langs (1969) experimentellen Ergebnissen eine weitere unabhängige Dimension emotionaler Reaktionen dar. In dem vorhergehenden Überblick sind die Bedeutung dieses Systems und seine Auswirkungen auf die Gefühle nachgewiesen worden.

Ohne Frage sind die Kognitionen ein grundlegender Bestandteil von Emotionen, wenn nicht überhaupt die Grundlage für Emotionen. Attributionstheoretiker (Schachter) und Einschätzungstheoretiker (R. S. Lazarus, M. Arnold) sowie viele Untersuchungen haben bestätigt, daß Kognitionen im Zusammenhang mit Emotionen eine Rolle spielen. Vor kurzem durchgeführte Untersuchungen haben nachgewiesen, daß Kognitionen kein einheitliches Phänomen sind; es existieren zumindest zwei verschiedene Arten des "Erkennens" (siehe dazu die Übersichtsreferate von Bogen, 1969, und Kimura, 1973). In diesen Arbeiten wurde gezeigt, daß Bewußtheit dichotom ist, und daß diese Dichotomie durch die beiden Gehirnhälften repräsentiert wird. Verbale Kognitionen werden durch die linke, visuell-räumliche Kognitionen durch die rechte Gehirnhälfte vermittelt. Die Tatsache, daß jede der beiden Gehirnhälften auf jeweils eine von zwei Arten der Informationsverarbeitung spezialisiert ist, kann als eine weitere Bestätigung des Schemas von Lazarus angesehen werden. Die kognitive Modalität findet eine direkte Entsprechung in der Verarbeitung der verbalen Informationen (linke Gehirnhälfte), die Vorstellungs-Modalität eine in der Verarbeitung der visuell-räumlichen Informationen (rechte Gehirnhälfte).

Durch ausgedehnte Untersuchungen (Kety, 1967) ist nachgewiesen worden, daß im Zusammenhang mit Gefühlen auch biochemische Faktoren eine Rolle spielen. Hier wäre besonders die Wirkung der Katecholamine zu erwähnen. Eine Diskussion entsprechender Literatur überschreitet allerdings den Rahmen dieses Überblicks.

Die interpersonale Modalität ist auf einem anderen Analyse-Niveau als die übrigen Modalitäten angesiedelt und sie besitzt offenbar keine Entsprechung zu irgendeinem innerorganismischen Reaktionssystem.

Die Modalitäten von Lazarus sind mehr als nur Abstraktionen für den klinischen Gebrauch; es spricht sogar einiges dafür, daß sie den Rang von grundlegenden Konstrukten der Psychophysiologie erhalten. Die Fragen, die ein Therapeut multimodaler Orientierung an seine Klienten stellt, um emotionale Störungen erfassen zu können, sind den Fragen sehr ähnlich, die ein Untersucher im psychophysiologischen Laboratorium an seine Versuchspersonen richtet (Schwartz, 1974). Fragen, die die Gefühle, Gedanken und Vorstellungen betreffen, sowie Messungen der motorischen und autonomen Reaktionen stellen in diesem Forschungsbereich oft die Datengrundlage dar. Die Parallelität ist nicht zufällig. Um die emotionalen Aspekte der menschlichen Existenz wirklich vollständig verstehen zu können, bedarf es der umfassenden Erforschung der Modalitäten des BASIC ID.

Literatur

Arnold, M. B. Perennial problems in the field of emotion. In M. B. Arnold (Ed.), Feelings and emotions. New York: Academic Press, 1970.

Arnold, M. B. Emotion and personality. Columbia University Press: New York, 1960.

Ax, A. F. The physiological differentiation between fear and anger in humans. Psychosomatic Medicine, 1953, 15, 433-442.

Bandura, A. Principles of behavior modification. New York: Holt, Rinehart and Winston, 1969.

Bogen, J. E. The other side of the brain II: An oppositional mind. Bulletin of the Los Angeles Neurological Societies, 1969, 34, 135-162.

Bonvallet, M., Dell, P., & Heibel, G. Tonus sympathique et activité electrique corticale. Electroencephalography and Clinical Neurophysiology, 1954, 6, 119-144.

Borkovec, T. D., & Glasgow, R. E. Boundary conditions of false heart-rate feedback effects on avoidance behavior: A resolution of descrepant results. Behavior Research and Therapy, 1973, 11, 171-177.

Borkovec, T. D., Wall, R. L., & Stone, N. M. False physiological feedback and the maintenance of speech anxiety. Journal of Abnormal Psychology, 1974, 83, 164-168.

Cannon, W. B. The James-Lange theory of emotions: A critical examination and an alternative theory. American Journal of Psychology, 1927, 39, 106-124.

Davison, G. C., and Wilson, G. T. Processes of fear reduction in systematic desensitization: Cognitive and social reinforcement factors in humans. Behavior Therapy, 1973, 4, 1-21.

Ellis, A. Reason and emotion in psychotherapy. New York: Lyle Stuart, 1962.

Ellis, A., & Harper, R. A guide to rational living. No. Hollywood, Calif.: Wilshire, 1961.

Eysenck, H. J., & Beech, H. R. Counter conditioning and related methods. In A. E. Bergin & S. L. Garfield (Eds.), Handbook of psychotherapy and behavior change. New York: Wiley, 1971.

Funkenstein, D. H. The physiology of fear and anger. Scientific American, 1955, 192, 74-80.

Funkenstein, D. H., King, S. H., & Drolette, M. E. Mastery of stress. Cambridge, Mass.: Harvard University Press, 1957.

Gaupp, L. A., Stern, R. M., & Galbraith, G. G. False heart-rate feedback and reciprocal inhibition by aversive relief in the treatment of snake avoidance behavior. Behavior Therapy, 1972, 3, 7-20.

Gellhorn, E. The emotions and the ergotropic and trophotropic systems. Psychologische Forschung. 1970, 34, 48-94.

Goodman, L. S., & Gillman, A. The pharmacological basis of therapeutics. New York: Macmillan, 1965.

Hebb, D. O. Spontaneous neurosis in chimpanzees: Theoretical relations with clinical and experimental phenomena. Psychosomatic Medicine, 1947, 9, 3-16.

Hohmann, G. W. Some effects of spinal cord lessions on experienced emotional feelings. Psychophysiology, 1966, 3, 143-156.

James, W. Principles of psychology. New York: Holt, 1890.

Keefe, C., & Neil, E. Samson Wright's applied physiology. New York: Oxford University Press, 1965.

Kent, R. N., Wilson, G. T., & Nelson, R. Effects of false heart-rate feedback on avoidance behavior: An investigation of "cognitive desensitization." Behavior Therapy, 1972, 3, 1-6.

Kety, S. S. Psychoendocrine systems and emotion: Biological aspects. In D. C. Glass (Ed.), Neurophysiology and emotion. New York: Rockefeller University Press, 1967.
Kimura, D. The asymmetry of the human brain. Scientific American, 1973, 228, 70-78.
Lacey, J.I. Somatic response patterning and stress: Some revisions of activation theory. In M.H. Appley & R. Trumbull (Eds.), Psychological stress: Issues in research. New York: Appleton-Century-Crofts, 1967.
Lacey, J.I., & Lacey, B.C. Verification and extention of the principle of autonomic response stereotypy. American Journal of Physiology, 1958, 71, 50-73.
Laird, J.D. Self-attribution of emotion: The effects of expressive behavior on the quality of emotional experience. Journal of Personality and Social Psychology, 1974, 29, 475-486.
Lang, P.J. The mechanics of desensitization and the laboratory study of human fear. In C.M. Franks (Ed.), Behavior therapy: Appraisal and status. New York: McGraw-Hill, 1969.
Lang, P.J. The application of psychophysiological methods. In A.E. Bergin & S. L. Garfield (Eds.), Handbook of psychotherapy and behavior change. New York: Wiley, 1971.
Lazarus, A.A. In support of technical eclecticism. Psychological Reports, 1967, 21, 415-416.
Lazarus, A.A. Multimodal behavior therapy: Treating the "BASIC ID." Journal of Nervous and Mental Disease, 1973, 156, 404-411.
Lazarus, R.S. Emotions and adaptation: Conceptual and empirical relations. In W.J. Arnold (Ed.) Nebraska symposium on motivation. Lincoln: University of Nebraska Press, 1968.
Lazarus, R.S., & Opton, E.M. The study of psychological stress: A summary of theoretical formulations and experimental findings. In C.D. Spielberger (Ed.), Anxiety and behavior. New York: Academic Press, 1966.
Lazarus, R.S., Speisman, J.D., Mordkoff, A.M., & Davison, L.A. A laboratory study of psychological stress produced by a motion picture film. Psychological Monographs, 1962, 76 (Whole No. 553).
Marshall, G. Cognitive social and physiological determinants of emotional states: A replication and extension. Unpublished dissertation, Stanford University, 1974.
Meichenbaum, D. Cognitive modification of test anxious college students. Journal of Consulting and Clinical Psychology, 1972, 39, 370-380.

Meichenbaum, D., Gilmore, J., & Fedoravicius, A. Group insight vs. group desensitization in treating speech anxiety. Journal of Consulting and Clinical Psychology, 1971, 36, 410-421.

Mowrer, O. H. Learning theory and personality dynamics. New York: Ronald Press, 1950.

Murray, E. J., & Jacobson, L. I. The nature of learning in traditional and behavioral psychotherapy. In A. E. Bergin & S. L. Garfield (Eds.), Handbook of psychotherapy and behavior change. New York: Wiley, 1971.

Plutchik, R., & Ax, A. F. A critique of determinants of emotional state by Schachter and Singer (1962). Psychophysiology, 1967, 4, 78-82.

Pribram, K. H. The new neurology and the biology of emotion: A structural approach. American Psychologist, 1967, 22, 830-838.

Rogers, C. R. On becoming a person. Boston: Houghton Mifflin, 1961.

Routtenberg, A. The two-arousal hypothesis: Recticular formulation and limbic system. Psychological Review, 1968, 75, 51-80.

Schachter, J. Pain, fear, and anger in hypertensives and normotensives. Psychosomatic Medicine, 1957, 19, 17-29.

Schachter, S. The interaction of cognitive and physiological determinants of emotional state. In L. Berkowitz (Ed.), Advance in experimental social psychology. Vol. 1. New York: Academic Press, 1964.

Schachter, S., & Singer, J. E. Cognitive, social, and physiological determinants of emotional state. Psychological Review, 1962, 69, 379-399.

Schnore, M. M. Individual patterns of physiological activity as a function of task differences and degree of arousal. Journal of Experimental Psychology. 1959, 58, 117-128.

Schwartz, G. Personal communication, 1974.

Sushinsky, L. W., & Bootzin, R. R. Cognitive desensitization as a model of systematic desensitization. Behavior Research and Therapy, 1970, 8, 29-34.

Tompkins, S. S. Affect, imagery and consciousness: Vol. 1. The positive affects. New York: Springer, 1962.

Tompkins, S. S. Affect as the primary motivational system. In M. B. Arnold (Ed.), Feelings and emotions. New York: Academic Press, 1970.

Valins, S., & Ray, A. A. Effects of cognitive desensitization on avoidance behavior. Journal of Personality and Social Psychology, 1967, 7, 345-350.

Watson, J. B., & Rayner, R. Conditioned emotional reaction. Journal of Experimental Psychology, 1920, 3, 1-14.
Wilkins, W. Desensitization: Social and cognitive factors underlying the effectiveness of Wolpe's procedure. Psychological Bulletin, 1971, 76, 311-317.
Wolf, S., & Wolff, H. G. Human gastric function. Oxford, England: Oxford University Press, 1947.
Wolpe, J. Psychotherapy by reciprocal inhibition. Palo Alto, Calif.: Stanford University Press, 1958.

Kapitel 6:

DIE MEDIKAMENTEN - MODALITÄT

Allen Fay+

Wenn man Therapeuten auffordern würde, die Modalität des BASIC ID auszuwählen, die ihrer Meinung nach am wenigsten mit den sechs übrigen Modalitäten zu tun hat, dann würden die meisten zweifellos die D-Modalität nennen (Drogen, Medikamente und biologische Faktoren). Teilweise würde ihre Wahl von der Annahme herrühren, daß Geist und Körper zwei verschiedene Dinge sind - eine unglückliche und auch unrichtige Vorstellung, die weitreichende Konsequenzen für die Verhaltenserfassung, Therapie und die Ausbildung von Therapeuten hat. Dieses Kapitel ist in der Absicht geschrieben worden, Therapeuten dabei zu helfen, die Medikamenten-Modalität in ihre Sicht der Probleme und ihr Repertoire an therapeutischen Techniken zu integrieren. Ich habe einen kurzen, nicht-technischen und klinischen Überblick über einige Probleme und Streitfragen bei medikamentöser Behandlung gegeben, würde aber weiter einige grundlegende und klare Überblicksarbeiten empfehlen (Appleton und Davis, 1973; Hollister, 1973; Honigfeld und Howard, 1973). Über die neuesten Entwicklungen auf diesem Gebiet kann man sich leicht mit Hilfe der INTERNATIONAL DRUG THERAPY NEWSLETTER (Ayd) informieren.

Die folgende Diskussion soll sich auf Medikamente beschränken und berücksichtigt andere biologische und somatische Behandlungsmethoden (Elektroschock, Insulinbehandlung, elektrischer Schlaf, Psychochirurgie etc.) nicht. Medikamente, die als gefährlich gelten, nur geringe therapeutische Wirkungen haben oder deren Wirkungsbereich nicht ausreichend spezifiziert ist, sollen nicht besprochen werden; dasselbe gilt für pharmakologische Mittel, die in den USA derzeit nicht erhältlich sind. Weiter soll auch die medikamentöse Behandlung der verschiedenen organischen Erkrankungen des Gehirns von der Diskussion ausgeschlossen werden.

+Anmerkung
Ich möchte mich bei Herrn Dr. Richard Schaeffer aus Scottsdale, Arizona, bedanken, der mir viele seiner unschätzbaren Gedanken und klinischen Erfahrungen hinsichtlich der Therapie mit psychotropen Medikamenten mitgeteilt hat.

Obwohl die Medikamenten-Modalität eine Sonderstellung einnimmt, steht sie mit den übrigen Modalitäten des BASIC ID in einem wesentlichen Interaktionsverhältnis. Da beispielsweise das Einnehmen von Medikamenten ein Verhalten ist, das sich auf die Ratschläge des Verschreibenden bezieht, hängt es teilweise von der Beziehung des Patienten zu Verschreibenden ab (interpersonal). Mit dem Einnehmen von Medikamenten gehen verschiedene Überzeugungen einher, z. B.: "Wenn ich Medikamente nehme, bedeutet das, daß ich krank bin; wenn ich keine nehme, heißt das, daß ich nicht krank bin" oder "Mir kann gar nichts helfen" (Kognition). Man kann auch hören: "Mein Freund hat Thorazine genommen und ist dann herumgelaufen wie ein Zombie. Ich sehe es ganz deutlich vor mir (Vorstellung), und ich kriege richtig Angst dabei (Gefühl)" oder "Wenn ich Stelazine nehme, komme ich mir vor, wie wenn ich aus der Haut fahren müßte und mein Mund wird ganz trocken" (Empfindungen). Es dürfte deutlich sein, daß das Einnehmen von Medikamenten von den sechs anderen Modalitäten beeinflußt wird und seinerseits zu Ergebnissen führt, die sich auf die anderen Modalitäten auswirken, indem beispielsweise Halluzinationen und Wahnvorstellungen beseitigt werden, Depressionen gemildert werden, aggressives Verhalten abgebaut wird, Angst verringert wird und der zwischenmenschliche Kontakt sich dadurch fördern läßt.

Obwohl sich Medikamente bei der Behandlung von (biologisch fundierten) psychologischen Dysfunktionen eindeutig als wertvoll erwiesen haben, räumen viele Praktiker - Mediziner und Nichtmediziner - ihnen nur eine untergeordnete Stellung ein, wenden sie nur an, wenn sie keine anderen Möglichkeiten mehr sehen, oder vermeiden sie überhaupt. Tendenzen dieser Art kann man auch heute noch beobachten, sogar angesichts der beträchtlichen Anzahl von Befunden, die dafür sprechen, daß es sich bei der Schizophrenie und den manisch-depressiven Erkrankungen um primär biologisch bedingte Störungen handelt (was möglicherweise auch für andere affektive Störungen gilt). Die oft vertretene Ansicht, daß das Konzept "Schizophrenie" nicht lebensfähig sei, ist nur geeignet, das eigentliche Problem zu verdecken. Wenn wir als Kliniker erkennen, daß das Leben vieler Menschen durch massive nicht angepaßte Kognitionen, Verhaltensweisen, Vorstellungen, Gefühle, Empfindungen und Beziehungen zu anderen Menschen zerstört wird, die nicht auf nicht-pharmakologische Maßnahmen ansprechen, sich aber ganz erheblich durch psychotrope Medikamente erleichtern lassen, dann ist es völlig irrelevant, welchen speziellen Begriff wir benutzen, um dieses Phänomen zu bezeichnen. Unser Interesse besteht darin, daß Elend dieser Personen durch angemessene medikamentöse Behandlung zu mildern, so daß es ihnen möglich wird, sich besser zu fühlen und von einer Reihe verschiedener nützlicher Maßnahmen zu profitieren, die von anderen Modalitäten herkommen. Personen mit biologisch fundierten ernsthaften Defiziten stehen, was das Repertoire an angepaßten Reaktionen anbelangt, normalerweise hinter den Gleichaltrigen zurück; aber für einige von ihnen bewirkt eine angemessene therapeutische Intervention in der D-Modalität eine schnelle und aufrüttelnde Erleichterung eines seit langem bestehenden Leidens, bei dem jahrelange frühere therapeutische Maßnahmen nicht geholfen haben. Es ist eine Tatsache, daß Maßnahmen auf der Ebene der Medikamenten-Modalität die einzigen sind, die sich bei Schizophrenie und manisch-depressiven Erkrankungen als immer wieder wirksam erwiesen haben. In solchen Fällen kann die Behandlung mit Medikamenten als eine notwendige, wenn auch nicht immer ausreichende Bedingung für eine zufriedenstellende Lösung der Schwierigkeiten angesehen werden.

Therapeuten mit begrenzter Ausbildung oder wenig Erfahrung mit dem Gebrauch von Psychopharmaka betrachten sie als eine schreckliche oder sehr diffizile Angelegenheit, obwohl derjenige, der in diesem Land hauptsächlich die Medikamente "verschreibt", der "Laie" ist, der dauernd die verschiedensten Medikamente kauft und einnimmt. Dabei handelt es sich nicht nur um solche Substanzen, die nicht rezeptpflichtig sind, sondern auch um solche, die nur der Arzt verschreiben darf. Die meisten der wichtigsten original Psychotropie-Medikamente wurden durch Zufall entdeckt und obwohl zahlreiche experimentelle Untersuchungen insbesondere den Wert von Anti-Schizophrenie-Medikamenten nachgewiesen haben, ist es immer noch so, daß der Kliniker bei der Anwendung von Psychopharmaka weitgehend auf seine eigene Erfahrung angewiesen ist. Es gibt kaum Grund zu der Annahme, daß man Therapeuten, die Nichtmediziner sind, oder Klienten selbst, nicht die Prinzipien vermitteln kann, die für den Gebrauch von Medikamenten gelten. Tatsächlich sind viele Patienten zu richtigen Experten auf dem Gebiet der praktischen Psychopharmakologie geworden. Es dürfte wahrscheinlich so sein, daß einmal der Mangel an Ärzten und die Tatsache, daß sie der Mehrzahl der Personen, die von Medikamenten profitieren könnten, relativ selten zur Verfügung stehen, sowie auch der wachsende Trend in der Medizin, Quasi-Professionelle heranzubilden, letztlich und unaufhaltsam zur weiteren Verbreitung von Informationen über die Medikamenten-Modalität führen wird. Schon jetzt kommt es gar nicht so selten vor, daß Patienten Zugang zum PHYSICIAN's DESK REFERENCE haben, einem Kompendium, das jedes Jahr erscheint, und das von pharmazeutischen Herstellerfirmen veröffentlichte Informationen über Indikation, Dosierung, Wirkungsbereich, Nebenwirkungen und Vorsichtsmaßregeln aller Medikamente enthält. In einigen Ländern, vor allem in Japan, sind die meisten Medikamente (einschließlich der Psychopharmaka) nicht rezeptpflichtig.

Wenn die weiteren Ausführungen einen praktischen, klinisch relevanten Wert für den Leser haben sollen, dann muß er zumindest eine der beiden folgenden Annahmen akzeptieren:

1. An einigen geistigen Störungen unbekannter Herkunft (Schizophrenien und einige hauptsächlich affektive Störungen) sind ganz wesentlich primäre, biologische Faktoren beteiligt.

2. Ohne Rücksicht darauf, ob eine im wesentlichen biologisch bedingte Abweichung besteht, die sich auswirkt oder nicht, kann bei einer bedeutenden Zahl von Klienten (Patienten, rat- und hilfesuchende Personen) durch die Anwendung von Medikamenten symptomatische Erleichterung erzielt werden. Die positive Wirkung kann vorwiegend auf pharmakologische Effekte oder auch auf solche nicht-pharmakologischer Art (Placebo) zurückgeführt werden (Rickels, 1968).

Die grundlegenden Prinzipien sind sehr einfach, und Psychopharmaka lassen sich nach klinischen Gesichtspunkten in drei Gruppen einteilen:

I) Antischizophrenie-Mittel;
II) Antidepressiva;
III) Angsthemmer.

Diese drei Gruppen werden später nach klinischen Erwägungen und nach Gesichtspunkten ihrer chemischen Zusammensetzung weiter unterteilt. Es wird allerdings kein Versuch unternommen, strengere Definitionen vorzunehmen oder diese Gruppen ganz ausdrücklich zu trennen, da wir uns dessen bewußt sind, daß die verschiedenen Definitionen weit auseinandergehen, besonders die in Bezug auf die

Schizophrenie. In dieser Hinsicht ist das Konzept eines "schizophrenen Spektrums" von Nutzen, da es auch solche Personen miteinbezieht, die als Grenzfälle ("borderline")eingestuft werden oder als schizoid gelten, aber auch von einer Pharmakotherapie profitieren können. Es kommt nicht selten vor, daß man die Schwierigkeit hat, Schizophrenien von primär-prozesshaften Erkrankungen zu unterscheiden (einen hervorragenden Überblick über die diagnostischen Verfahren geben Woodruff u. a., 1974). Gelegentlich erweisen sich auch Medikamente einer Gruppe bei der Behandlung von solchen Störungen als wirksam, für die sonst Medikamente einer anderen Gruppe verwendet werden. So sind z. B. Mellaril (Thioridazine) und andere Antischizophreniemittel oft von Nutzen bei der Behandlung von "agitierten Depressionen". Ebenso können Sinequan oder Adipin (Doxepin), ein Antidepressivum (Gruppe II), bei der Behandlung von Angst zu Hilfe genommen werden. Dasselbe gilt für Tofranil (Imipramine) und andere Antidepressiva (Gruppe II), die sehr wirksam bei der Beseitigung von Angstattacken beim "phobischen Angstsyndrom" sind. Leichtere Depressionen, insbesondere wenn sie mit Angst einhergehen, sprechen manchmal auf Medikamente der Gruppe III an, etwa Serax oder Tranxene (obwohl bei der Behandlung von leichteren Depressionen solche Maßnahmen mehr versprechen, die auf der Ebene der anderen Modalitäten eingesetzt werden).

Im Hinblick auf die therapeutische Wirksamkeit überzeugen am meisten die Antischizophrenie-Medikamente, etwas weniger die Antidepressiva (mit Ausnahme von Lithium) und am wenigsten die Angsthemmer (zumindest in experimenteller Hinsicht). Ein wichtiges Problem bei den Antidepressiva ist beispielsweise die lange Latenzperiode (10 Tage bis 3 Wochen),die zu beobachten ist, ehe sich die klinisch relevanten Wirkungen nachweisen lassen. Diese Verzögerung ist einer der Hauptgründe dafür, weshalb nach wie vor die Elektroschockbehandlung angewendet wird. Weiter sprechen gegen einen eindeutigen Nachweis der Wirksamkeit von Medikamenten die hohe Quote von Spontanremissionen bei vielen Störungen und der enorme Einfluß des Placebo-Effekts. Das Nichteinhalten der Vorschriften, die bei der Einnahme von Medikamenten beachtet werden sollen, bzw. das Nichteinnehmen von Medikamenten überhaupt, ist ebenso ein wichtiges Problem, sowohl außerhalb als auch innerhalb des Krankenhauses. Man schätzt, daß bis zu 70 % aller Patienten das verschriebene Medikament entweder überhaupt nicht oder in einer anderen Menge einnehmen, als vorgeschrieben ist. Weitere Schwierigkeiten ergeben sich durch individuelle Unterschiede (genetischer und nicht-genetischer Art), die dazu führen, daß verschiedene Personen auf gleich große Mengen ein- und desselben Medikaments oft in beträchtlichem Ausmaß unterschiedlich reagieren.

Trotz dieser Probleme und Einschränkungen sind im Hinblick auf eine aufgeklärte Verwendung von Medikamenten eher offene als geheimnistuerische Vorgehensweisen am Platz. Man braucht dabei nur die folgenden Punkte zu beachten:

1. Man bildet eine Hypothese, aus der hervorgeht, welche Gruppe von Medikamenten in einem bestimmten Fall am relevantesten sein dürfte.

2. Man muß wissen, welche einzelnen Medikamente zu welcher Gruppe gehören.

3. Man muß einige wenige grundlegende Regeln für die Verschreibung von Medikamenten beherrschen.

4. Man muß sich potentieller Nebenwirkungen oder anderer Probleme bewußt sein, die sich möglicherweise beim Gebrauch von Medikamenten ergeben, und man muß wissen, welche Vorsichtsmaßnahmen getroffen werden können. Dies ist der entscheidende Bereich, in dem es wichtig ist, über Expertenkenntnisse zu verfügen, insbesondere im Zusammenhang mit medizinischen Problemen und anderen Medikamenten, die nicht Psychopharmaka sind.

Wenn ein Therapeut, der weiß, welches Medikament zu welcher Gruppe gehört, erst einmal eine Arbeitshypothese entworfen hat, aus der hervorgeht, welche Gruppe in diesem Fall diagnostisch angemessen ist, dann ist die Grundlage für die Wahl eines Medikaments nach rationalen Gesichtspunkten hergestellt. Man beachte, daß der Terminus "diagnostisch" hier in einem operationalen Sinn verwendet wird - Patienten tragen kein Etikett, auf dem zu lesen ist, zu welcher diagnostisch relevanten Gruppe sie gehören. Medikamente werden großenteils deshalb empfohlen, weil beobachtet worden ist, daß sich Patienten mit bestimmten Symptomen und Dysfunktionen unter dem Einfluß einer bestimmten Medikation deutlich besser fühlen und zu ihrer eigenen Zufriedenheit besser funktionieren. Obwohl die Wirksamkeit bestimmter Medikamente klar nachgewiesen worden ist, gibt es keine absoluten Kriterien, die "Zustände" oder "Krankheiten" zu definieren, die durch diese Medikamente "behandelt" werden. Erst jetzt fängt man an, die chemischen Parameter zu identifizieren, die es in Zukunft ermöglichen, präzisere Diagnosen zu treffen.

DIE MEDIKAMENTE

Derzeit sind etwa 40 psychotrope Medikamente erhältlich. Die drei großen Gruppen von Psychopharmaka, die weiter oben dargestellt wurden, können in weitere Gruppen unterteilt werden; in einigen Fällen ist sogar eine noch feinere Differenzierung möglich. Die Bezeichnung der verschiedenen Gruppen erfolgt gewöhnlich durch technische Termini, die sich auf die chemische Zusammensetzung beziehen. Es ist allerdings weniger entscheidend, die technischen Bezeichnungen für die Untergruppen auswendig zu lernen (obwohl sich das vielleicht lohnen würde); wichtig ist vielmehr, daß man weiß, welche Medikamente zu den verschiedenen Gruppen und Untergruppen gehören. Die Bezeichnungen sind in Tabelle 1 angegeben; diese mag kompliziert aussehen, ist aber im Prinzip einfach, wenn man sich die grundlegende Dreiteilung merkt, die wir vorgeschlagen haben.+

Man beachte, daß Gruppe I die größte Gruppe darstellt; sie enthält fünf Untergruppen von Medikamenten, die derzeit im aktiven Gebrauch sind. Medikamente der ersten drei Untergruppen (Phenothiazine, Thioxanthene und Butyrophenone) sind weit verbreitet, werden überall verschrieben und sind seit vielen Jahren erhältlich; die Medikamente der letzten zwei Untergruppen sind sehr neu, und die Daten, die bisher über sie zusammengetragen wurden, sind unvollständig. Die Untergruppen C, D und E der Gruppe I bestehen zur Zeit aus jeweils einem Medikament, Untergruppe B aus zweien.

+Anmerkung
Jeder, der durch die grotesk oder phantastisch anmutenden Eigenarten dieser Tabelle abgeschreckt wird, könnte vielleicht von ein wenig Eigenbemühung im Bereich der kognitiven Modalität profitieren, so daß die Erkenntnis: "Das ist unmöglich, wer kann denn diesen lächerlichen Unsinn behalten?" umgeformt wird zu der Erkenntnis: "Was einige Narren lernen können, kann jeder Narr lernen".

TABELLE 1

I. Antischizophrenie-Med. Mittel

A. Phenothiazine:
  1. alipathische Gruppe
    a. Thorazine[o] (Chlorpromazin)
    b. Vesprin[o] (Triflupromazin)
  2. Gruppe der Piperazine
    a. Trilafon (Perphenazin)
    b. Compazine (Prochlorperazin)
    c. Prolixin (Fluphenazin)
       Permitil (Fluphenazin)
    d. Stelazine (Trifluperazin)
    e. Tindal (Acetophenazin)
    f. Proketazine (Carphenazin)
    g. Repoise (Butaperazin)
  3. Gruppe der Piperidine
    a. Mellaril[o] (Thioridazin)
    b. Serentil (Mesoridazin)
    c. Quide (Piperacetazin)

B. Thioxanthene:
  1. alipathische Gruppe
       Taractan[o] (Chlorprothixen)
  2. Gruppe der Piperazine
       Navane (Thiothixen)

C. Butyrophenone:
       Haldol (Haloperidol)

D. Dihydroindolone:
       Moban (Molindon)

E. Dibenzoxapezine:
       Loxitane (Loxapin)

II: Antidepressiva

A. Tricycliea:
  1. Tofranil (Imipramin)
  2. Pertofrane (Despiramin)
     Norpramin (Despiramin)
  3. Elavil[o] (Amitriptyline)
  4. Aventyl (Nortriptylin)
  5. Vivactil (Protriptylin)
  6. Sinequan[o] (Doxepin)
     Adipin[o] (Doxepin)

B. MAO-Inhibitoren:
  1. Parnate (Tranyleypromin)
  2. Nardil (Phenelzin)
  3. Marplan (Isocarboxazid)

C. Lithane (Lithium)
   Lithonate (Lithium)
   Eskalith (Lithium)

III: Angsthemmer

A. Benzodiazepine:
  1. Librium (Chlordiazepoxyd)
  2. Valium[o] (Diazepam)
  3. Serax (Oxazepam)
  4. Dalmane[o] (Flurazepam)
  5. Tranxene (Clorazepat)

B. Propaneidole:
  1. Miltown (Meprobamat)
     Equanil (Meprobamat)
  2. Tybatran (Tybamat)

C. Diphenylmethane:
  1. Atarax (Hydroxazin)
     Vistaril (Hydroxazin)
  2. Benadryl[o] (Diphenylhydramin)

[o] Medikamente mit mehr sedierender Wirkung - man beachte, daß bei einigen Personen eigentlich alle Medikamente sedierende Wirkung besitzen, wohingegen andere Patienten durch überhaupt keine Medikamente sediert werden.

Die Untergruppe A, die Phenothiazine, ist ihrerseits in drei Gruppen unterteilt, von denen die Gruppe 2 (die Piperazine) bei weitem die meisten Medikamente enthält. Wie man anhand der Tabelle 1 erkennen kann, sind die Gruppen II und III jeweils dreifach unterteilt.

Es hat einige Kontroversen darüber gegeben, ob es praktisch notwendig ist, alle Medikamente der einzelnen Gruppen und Untergruppen zu kennen, da manche Therapeuten der Ansicht waren, es genüge, nur einige wichtige Medikamente in jeder Gruppe zu kennen. Der Verfasser dieses Artikels stimmt mit der letztgenannten Ansicht nicht überein. Aus Gründen, die bisher noch nicht bekannt sind, sprechen einige Patienten zwar auf ein oder mehrere Medikamente einer bestimmten Gruppe nicht an, jedoch auf andere Medikamente dieser Gruppe an, die eine ganz ähnliche chemische Zusammensetzung haben, d. h. die zur gleichen Untergruppe gehören. Man kann oft feine Unterschiede in den Nebenwirkungen beobachten, sogar bei Medikamenten innerhalb ein- und derselben Untergruppe. Beispielsweise fühlen sich viele Patienten durch aliphatische Phenothiazine in unangenehmer Weise sediert. Aber Vesprin ruft in weitaus geringerem Maß bei ihnen das Gefühl hervor, sie kämen sich wie ein "Zombie" vor, als Thorazine. Die Piperazine unter den Phenothiazinen neigen dazu, extrapyramidale Nebenwirkungen zu produzieren (Parkinsoneffekte oder verschiedene unnormale Bewegungen), aber von diesen Medikamenten ruft Trilafon diese Wirkungen mit geringerer Wahrscheinlichkeit hervor als Prolixin, und bei Proketazine ist diese Wahrscheinlichkeit noch geringer.

Normalerweise haben die einzelnen Medikamente drei Namen. Wenn man sich ganz wissenschaftlich ausdrücken will (was normalerweise nicht üblich ist), benützt man die *chemische* Bezeichnung, die eine schwerfällig klingende Beschreibung der chemischen Struktur darstellt. Weiter werden kürzer gefaßte chemische Bezeichnungen verwendet, die oft Anhaltspunkte für die chemische Zusammensetzung geben, und die als Standardbezeichnungen ohne Rücksicht auf den Hersteller akzeptiert worden sind. Es handelt sich hier um die "*generic names*"+. Der *Handelsname* schließlich hat am wenigsten mit der chemischen Struktur zu tun; oft handelt es sich nur um Phantasieworte, die einen guten Klang haben.
Es ist im Angloamerikanischen üblich, die Handelsnamen mit

+Anmerkung d. Übers. :
Der engl. Originalausdruck hat sich in diesem Zusammenhang auch im Deutschen eingebürgert.

großen, die "generic names" mit kleinen Anfangsbuchstaben zu schreiben. Auf diese Weise muß der Praktiker für den Fall, daß ein- und dasselbe Medikament von fünf Herstellern angeboten wird, fünf verschiedene Handelsnamen lernen. Da die Zahl der wirksamen Medikamente steigt, Patente erlöschen und die Inhaber von Patenten die Fabrikationsrechte an andere Hersteller verleihen, geht es bei der Benennung von Medikamenten wahrhaftig so zu wie beim Bau des Turms von Babel. Angesichts dieser Situation möchten wir dem Praktiker dringend empfehlen, die "generic names" zu lernen. Sie sind wissenschaftlicher und sind darüber hinaus für den Verbraucher weniger kostspielig, zum Teil wegen niedrigeren Werbekosten.

Alle Medikamente, die unter der Gruppe I aufgeführt sind, werden wirkungsvoll gegen schizophrene Störungen eingesetzt. Die verabreichte Dosis ist von Medikament zu Medikament verschieden. Die höchste Milligrammpotenz besitzen die Medikamente der Piperazin- (A 2 und B 2) und der Butyrophenongruppe (C) (Haloperidol).+ Die relativen Milligrammengen der Antischizophreniemedikamente sind in Tabelle 2 aufgeführt. Beispielsweise entsprechen 20 mg Thorazine (Chlorpromazin) 1 mg Stelazin (Trifluoperazin). Akut psychotische Patienten sprechen normalerweise auf etwa 600 - 1000 mg Thorazine pro Tag an; zur Vorbeugung kann oft eine Dosis von 200 - 400 mg pro Tag beibehalten werden. Bei Patienten, die an chronischer Schizophrenie leiden, können beliebige Mengen von Medikamenten verwendet werden; im Durchschnitt sind 300 - 600 mg (Thorazine) pro Tag erforderlich. Manchmal benötigt man Medikamente in einer Dosis, die 3000 mg und mehr Thorazine entsprechen.

+Anmerkung:
Man beachte den Unterschied zwischen Milligrammpotenz und Wirksamkeit. Da alle hier aufgeführten Neuroleptika gleichermaßen bei schizophrenen Störungen wirksam sind, muß man eine Tabelle mit solchen Dosen aufstellen, die die gleiche Wirksamkeit haben. Wenn man sich allerdings mit den Medikamenten beschäftigt, die zur Behandlung von endogenen Depressionen eingesetzt werden, dann findet man, daß Marplan nicht so wirksam ist wie Elavil: das bedeutet, daß nicht die gleiche Zahl von Patienten mit endogenen Depressionen auf beide Medikamente anspricht, unabhängig von der Höhe der Dosis. Das mag darauf zurückzuführen sein, daß es möglicherweise verschiedene Untertypen von Depressionen gibt, die sich ganz deutlich nach chemischen Gesichtspunkten trennen lassen.

Da Thorazine (Chlorpromazin) das erste Medikament gegen Schizophrenie war, wird es als Standardmaß verwendet, mit dem die neueren Medikamente verglichen werden.

Für die Medikamente in den Gruppen II und III sind Vergleichszahlen nicht verfügbar, aber der empfohlene Spielraum für die einzelnen Dosen ist in Tabelle 2 aufgeführt. Alle Tricyclica sind bezüglich ihres antidepressiven Effekts vergleichbar, obwohl Doxepin etwas schwächer ist als die anderen. Elavil (Amitriptyline) und Tofranil (Imipramine) werden in gleicher Dosis verabreicht. Die mit ihnen verwandten Medikamente Aventyl (Nortriptyline) und Pertofrane (Desipramine) werden in etwas niedrigeren Dosen verschrieben. 10 mg Vivactil (Protriptyline) entsprechen etwa dem Äquivalent von 50 mg Tofranil oder Elavil. In der Gruppe von Antidepressiva, die durch die MAO-Inhibitoren gebildet wird, ist Parnate (Tranylcypromine) das Medikament mit der größten Wirkung; Nardil (Phenelzin) steht ihm nur wenig nach. Marplan (Isocarboxazid) hat eine noch etwas geringere Wirksamkeit, obwohl es in bestimmten Fällen von großem Nutzen sein kann.

Die nützlichsten Medikamente in der Gruppe III sind die Benzodiazepine. Unter diesen können sich Valium (Diazepam), Dalmane (Fluorazepam) und Tranxene (Chlorazepat) als wirksamer erweisen als Librium (Chlordiazepoxide) und Serax (Oxazepam). Die anderen angsthemmenden Antiangst-Medikamente sind im allgemeinen von geringerem Wert, aber in ausgesuchten Fällen kann es sich lohnen, sie auszuprobieren. Beispielsweise erweist sich Tybatran (Tybamat) manchmal bei solchen Fällen als hilfreich, in denen somatische Beschwerden vorherrschen.

HINWEISE FÜR DIE AUSWAHL VON MEDIKAMENTEN

Im folgenden soll ein Katalog von Fragen und Erwägungen aufgestellt werden, der sich für den Leser bei der Wahl einer bestimmten Pharmakotherapie als nützlich erweisen kann.

1. Welche Gruppe von Medikamenten ist (in einem bestimmten Fall) am geeignetsten?

   a) Sind größere Beeinträchtigungen der kognitiven Funktionen vorhanden, auffallend verarmte oder chaotische zwischenmenschliche Beziehungen und/oder Halluzinationen oder Wahnvorstellungen, die sich beim Patienten im Alter zwischen 20 und 30 Jahren, in der Zeit nach der Pubertät oder vorher, nachweisen lassen (Schizophrenie)?

TABELLE 2

Name des Medikaments	Relative mg-Potenz (im Verhältnis zu Thorazine)	Tagesdosis Spielraum mg pro Tag	Tabletten (T) bzw. Kapseln (K) allgemein übliche Handelsformen (in mg)
Gruppe I: Antischizophrenie-Med.			
Thorazine (Chlorpromazin)	1:1	3O-2OOO	(T 1O, 25, 50, 100, 200) (3O, 75, 150, 200, 300)
Vesprin (Triflupromazin)	4:1		T 10, 25, 50
Trilafon (Perphenazin)	10:1		T 2, 4, 8
Compazine (Prochlorperazin)	7:1		T 5, 10, 25
Prolixin, Permitil (Fluphenazin)	70:1		T 1; 2,5; 5; T 25, 1, 2,5,,5, 10
Stelazine (Trifluoperazin)	20:1		T 1, 2, 5, 10
Tindal (Acetophenazin)	5:1		T 20
Proketazine (Carphenazin)	4:1		T 12,5, 25, 50
Repoise (Butaperazin)	7:1		T 5, 10, 25
Mellaril (Thioridazin)	1:1		T 10, 25, 50, 100, 150, 200
Serentil (Mesoridazin)	2:1		T 10, 25, 50, 100
Quide (Piperacetazin)	4:1		T 10, 25
Taractane (Chlorprothixen)	1:1		T 25, 50, 100
Navane (Thiothixen)	20:1		K 1, 2, 5, 10, 20
Haldol (Haloperidol)	100:1		T 1/2, 1, 2, 5, 10
Moban (Molindon)	8:1		T 5, 10, 25
Loxitane (Loxapin)	10:1		K 10, 25, 50

Name des Medikaments	Relative mg-Potenz (im Verhältnis zu Thorazine)	Tagesdosis Spielraum mg pro Tag	Tabletten (T) bzw. Kapseln (K) allgemein übliche Handelsformen (in mg)
Gruppe II: Antidepressiva			
Tofranil (Imipramin)		30-300	T 10, 25, 50; PM[oo] K 75, 100, 125, 150
Pertofrane, Norpramin (Desipramin)		25-200	K 25, 50; T 25, 50
Elavil (Amitriptylin)		50-300	T 10, 25, 50, 75, 100
Aventyl (Nortriptylin)		30-100	K 10, 25
Vivactil (Protriptylin)		15- 60	T 5, 10
Sinequan, Adipin (Doxepin)		25-300	K 10, 25, 50, 100; T 10, 25, 50
Parnate (Tranyleypromin)		20-730	T 10
Nardil (Phenelzin)		45- 75	T 15
Marplan (Isocarboxazid)		10-30	T 10
Lithane (Lithium)		600-2400	T 300
Lithonate (Lithium)			K 300, T 300
Eskalith (Lithium)			K 300
Gruppe III: Angsthemmer			
Librium (Chlordiazepoxyd)		15-200	T 5, 10, 25; K 5, 10, 25
Valium (Diazepam)		2- 40	T 2, 5, 10
Serax (Oxazepam)		30-120	K 10, 15, 30
Dalmane (Flurazepam)		15- 60	T 15, 30
Tranxene (Clorazepat)		7,5-60	K 3,75, 7,5, 15; T 22,5
Miltown, Equanil (Meprobomat)		1200-2400	T 200, 400, 600; T 200, 400; K 400
Tybatran (Tybamat)		750-3000	K 125, 250, 350
Atarax, Vistaril (Hydraxazin)		75- 400	T 10, 25, 50, 100; K 25, 50, 100
Benadryl (Diphenhydramin)		25- 200	K 25, 50

[oo] Tofranil PM mit Langzeitwirkung

b) Sind Anzeichen für eine endogene Depression im klassischen Sinn vorhanden: Appetitverlust, starke Schlaflosigkeit (besonders Erwachen am frühen Morgen), Gefühle der Wertlosigkeit und Schuld, Selbstmordabsichten bei einer Person mittleren Alters? Diese "klassischen" Depressionen sprechen wahrscheinlich etwas mehr auf die Elavil-Tofranil-Gruppe der Antidepressiva an (siehe Tabelle 2), während atypische Depressionen sich eher mit den MAO-Inhibitoren günstig beeinflussen lassen. Haben wir es auf der anderen Seite mit einer Manie zu tun (ununterbrochene Hyperaktivität, Euphorie, starke Schlaflosigkeit, Reizbarkeit, gehetztes Sprechen, Selbstüberschätzung), ohne daß sich nach der Anamnese Anzeichen für Schizophrenie oder chronischen Drogenmißbrauch ergeben?

c) Ist die Störung primär durch Angst gekennzeichnet? Fallen die Symptome allgemein in den Bereich solcher "neurotischer" Störungen, die eine Bewältigung des alltäglichen Lebens noch nicht unmöglich machen bzw. ganz tiefgehend beeinträchtigen? Man sollte immer daran denken, daß es Störungen gibt, bei denen eine eindeutige Zuordnung zu einer der obengenannten Medikamentengruppen schwerfällt, aber man kann eine vorläufige Hypothese über die zutreffendste Gruppe aufstellen.

2. Handelt es sich um eine akute Störung (von wenigen Stunden, Tagen oder Wochen) oder um eine chronische Störung (von jahrelanger Dauer)?

Akute Störungen, insbesondere Schizophrenie, neigen dazu, sehr schnell auf Medikamente anzusprechen und haben entsprechend der Definition eine hohe spontane Remissionsrate. Bei Anwendung einer geeigneten Pharmakotherapie kann eine akute Schizophrenie manchmal innerhalb von einigen Stunden oder noch weniger abklingen. In solchen Fällen kann die Dosis oft verringert bzw. das Medikament manchmal schon nach wenigen Wochen pharmakotherapeutischer Behandlung abgesetzt werden. Ein beträchtliches Ausmaß an symptomatischer Erleichterung bei chronischer Schizophrenie oder chronischen Angstzuständen kann ebenfalls in kurzer Zeit erzielt werden, obwohl in einigen Fällen mit mehreren Wochen gerechnet werden muß.

3. Ist die Störung, wenn sie akut ist, schon mehrere Male bei früheren Gelegenheiten aufgetreten?

Wenn dies der Fall ist, dann ist es wichtig, nach der Erholung von einer akuten Episode eine medikamentöse Behandlung als präventive

Maßnahme in Betracht zu ziehen. Wenn bei jemandem beispielsweise mehrere schizophrene Dekompensationen aufgetreten sind, dann wird es sich im allgemeinen als hilfreich erweisen, eine kleine Dosis eines Antischizophrenie-Präparats als Dauermedikation beizubehalten. Viele Patienten erschrecken vor dem Gedanken, Medikamente auf Lebenszeit einnehmen zu müssen. Aber wenn durch die Einnahme von ein oder zwei Tabletten am Tag die Qualen verhindert werden können, die gewöhnlich eine akute Psychose begleiten, dann möchte ich fragen, ob es wirklich einen Grund dafür gibt, bei einem Patienten eine solche Dauermedikation nicht anzuregen? (Natürlich wird durch einen Vorschlag niemand verpflichtet.) Die Bezeichnung "Drehtürsyndrom" spielt auf die Tatsache an, daß Personen auf Grund immer wiederkehrender akuter schizophrener Episoden wiederholt in eine Klinik eingewiesen werden müssen. Jeder akute Anfall wird im Krankenhaus mit Medikamenten erfolgreich behandelt und der Patient wird entlassen. Nachdem er (oder sie) das Krankenhaus verlassen hat, hört er aus verschiedenen Gründen auf, die Medikamente einzunehmen. Unter diesen Gründen befinden sich die folgenden:

a) Der Patient wird nur ungenügend über den präventiven Charakter einer solchen Maßnahme aufgeklärt.

b) Es finden kaum Nachuntersuchungen statt oder der Verschreibende und der Patient haben wenig Kontakt miteinander.

c) Der Patient empfindet Mißtrauen gegenüber dem Krankenhaus, das als eine Zwangsinstitution aufgefaßt wird.

d) Der Verschreibende selbst hat eine ambivalente Einstellung gegenüber dem Nutzen einer medikamentösen Behandlung.

e) Der Patient hat die Erkenntnis entwickelt: "Ich fühle mich besser, also brauche ich das Medikament nicht mehr", anstatt sich zu sagen: "Wahrscheinlich geht es mir auf Grund des Medikaments besser, und wenn es verhindern kann, daß es mir wieder schlechter geht, dann will ich es weiternehmen".

f) Der Patient schämt sich darüber, "nicht in Ordnung" zu sein oder kommt sich durch die Behandlung vor wie ein "Invalide".

g) Die Familie, die Gleichaltrigen oder die Gemeinschaft üben einen Druck aus, das Medikament nicht mehr einzunehmen.

h) Auftreten unangenehmer Nebenwirkungen, insbesondere solcher, mit denen der Patient nicht gerechnet hat.

i) Der Patient ist mit den sogenannten "therapeutischen Effekten" nicht zufrieden; z. B. finden viele "Patienten" den Zustand der Manie sehr angenehm, obwohl er einige Konsequenzen nach sich ziehen kann, die sie sehr gerne vermeiden würden.

Die Entdeckung, daß Lithium eine prophylaktische Wirkung bei zyklischen (immer wiederkehrenden) affektiven Störungen besitzt - bipolar+ oder unipolar (nur depressive Phasen) - ist eine der großartigen Entdeckungen der Pharmakologie, deren volle Tragweite noch nicht erkannt worden ist. Lithium ist auch das spezielle Mittel, mit dem man eine Manie behandelt, obwohl sich normalerweise beobachten läßt, daß es erst nach zwei Tagen bis zu einer Woche wirkt. Im Falle einer schweren Manie kann man solange ein Antischizophrenie-Präparat verordnen, bis sich die Auswirkungen des Lithium zeigen. Lithium kann auch manche depressive Phasen abschwächen, besonders wenn die akute Phase Teil einer zyklischen Störung ist oder manisch-depressive Erkrankungen bereits in der Familie aufgetreten sind, aber gegenwärtig empfiehlt es sich, zuerst andere Antidepressiva zu verwenden.

4. Welche Medikamente hat der Patient vorher genommen und mit welchem Erfolg?

Solche Medikamente, die vorher gewirkt haben, werden sich bei derselben Person wahrscheinlich wieder als wirksam erweisen, und solche, die vorher nicht gewirkt haben, werden sich wahrscheinlich auch in Zukunft nicht als wirksam erweisen. Wenn jemand vorher überhaupt noch nie mit Medikamenten behandelt worden ist, dann ist es nützlich zu wissen, daß zwischen Blutsverwandten ersten Grades ähnliche Reaktionsmuster bestehen. Wichtig ist es auch, darüber informiert zu sein, ob früher Antireaktionen aufgetreten sind, da Patienten dadurch, daß sie früher ernsthafte oder unangenehme Nebenwirkungen erlebt haben, durch den Gedanken abgeschreckt werden können, ein bestimmtes bzw. überhaupt ein Medikament einzunehmen.

+Anmerkung:
Dieser Begriff wird dann gebraucht, wenn sich in der Krankengeschichte depressive und manische Phasen finden, aber er wird auch dann oft verwendet, wenn nur eine manische Episode aufgetreten ist (eine reine Manie ist selten).

Bestimmte Medikamente tendieren auf Grund ihrer chemischen Zusammensetzung dazu, gleiche Nebenwirkungen hervorzurufen, so daß es jemandem, der unter hartnäckigen Parkinson-ähnlichen Nebenwirkungen leidet, die durch Prolixin hervorgerufen werden (einem Medikament aus der Antischizophrenie-Gruppe - Untergruppe Phenothiazine - Gruppe: Piperazine), besser ergehen dürfte, wenn er statt dessen Vesprin einnimmt (Antischizophrenie-Gruppe - Untergruppe Phenothiazine, alipathische Gruppe). Viele Leute wissen überhaupt nicht, welche Medikamente sie früher genommen haben. Aber der Verschreibende ist nach dem Gesetz und der Moral verpflichtet, denjenigen, der das Medikament verschrieben bekommt, über alles mögliche zu informieren: Über den Namen des Medikaments, die Dosis, warum man es empfohlen hat, und zumindest darüber, welche Nebenwirkungen ganz allgemeiner Art sich einstellen können. (Ein unschätzbarer Bestandteil der Verhaltensweisen einer Person mit der Fähigkeit, sich selbst behaupten zu können, ist der, jede fachliche Autorität nicht nur darum zu bitten, ihre gewünschte Funktion auch auszuüben, sondern auch, die Fragen zu beantworten und den Klienten zu erziehen. Als Therapeuten können wir dieses Verhalten verstärken, indem wir unseren Klienten vollständige und richtige Information geben). Man kann allgemein das früher verwendete Medikament dadurch feststellen, daß man dem Patienten Bilder von Tabletten und Kapseln zeigt und ihn oder sie auffordert, das fragliche Medikament zu identifizieren. Für diesen Zweck ist ein Handbuch zur Identifizierung von Medikamenten von unschätzbarem Wert (siehe Literaturverzeichnis).

5. In welcher Dosis wurde das Medikament früher eingenommen?

Es kann sein, daß die geeigneten Medikamente zwar eingenommen wurden, aber nicht in der richtigen Dosierung. Dies ist eine der häufigsten Ursachen dafür, daß Medikamente versagen. Bei manchen Personen können Nebenwirkungen dadurch entstanden sein, daß sie von Anfang an eine volle Dosierung erhalten haben, statt daß mit minimalen Dosierungen begonnen wurde, die man allmählich steigerte. Auf der anderen Seite können verschiedene Nebenwirkungen (in der Art eines Parkinson-Syndroms) durch höhere Dosierung beseitigt werden.

6. Ist die Symptomatologie ganz besonders durch Schlaflosigkeit gekennzeichnet?

Schlaflosigkeit tritt häufig zusammen mit biopsychologischen Dysfunktionen auf. Bei solchen Störungen, die nicht psychotischer Art sind, kann man die Schlaflosigkeit am besten mit nichtpharmakologischen Maßnahmen wie Entspannungstraining, Autosuggestion und verschiedenen Reizkontrolltechniken behandeln. Wenn diese Verfahren sich als unwirksam erweisen, dann empfehlen sich sedierende Medikamente der Gruppe III oder Doxepin (Gruppe II). Bei der Behandlung von Schlaflosigkeit wird vorgeschlagen, die sedierenden Medikamente kurz vor dem Zubettgehen einzunehmen. Wir empfehlen in diesem Zusammenhang solche Medikamente, die primär Antischizophrenie-Mittel, Antidepressiva oder Angsthemmer sind, aber auch sedierende Eigenschaften haben. In jeder Gruppe finden sich sedierende und nicht-sedierende Medikamente (Tabelle 1). Wir raten dringend davon ab, die Standardhypnotika ("Schlaftabletten") wie etwa die zur Gruppe der Barbiturate gehörenden Medikamente Doriden, Placydil oder Noludar zu verwenden, einmal weil sie süchtig machen können, weiter weil ihnen keine spezifisch angsthemmende Wirkung zukommt und schließlich, weil sie suizidgefährdeten Patienten zu wenig Sicherheitsspielraum bieten und den Tod herbeiführen können. Unter diesen Hypnotika ist Chloralhydrat allerdings relativ harmlos.

7. Läßt sich in der Vorgeschichte Medikamentenmißbrauch nachweisen?

Die meisten Medikamente der verschiedenen Gruppen sind nicht für den Mißbrauch geeignet. Allerdings sind einige Präparate der Gruppe III in diesem Sinne verwendet worden und würden im allgemeinen solchen Leuten nicht verschrieben werden, die dazu neigen, zu Suchtmitteln zu greifen. Meprobamat (Miltown, Equanil) ist ganz deutlich in der Lage, süchtig zu machen. Einige Personen werden andere Medikamente der Gruppe III (z. B. Valium) mißbräuchlich verwenden. Bei den Medikamenten der anderen Gruppen braucht man in dieser Hinsicht keine Befürchtungen zu haben; obwohl es allerdings bei seltenen Gelegenheiten vorgekommen ist, daß ein Patient das Antidepressivum Parnate als Suchtmittel benutzt hat, das in seiner chemischen Struktur sehr dem Amphetamin ähnelt.

8. Lassen sich starke Selbstmordneigungen nachweisen?

Obwohl man mit einer großen Menge leicht erhältlicher Arzneimittel oder Toxinen Selbstmord begehen kann, neigen viele Leute dazu, Pillen entweder blindlings oder planvoll zu nehmen, ob sie Selbstmordabsichten haben oder nicht, und es ist wichtig, daß der Kliniker, der Medikamente verschreibt, weiß, welche Präparate in dieser Hinsicht sicher sind und welche nicht. Unter diesem Aspekt sind Medikamente der Gruppe II am gefährlichsten. Obwohl einige Leute Selbstmord verübt haben, indem sie dreimal soviel Elavil genommen haben, wie es als Maximaldosis empfohlen wurde, hätte man ernsthafte Schwierigkeiten, sich mit einer Überdosis Thorazine (Gruppe I) oder Librium (Gruppe III) umzubringen, es sei denn, man kombiniert sie mit beträchtlichen Mengen Alkohol oder anderen Drogen.

9. Gibt es in der Vorgeschichte Nachweise dafür, daß der Patient Medikamente überhaupt nicht oder nicht in der vorgeschriebenen Form einnimmt?

Sogar die besten und geeignetsten Medikamente werden nicht die Änderungen hervorrufen, für die sie gedacht waren, wenn der Patient sie nicht einnimmt. Es empfiehlt sich für den Therapeuten, die Bereitschaft zur (richtigen) Einnahme von Medikamenten nicht erzwingen zu wollen; er soll vielmehr als Experte oder Autorität auftreten, die Empfehlungen macht, statt als eine Person, die die "Behandlung" diktatorisch durchsetzen will. Es ist ganz besonders wichtig, daß der Therapeut oder die Therapeutin dem Patienten mitteilen, was man über die fraglichen Symptome und über die Wirkung der Medikamente weiß, und daß man offen potentielle Nebenwirkungen bespricht. Die Erfahrung hat gezeigt, daß Patienten umso mehr bereit sind, Medikamente überhaupt und in der vorgeschriebenen Form einzunehmen, je mehr Vertrauen sie haben, obwohl noch eine Reihe anderer Faktoren mit im Spiel ist. Es ist wirklich erschreckend, in welchem Ausmaß eine solche Bereitschaft nicht vorhanden ist (Blackwell, 1973). Für Patienten, die sich zwar nicht gegen den Gedanken wehren, Medikamente einzunehmen, aber die vergeßlich sind, oder den Zeitplan für eine orale Einnahme umständlich finden, gibt es ein Antischizophrenie-Präparat (Prolixin) in Form von Injektionen mit Langzeitwirkung. Die Wirkung einer Injektion hält normalerweise zwei Wochen (in manchen Fällen bis zu vier Wochen) an.

10. Wie alt ist der Patient, wie ist sein allgemeiner Gesundheitszustand, in welchem Zustand befinden sich insbesondere sein Herz, seine Leber und seine Nieren; wie ist der Blutdruck, ist die Prostata vergrößert, leidet der Patient unter einem grünen Star oder unter Medikamentenallergien?

Es ist wichtig, daß die Organe, die die Medikamente umsetzen und ausscheiden, in Ordnung sind (Leber, Nieren). Eine relativ gesunde Person wird über eine höhere Toleranz gegenüber den vielen Nebenwirkungen verfügen als jemand, der viele gesundheitliche Schwierigkeiten hat. Es ist eine medizinische Binsenweisheit, daß Kinder und ältere Personen Medikamente nicht so gut tolerieren wie jüngere Erwachsene oder solche mittleren Lebensalters, und die Toleranz sollte zunächst mit kleinen Dosierungen getestet werden. Bei alten Leuten würde man zunächst schwächere Medikamente oder solche mit weniger Nebenwirkungen ausprobieren, z.B. Doxepin (Sinequan, Adipin) an Stelle von Amitriptylin (Elavil). Leichtere Medikamente der Gruppe III, die von Nebenwirkungen relativ frei sind (Serax-Oxazepam) können sich bei der Behandlung von nicht-psychotischen Depressionen bei älteren Personen ebenfalls als nützlich erweisen.

HINWEISE FÜR DIE VERSCHREIBUNG VON MEDIKAMENTEN

1. Man wählt ein Medikament nach den oben erwähnten Gesichtspunkten aus, z.B. indem man die diagnostische Kategorie feststellt, die für die Wahl des Medikaments ausschlaggebend ist.

2. Man entscheidet sich dafür, ob das Medikament oral eingenommen oder in Form einer Injektion verabreicht werden soll. Die Medikamente werden fast immer oral eingenommen. Patienten dürften intramuskuläre Injektionen mit diesen Medikamenten eher als unangenehm empfinden, deshalb sollten solche Injektionen nur für Notfälle vorgesehen werden. Eine Ausnahme davon ist das Langzeitwirkung besitzende Antischizophrenie-Präparat Prolixin (Fluphenazin), das alle zwei bis vier Wochen injiziert werden kann, was eine Erleichterung für den Patienten darstellt, der sonst ein-, zwei oder dreimal am Tag Pillen einnehmen muß. Manche Medikamente lassen sich auch intravenös einspritzen, doch wird diese Form der Verabreichung äußerst selten angewendet. Einige Medikamente kann man auch in Form von Zäpfchen erhalten, was für diejenigen gedacht ist, die "Pillen" erbrechen oder verabscheuen.

3. Man fängt mit einer kleinen Dosis an und erhöht sie allmählich so lange, bis sich ein therapeutischer Effekt bemerkbar macht; es kann zu wenig tolerierten Nebenwirkungen kommen; oder die Dosis überschreitet bei weitem die Menge, bei der man vernünftigerweise positive Wirkungen erwarten kann. Man beachte, daß bei manchen viele Medikamente nur dann wirken, wenn sie in solchen Mengen eingenommen werden, die bei weitem die Maximaldosis überschreiten, die vom Hersteller empfohlen wird. Hier kann es zu Problemen juristischer Art kommen, es sei denn, man hat den Patienten über alle Fakten unterrichtet. Einige Kliniker haben in bestimmten Situationen bereits das hundertfache der Dosis verschrieben, die normalerweise empfohlen wird. Das Prinzip der allmählichen Dosissteigerung gilt hauptsächlich für die Medikamente der Gruppen I und III, während bei Präparaten der Gruppe II der Sicherheitsspielraum viel geringer ist.

4. Wenn ein Medikament auch dann nicht wirkt, wenn der Patient es in hoher Dosierung eingenommen hat, dann empfiehlt es sich im allgemeinen, zu einem Medikament einer anderen Untergruppe überzugehen. Wenn ein bestimmtes Präparat wegen sehr unangenehmer Nebenwirkungen abgesetzt werden muß, kann ein Präparat ausgewählt werden, das diese Nebenwirkungen weniger wahrscheinlich macht. Ein Beispiel: Wenn ein Antischizophrenie - Präparat der Untergruppe A 2 (Phenothiazine-Piperazine) verwendet wird etwa Trilafon (Perphenazine), bei dem sich höchstwahrscheinlich Nebenwirkungen in Form eines Parkinsonsyndroms einstellen werden (Ruhelosigkeit, Tremor, Rigor, abnorme Bewegungen), die dann nicht ausreichend mit Hilfe der gewöhnlichen Anti-Parkinson-Mittel unter Kontrolle gehalten werden können, dann würde der Kliniker bei seinem Patienten ein anderes Präparat der Untergruppen A 1, A 3 oder B 1 ansetzen, das mehr sedierende Nebenwirkungen besitzt. Man kann auch Kombinationen von Medikamenten verschiedener Untergruppen verschreiben, um verschiedene Effekte hervorzurufen. Beispielsweise kann ein sedierendes Medikament zur Schlafenszeit und ein nicht-sedierendes Medikament tagsüber verwendet werden, etwa Thorazine (Chlorpromazine) nachts und Stelazine (Trifluoperazine) zu Wachzeiten. Medikamente verschiedener Hauptgruppen lassen sich ebenfalls kombinieren. Ab und zu ist es tatsächlich gerechtfertigt, alles mögliche zu versuchen, um bei unerträglichen Symptomen Erleichterung zu erzielen.+

+Anmerkung:
Man denke immer an den Spruch "primum non nocere" - zunächst gilt es, niemandem zu schaden.

Wenn man allerdings Antidepressiva bei einer Person mit solchen Depressionen benutzt, die in der Tat mehr einer Schizophrenie ähneln, kann man eine akute Psychose auslösen. Besteht allgemein bei einem depressiven Patienten ein Verdacht auf Schizophrenie, dann ist es besser, mit einem Medikament der Gruppe I zu beginnen, und oft geben sich dann die "Depressionen". Wenn ein Antidepressivum (Gruppe II) bei solchen Patienten verwendet wird, dann ist es von entscheidender Bedeutung, der Wirkung dieses Medikaments mit einem Antischizophrenie-Präparat zu begegnen, um der Aktivierung einer latenten Schizophrenie vorzubeugen. Solche Situationen stellen die wenigen Rechtfertigungen dafür dar, in ihrer Form einmalige Präparatkombinationen wie Triavil und Etrafon anzuwenden, die hinsichtlich der Dosis festgelegte Kombinationen von Trilafon (einem Phenothiazine) und Elavil (einem tricyclischen Antidepressivum) sind . Eine andere Situation, in der die Verwendung solcher Medikamente gerechtfertigt erscheint, wäre bei der Behandlung solcher Patienten gegeben, die nicht bereit sind, sich den Verschreibungsregeln zu fügen und eine Pille eher hinnehmen als zwei. Während der Autor diesen Artikel schreibt, verbietet die FDA immer noch den kombinierten Gebrauch von Tricyclica und MAO-Inhibitoren auf Grund früherer kritischer Berichte. Man muß nach dem Absetzen eines Medikaments einer Untergruppe mindestens eine Woche verstreichen lassen, ehe man ein Medikament der anderen Untergruppe ansetzen darf. Allerdings hat man bei einer Anzahl von Klienten die Beobachtung gemacht, daß sich diese Kombination bei sonst hartnäckigen Depressionen besonders günstig auswirkt und daß die Nebenwirkungen nicht stärker werden. Es ist wichtig, darüber informiert zu sein, daß sich die MAO-Inhibitoren mit vielen Medikamenten und Diäten nicht vertragen (siehe PHYSICIAN'S DESK REFERENCE).Bei einigen weiblichen Patienten, deren Depressionen nicht auf die Medikamente der tricyclischen Gruppe anzusprechen scheinen, wirken sich zusätzliche kleine Dosen von Schilddrüsenhormonen auch dann günstig aus, wenn ihre Schilddrüsentests normale Ergebnisse zeigen. Lithium kann den antidepressiven Effekt der Tricyclica oder MAO-Inhibitoren verstärken und bei manchen Patienten selbst einen antidepressiven Effekt hervorrufen.

5. Praktizierende Therapeuten haben seit Jahren dazu tendiert, Medikamente zwei- bis viermal am Tag einnehmen zu lassen. Ein derartiger Zeitplan ist im Anfangsstadium einer Behandlung normalerweise wünschenswert, aber es ist nachgewiesen worden, daß die Mehrzahl der Patienten die ganze Tagesdosis auf einmal einnehmen kann. Gewöhnlich ist die günstigste Zeit abends, weil

dann das Problem der Sedierung auf ein Minimum reduziert wird. Dieses Verfahren, einmal am Tag einnehmen zu lassen, macht es dem Patienten leichter, sich an die Verschreibungsregeln zu halten, und macht es billiger für ihn (so kostet eine 200 mg Thorazine-Tablette weniger als die Hälfte von vier 50 mg Tabletten). Wenn eine regelmäßige Einnahme von Medikamenten beibehalten werden soll, insbesondere wenn eine Medikation auf lange Sicht geplant wird, dann erweisen sich "Medikamentenferien" (Intervalle, in denen laut Verschreibung keine Medikamente eingenommen werden sollen) als sehr nützlich. Die meisten, die unter langfristiger medikamentöser Behandlung stehen, kommen sehr gut zurecht, wenn sie alle paar Monate einmal für die Dauer von jeweils ein oder zwei Tagen, oder sogar ein oder zwei Wochen lang, keine Medikamente einnehmen. Oft erweist es sich als brauchbar, jeden zweiten Tag oder an Wochenenden mit der Einnahme von Medikamenten auszusetzen. Man hat in der letzten Zeit von solchen "Medikamentenferien" immer mehr Gebrauch gemacht und sie werden besonders für diejenigen Patienten empfohlen, die es vertragen, weil sie die Wahrscheinlichkeit einer Vergiftung auf lange Sicht herabsetzen. Allerdings kann ein komplizierter Zeitplan dazu führen, daß die Verschreibungsregeln weniger beachtet werden.

6. Wie lange soll man fortfahren, dem Patienten Medikamente zu verschreiben? Wenn es sich um eine akute schizophrene Episode gehandelt hat und es die erste war, dann ist es normalerweise durchaus angebracht, die Medikamente für einen Zeitraum von mindestens zwei Monaten nach dieser Episode weiter einnehmen zu lassen. Bei einer zweiten Episode ist es am besten, danach ein Jahr lang oder mehr Medikamente weiter zu verschreiben, und wenn drei Episoden aufgetreten sind, gibt es keine zeitlichen Einschränkungen mehr. Das ist allerdings nur eine Faustregel. Einige Personen, die sich von einer dritten Episode erholt haben, waren sehr gut in der Lage, ohne Medikamente auszukommen, aber das Risiko ist beträchtlich. Für viele Personen, die akute schizophrene Episoden durchgemacht haben, bietet eine ständige medikamentöse Behandlung einen absoluten Schutz gegen einen Rückfall. Natürlich brauchen chronische Fälle ebenfalls eine Dauermedikation. Wenn Anti-Parkinson-Mittel eingesetzt werden, ist es normalerweise möglich, sie nach ein oder zwei Monaten abzusetzen (während man weiter die Phenothiazine, Butyrophenone etc. verschreibt), ohne daß die neurologischen Nebenwirkungen wieder auftreten. Bei akuten Depressionen, die sich nach dem

Gebrauch von Antidepressiva verbessert haben, empfiehlt es sich, die medikamentöse Behandlung für die Dauer von 6 Wochen bis zu 3 Monaten fortzusetzen, nachdem die Depressionen vollständig abgeklungen sind. Wenn mehrere depressive Phasen aufgetreten sind (mit oder ohne Anfällen von Manie), dann sollte Lithium wegen seiner vorbeugenden Wirkung in Erwägung gezogen werden. Allerdings besitzt Lithium einen höheren Wert für die Prophylaxe von bipolaren affektiven Störungen. Wenn wiederholt Depressionen auftreten, erscheint auch der verlängerte Einsatz von Tricyclica oder MAO-Inhibitoren (in den symptomfreien Intervallen, d. Übers.) gerechtfertigt, aber in geringerer Dosierung als während der akuten Phase. Die Patienten, deren ständig sich wiederholende Depressionen mit Elektroschock behandelt werden, haben eine weitaus niedrigere Rückfallwahrscheinlichkeit, wenn Antidepressiva als Dauermedikation eingesetzt werden.

UNERWÜNSCHTE NEBENWIRKUNGEN

Es ist dringend notwendig, die verschiedenen potentiellen Nebenwirkungen zu verstehen und zu wissen, wie man sie vermeidet oder behandelt, wenn sie einmal aufgetreten sind. Ein detaillierter Überblick über die Nebenwirkungen geht über den Rahmen dieses Artikels hinaus, aber es gibt eine hervorragende und umfassende Studie zu diesem Thema von maßgeblicher Seite (Shader und Di Mascio, 1970). Man tut gut daran, über die medizinische Vorgeschichte des Patienten (einschließlich früherer Antireaktionen auf Medikamente), die Ergebnisse einer vorangegangenen körperlichen Untersuchung und gegenwärtige medikamentöse Behandlungen informiert zu sein, ehe man irgendwelche psychotrope Medikamente verschreibt, insbesondere solche der Gruppen I und II. Hinzu kommt, daß eine Reihe von Medikamentenunverträglichkeiten entdeckt worden sind (Hansten, 1975). Die größten Probleme bestehen aber bei Medikamenten der Gruppe II, insbesondere den MAO-Inhibitoren. Es ist für den Patienten wichtig, unter anderem Stimulantien, Schnupfenmittel, Narkotika und Mittel gegen hohen Blutdruck sowie verschiedene Nahrungsmittel (insbesondere gereiften oder Hartkäse)zu vermeiden, wenn ihm MAO-Inhibitoren verschrieben worden sind (siehe PHYSICIAN 'S DESK REFERENCE, wo unter den einzelnen Medikamenten aufgeführt ist, mit welchen Substanzen jeweils Unverträglichkeit besteht). Interferenzerscheinungen gibt es auch bei tricyclischen Antidepressiva im Zusammenhang mit der Wirkung von einigen Medikamenten, die hohen Blutdruck herabsetzen. Wenn spezielle medizinische Probleme vorhanden sind, soll man mit dem behandelnden Internisten oder dem praktischen Arzt in Verbindung bleiben.

Leider gehen Dutzende von unerwünschten Effekten mit dem Gebrauch von psychotropen Medikamenten einher. Es ist deshalb notwendig, daß der Therapeut von der Wirksamkeit dieser Mittel überzeugt ist, daß er die verschiedenen Reaktionsmuster genau kennt, die im Zusammenhang mit diesen Medikamenten stehen, und daß er einen guten Rapport mit dem Patienten herstellt, dem er die Medikamente verschreibt. Obwohl die weitaus meisten Nebenwirkungen nicht ernsthafter Natur sind und sich vollständig rückgängig machen lassen, gibt es doch einige, die schwerwiegend und potentiell gefährlich sind. Man muß auch erwähnen, daß einige Medikamentenreaktionen Manifestationen eines "negativen Placeboeffekts" sind (unerwünschte Wirkungen, die in keiner Weise mit den pharmakologischen Eigenheiten des betreffenden Medikaments zusammenhängen). Unerwünschte Wirkungen können nach ihrer Häufigkeit und Ernsthaftigkeit klassifiziert werden sowie nach dem betroffenen Körperorgan oder -system und dem Zeitpunkt, an dem sie sich einstellen (ob sie im Verlauf einer medikamentösen Behandlung sehr früh oder erst nach einigen Monaten oder Jahren aufgetreten sind). Die allgemeinsten Nebenwirkungen bei Medikamenten der Gruppen I und II sind die folgenden:

1. Sedierung

2. Störungen der autonomen Aktivität (trockener Mund, Verstopfung, verzögerte Harnentleerung, Schleier vor den Augen, Schwindelanfälle mit plötzlichen Veränderungen der Körperstellung)

3. Neurologische Effekte, die im Zusammenhang mit einem Parkinsonsyndrom stehen, hauptsächlich bei Medikamenten der Piperazine-Gruppe und Haloperidol.

Die meisten Patienten gewöhnen sich schnell an die Sedierung und das Gefühl, wacklig auf den Beinen zu sein, so daß nach einigen Tagen oder Wochen diese Probleme nicht mehr als lästig empfunden werden. Gewöhnlich hilft es, die ganze tägliche Dosis von Medikamenten abends einnehmen zu lassen oder auf ein Medikament mit minimalen Sedierungsaffekten überzugehen z. B. von Thorazine (Chlorpromazine) auf Prolixin (Fluophenazine). Es ist wesentlich, die Patienten bei sedierenden Wirkungen vorzuwarnen, besonders wenn ihre täglichen Aktivitäten einen hohen Grad an Wachsamkeit erfordern - Autofahren, Bedienung gefährlicher Maschinen, Arbeiten in großer

Höhe etc. Das Gefühl, wacklig auf den Beinen zu sein, findet man eher bei den mehr sedierenden Medikamenten. Es kann auf ein Minimum reduziert werden, indem man dem Patienten vorschlägt, nicht plötzlich aufzustehen oder zu rasch aus dem Bett zu steigen. Anderen autonomen Störungen begegnet man normalerweise mit einer Herabsetzung der Dosierung; eine Verstopfung kann hingegen durch eine Änderung der Diätvorschriften oder mit einem milden Abführmittel (Colace - 100 mg pro Tag) beseitigt werden. Wenn Personen Medikamente einnehmen, die an einer Form von Grünem Star leiden, können die Präparate einen akuten Anfall auslösen; ebenso können sie Harnlassen beeinträchtigen, was bei denjenigen mit einer Vergrößerung der Prostata die Einführung eines Katheters erfordert. Das Parkinson-Syndrom und die Symptome, die mit ihm in Zusammenhang stehen (abnorme Bewegungen, Ruhelosigkeit, Tremor, Rigor), können dadurch vermieden werden, daß man mit kleinen Dosierungen von Medikamenten beginnt und sie allmählich erhöht. Andererseits verschwinden diese Effekte gewöhnlich bei viel höheren Dosierungen. In den meisten Fällen werden die unerwünschten Nebenwirkungen durch Anti-Parkinson-Präparate (Artane, Cogentin, Kemadrin und Akineton) beseitigt. Diese Mittel werden gewöhnlich oral eingenommen, etwa in einer Dosierung von 4 - 15 mg pro Tag. Ebenfalls sehr nützlich ist Benadryl in einer Dosis von 25 - 100 mg pro Tag, das normalerweise intramuskulär, in Fällen von akuten Dystonien (plötzlichen schweren und schmerzhaften Muskelkrämpfen) sogar intravenös verabreicht wird. Diese Medikamente führen wie die Anti-Schizophrenie-Präparate und die tricyclischen Antidepressiva zu einer Blockierung des parasympathischen Nervensystems (anticholinerger Effekt) und können deshalb schon vorhandene autonome Effekte noch verstärken. In seltenen Fällen verursachen große Dosierungen von Antischizophrenie-Mitteln, Antidepressiva und Anti-Parkinson-Präparate schwere anticholinerge Vergiftungen mit Darmlähmung, Delirium und hohem Fieber. Gewöhnlich rettet in solchen Fällen eine intravenöse Injektion mit Physostigmine dem Patienten das Leben.

Die allgemeinen Wirkungen treten im Verlauf einer Therapie bereits früh auf, normalerweise eine Stunde bis zu einigen Tagen nach der Einnahme der Medikamente. Eine späte, ernsthafte und gewöhnlich irreversible Komplikation neurologischer Art, die nicht zum Parkinson-Syndrom gehört und durch Anti-Parkinson-Präparate sogar verstärkt wird, trägt die Bezeichnung tardive (späte) Dyskinesie (abnorme Bewegungen). Sie ist leider nicht selten und kommt besonders bei älteren Personen vor, die seit mindestens 6 Monaten mit Antischizophrenie-Präparaten behandelt worden sind. Andere ernsthafte Komplikationen sind Agranulocytosis (der Verlust eines Typs von weißen

Blutkörperchen, der bei der Bekämpfung von Infektionskrankheiten lebenswichtig ist), die äußerst selten ist, und pigmentierte Retinopathie (Ursache einer permanenten Schädigung der Retina des Auges), die bei großen Dosen von Mellaril (mehr als 800 mg pro Tag über einen langen Zeitraum) auftreten kann.

Lithium bedarf einer gesonderten Betrachtung, da es hochgiftig ist, wenn der therapeutisch wirksame Dosierungsspielraum überschritten wird. Es ist besonders am Anfang der Behandlung wichtig, die Konzentration von Lithium im Blut festzustellen. Die normale therapeutisch wirksame Lithiumkonzentration im Blut beträgt 0. 6 - 1. 5 Milliäquivalenteinheiten pro Liter, was gewöhnlich mit Hilfe einer täglichen Dosis von 600 - 2400 mg erreicht wird. Allerdings sind bei akut manischen Patienten die höheren Dosierungen erforderlich, damit diese Konzentration und auch ein angemessener klinischer Effekt erzielt werden kann. Auswirkungen toxischer Art können in Form von Tremor, Übelkeit, Erbrechen, Durchfall, Schläfrigkeit und anderen, ernsthafteren Symptomen neurologischer, kardiovaskulärer und gastrointestinaler Art auftreten. Bei etwa 4 % der Patienten, die mit Lithium behandelt werden, entwickelt sich ein gutartiger Schilddrüsenkropf.

Unter den anderen unüblichen Auswirkungen bei Medikamenten der Gruppen I und II finden sich Gelbsucht - hauptsächlich bei Thorazine (ungefährlich) und den MAO-Inhibitoren (potentiell gefährlich) -, Veränderungen im EKG sowie abnorme Herzrhythmen und Hautausschläge, die manchmal davon abhängen, wie stark der Körper der Sonne ausgesetzt wird. Gelegentlich entwickelt der Patient bei längerem Gebrauch von Medikamenten abnorme Hautpigmentierungen sowie Pigmentabsonderungen in der Augenlinse. Bei Frauen, die starke Dosen von Präparaten einnehmen, tritt oft eine Verzögerung bzw. vollkommenes Aussetzen der Periode ein, und manchmal kann Milchbildung erfolgen. Bei Männern kann sich als gelegentliche Folgeerscheinung eine Vergrößerung der Brüste bemerkbar machen. Ebenso können sich Verminderung der Libido sowie Erektions- und Ejakulationsstörungen einstellen. Häufig beobachtet man eine Gewichtszunahme. Viele Medikamente der Gruppen I und II senken die Krampfschwelle, und bei den dazu neigenden Personen kommt es gelegentlich zu Krampfanfällen. Natürlich ist es wünschenswert, während der Schwangerschaft alle Medikamente zu vermeiden, aber wenn es zwingende Indikationen dafür gibt, ist der Gebrauch der meisten psychotropen Pharmaka gerechtfertigt, insbesondere nach dem dritten Schwangerschaftsmonat.

Obwohl es also eine stattliche Anzahl potentieller und unerwünschter Nebenwirkungen gibt, von denen einige sehr störend sind, können die hier erwähnten Medikamente gelegentlich das Leben retten; viele Personen schließlich werden überhaupt keine Nebeneffekte verspüren. Oft ziehen die Patienten es vor, an unerwünschten Nebenwirkungen zu leiden, wenn das Medikament bei unerträglichen Depressionen oder anderen störenden Symptomen Erleichterung bringt.

Die wichtigsten Nebenwirkungen bei Medikamenten der Gruppe III sind Sedierung und, im Fall von starken Dosierungen, undeutliche Sprechweise sowie mangelnde Koordination. Es ist bereits angemerkt worden, daß sich diese Präparate potentiell für den Mißbrauch durch suchtgefährdete Personen eignen. Tybatran (Tybamate) ist eine bemerkenswerte Ausnahme. Da die Nebenwirkungen bei Medikamenten der Gruppe III eher verhältnismäßig schwach sind, sollen sie hier nicht weiter besprochen werden.

Einige Nebenwirkungen, die gewöhnlich als unerwünscht angesehen werden, sind therapeutisch genutzt worden; so verlangsamt z. B. Mellaril (Thiroidazine) in kleinen Mengen die Ejakulation und ist gelegentlich als Mittel gegen Ejaculatio praecox verschrieben worden. Die Einwirkungen von Tofranil (Imipramine) auf das Harnverhalten dürften mit dazu beigetragen haben, daß es sich bei der Kontrolle von Enuresis bewährt hat.

Einige andere psychotrope Medikamente lassen sich ebenfalls therapeutisch verwenden. Mit Hilfe von Valium (Diazepam) und Miltown oder Equanil (Meprobamate) kann man gut muskuläre Entspannung erzielen. Auf Grund dieser Eigenschaft sowie wegen ihrer spezifisch angsthemmenden Wirkung können diese Medikamente im Rahmen von Desensibilisierungsverfahren eine wertvolle Hilfe darstellen. Mit Hilfe von Valium lassen sich auch Krampfleiden behandeln. Wenn es intravenös eingespritzt wird, kann man damit nicht nachlassende Krampfanfälle (status epilepticus) unter Kontrolle bringen. Compazine (Prochlorperazine) und viele andere Phenothiazine eignen sich gut als Mittel gegen Erbrechen. MAO-Inhibitoren erweisen sich bei der Behandlung von Narkolepsie als hilfreich. Haldol schließlich wird bei dem ungewöhnlichen neurologischen Gilles-de-la-Tourette-Syndrom benutzt.

Medikamente, auf die in diesem Kapitel nicht gesondert eingegangen worden ist, können ebenfalls heilsame Wirkungen besitzen; so kann man beispielsweise mit Dilantin (Diphenylhydantoin) gelegentlich ausgezeichnete Effekte bei solchen Personen erzielen, die zu episodischen und unkontrollierten Wutausbrüchen neigen (Rücksprache mit Neurologen wird empfohlen). Amphetamine können - zusätzlich zu ihrem weit verbreiteten und manchmal ungerechtfertigten Gebrauch bei der Behandlung von leichten organischen Hirnschädigungen-Depersonalisationserscheinungen bei nicht-schizophrenen Patienten abklingen lassen. Allgemein sind die Amphetamine jedoch sehr gefährlich, einmal weil sie sich hervorragend als Suchtmittel eignen und weil sie eine schwere Psychose hervorbringen können. Nichtsdestoweniger können sie in einigen ausgesuchten Fällen (im positiven Sinn) wirksam sein. Cylert (Pemoline), ein Stimulans, das vor kurzem als Medikament für leichte hirnorganische Schädigungen auf den Markt gebracht worden ist, kann sich auch im Zusammenhang mit leichten Depressionen als nützlich erweisen.

ABSCHLIESSENDE BEMERKUNGEN

Die biologische Modalität hat in den vergangenen 20 Jahren eine Phase des explosiven Aufschwungs durchgemacht, und wir drängen Therapeuten jeder Überzeugung dazu, ihn nicht unbemerkt an sich vorübergehen zu lassen. Es ist denkbar, daß die einseitig orientierten Praktiker zu "Höhlenbewohnern" werden, wohingegen die Therapeuten multimodaler Orientierung und ihre Klienten sich die Vorteile einer aufgeklärten psychobiologischen Perspektive zu Nutzen machen. Ein einzelner braucht nicht Experte in allen Modalitäten zu werden bzw. in allen Modalitäten sich gleichermaßen zu Hause fühlen; tatsächlich dürfte dies die Fähigkeiten einer einzelnen Person überschreiten. Aber man kann hoffen, daß sich alle Praktiker ein grundsätzliches Verständnis einiger Prinzipien der Pharmakotherapie aneignen werden.

Literatur

Appleton, W. S., & Davis, J. M. Practical clinical psychopharmacology. New York: Medcom Press, 1973.

Ayd, F. J. International drug therapy newsletter.

Blackwell, B. Patient compliance. New England Journal of Medicine, 1973, 289, 249.

Drug identification guide. Oradell, New Jersey: Medical Economics Company, 1975.

Hansten, P. D. Drug interactions. (3rd edition.) Philadelphia: Lea and Febiger, 1975.

Hollister, L. Clinical use of psychotherapeutic drugs. Springfield, Illinois: Charles C. Thomas, 1973.

Honigfeld, G., & Howard, A. Psychiatric drugs. New York: Academic Press, 1973.

Physicians desk reference. Oradell, New Jersey: Medical Economics Company.

Rickels, K. Non-specific factors in drug therapy. Springfield, Illinois: Charles C. Thomas, 1968.

Shader, R. I., & Di Mascio, A. Psychotropic drug side effects. Baltimore: The Williams and Wilkins Company, 1970.

Woodruff, R. A., Jr., Goodwin, D. W., & Guze, S. B. Psychiatric diagnosis. New York: Oxford University Press, 1974.

Kapitel 7:

DAS DESIDERAT EINER MULTIMODALEN PERSÖNLICHKEITSTHEORIE

Arnold A. Lazarus

Warum verhalten sich Personen nun einmal so, wie sie es tun? Die Antwort auf diese Frage hängt von einem klinischen Verständnis der Persönlichkeit ab - was sie ist, wie sie geformt wird usw. Es ist aber eine bedauerliche Tatsache, daß es im Bereich der Psychologie keine allgemein anerkannte Persönlichkeitstheorie gibt, ja es besteht sogar eine weitverbreitete Kontroverse im Hinblick auf eine akzeptable Definition des Begriffs Persönlichkeit. Bereits vor vielen Jahren, 1937, stellte Gordon Allport 50 verschiedene Definitionen zusammen; und auch heute besitzt dieser Begriff verschiedene abstrakte Bedeutungen wie etwa die Anziehungskraft, die jemand auf andere ausübt, die äußere Erscheinung (im Unterschied dazu, wie jemand wirklich ist), der Lebensstil, die charakteristische Anpassung an Umweltgegebenheiten usw. P. Holzmann weist darauf hin, daß "eine Persönlichkeit niemals *ist*, sondern sich immer im Prozeß des *Werdens* befindet".+Das Wesen der Persönlichkeit besteht einmal darin, daß sich Menschen ständig ändern, aber auch, daß sie Eigenschaften besitzen, an denen man sie erkennen kann und die sie als relativ beständig erscheinen lassen.

Ich habe in diesem Artikel die Absicht, einige Probleme zu skizzieren, denen wir als Psychologen begegnen, wenn wir eine Theorie der Persönlichkeit entwickeln wollen; danach möchte ich einen Ansatz vorschlagen, von dem ich glaube, daß er sich als fruchtbarer erweisen könnte als viele andere.

Die meisten Beziehungen, die wir unterhalten - insbesondere unsere mehr intimen Interaktionen wie Freundschaft und Ehe - bauen sich auf bestimmten Regelmäßigkeiten des Verhaltens auf. Während die streng kontrollierten Interaktionen im psychologischen Laboratorium die Annahme wenig stützen können, daß das Verhalten in verschiedenen Situationen unverändert bleibt, zeigen uns unsere alltäglichen Erfahrungen, daß wir normalerweise in der Lage sind, bestimmte bedeutsame Verhaltensmuster mit beachtlicher Genauigkeit vorherzusagen.

+Anmerkung:
Aus "Fields Within Fields", 1974, 13, 67 - 72. Wiedergabe mit freundlicher Genehmigung des World Institute Council.

Es mag vielleicht etwas klischeehaft klingen, trifft aber dennoch zu, daß das vergangene Verhalten sich oft als der beste Prädiktor für zukünftiges Verhalten erweist.

Es wäre recht einfach, überzeugend für die Auffassung einzutreten, daß menschliches Verhalten im wesentlichen vorhersagbar ist, oder mit genau derselben Überzeugung zu argumentieren, daß menschliches Verhalten sich grundsätzlich nicht vorhersagen läßt - insbesondere unter bestimmten Bedingungen. Da unsere Wahrnehmung selektiv ist, würden wir unsere Versuchspersonen, Aufgaben, Kriterien usw. so aussuchen, daß wir mit einer Auffassung oder auch mit beiden Recht behielten. Es scheint in der Tat so zu sein, daß viele unserer persönlichen Interaktionen auf Grund der Annahme vorhersagbar sind, daß Menschen sich konstant veränderlich und doch grundlegend vorhersagbar verhalten. Automatisch wenden wir ein stochastisches Verfahren an, mit dessen Hilfe wir unser eigenes Verhalten und das der anderen mit Wahrscheinlichkeiten versehen: "Mein Chef wird mich mit 50%-iger Wahrscheinlichkeit rauswerfen, wenn ich meinen Bericht nicht zu Ende schreibe". "Es ist zu 80 % sicher, daß ich diesen Job in Kalifornien annehmen werde." - "Wenn wir Mrs. Smith davon überzeugen können, daß sie Johnny's verbale Ausbrüche nicht mehr verstärkt, dann ist es nahezu sicher, daß sie an Häufigkeit und Intensität abnehmen werden."

Obwohl das Verhalten durch Umweltbedingungen aufrechterhalten wird, müssen Kliniker, die sich um eine Modifizierung des Verhaltens bemühen, oft mit Staunen entdecken, wie persistent und hartnäckig verschiedene Verhaltensweisen bestehen, sogar angesichts grober Milieueinwirkungen der Umwelt. Ein Beispiel hierfür ist der Fall eines 34jährigen Mannes, der eine Reihe von ausgeprägten Ritualen entwickelt hatte, die mit seinen täglichen Funktionen interferierten und zwischen ihm und den Mitgliedern seines Haushalts Beziehungsstörungen verursacht hatten. Er wurde in ein Krankenhaus eingeliefert und abgesehen von den Zeiten, in denen er aktiv gezwungen war, an Beschäftigungstherapie teilzunehmen, oder in denen er ermuntert worden war, an Aktivitäten auf der Station teilzunehmen, blieben seine Rituale unverändert bestehen (trotz der Tatsache, daß seine Frau sein Verhalten nicht mehr durch ihre Aufmerksamkeit verstärkte und trotz der Tatsache, daß sich seine alltäglichen Bedürfnisse und Lebensbedingungen bedeutend geändert hatten). Es ist einfach, so ein hartnäckiges Verhalten mit Hilfe eines Etiketts wie "zwanghafte Persönlichkeit" zu "erklären". Die Reifikation dieses Etiketts kann nur allzu leicht als Vorhersage, Diagnose und Erklärung dienen und bietet zahlreiche Charakterisierungen an (z. B. zwanghafte Persönlichkeiten sind rigide, anal, stur, geizig, passiv-aggressiv, introvertiert und penibel). Die eben genannten Etikettierungen und globalen Verhaltensdispositionen sind eher dazu geeignet, unser Verständnis menschlichen Verhaltens zu trüben. Dennoch bleibt für jeden, der sich für das Studium der "Persönlichkeit" interessiert, die Aufgabe bestehen, nach verschiedenen stabilen und hartnäckigen Verhaltensmustern zu suchen. Es ist denkbar, daß sich daraus erhellende Erkenntnisse für diejenigen ergeben, die an einer "Veränderung der Persönlichkeit" interessiert sind.

Es sind zahlreiche Konstrukte angeboten worden, die eine Erklärung für die Variabilitäten und Ähnlichkeiten menschlichen Verhaltens geben - die Besessenheit von guten oder bösen Geistern, eine Unzahl von Instinkten und - in letzter Zeit - Persönlichkeitszüge ("traits"), - zustände ("states"), - stile und -typen; weiter sind Vorstellungen von verschiedenen Strukturen bemüht worden, die man mit Gewohnheiten, Attitüden, Verhaltensbereitschaften, Faktoren und intrapsychischen Dynamismen auffüllte. Mit Hilfe der ebengenannten Variablen neigt man dazu, Personen auf der Grundlage von relativ geringer Information zu kategorisieren. Als Beispiel für die gegenteilige Position sei die beharrliche Betonung der Verhaltens- und Situationsspezifität genannt (2). Untersuchungen im psychologischen Laboratorium haben gezeigt, daß wir viele präzise Einzelheiten kennen müssen, um verschiedene Reaktionen vorhersagen zu können: das Geschlecht, das Alter, die unmittelbare frühere Erfahrung und die früheren Vorbilder, das genaue Ausmaß der Belohnung, das Personen angeboten wurde usw., sowie eine große Anzahl von "Moderatorvariablen", die beispielsweise den Versuchsleiter betreffen: sein Geschlecht, sein Alter, seine physische Erscheinung, die Beschaffenheit seiner Stimme etc.

Aber es wird auch darauf hingewiesen, daß "die Unterschiede im Verhalten n i c h t so groß sind, daß wir bei den Personen keine Beständigkeiten erkennen könnten. Sie sind auch nicht so groß, daß wir jedes neue Verhalten einer Person so behandeln müssen, als ob wir bei ihr vorher irgendetwas in dieser Art noch nie gesehen haben" (3). Wir müssen also wieder betonen, daß trotz der fundamentalen Fehler in diesen Theorien, die unterschiedliche "Traits", überdauernde Verhaltensdispositionen und globale Tendenzen postulieren, die sich konstant und vorhersagbar in allen Umweltbedingungen bemerkbar machen, immer noch nicht zu leugnende Regelmäßigkeiten und Beständigkeiten des Verhaltens übrigbleiben. Der Begriff "Persönlichkeit" wird als eine Abstraktion verwendet, die diese Regelmäßigkeiten und Beständigkeiten des Verhaltens ausdrücken soll.

DER KLINISCHE ERFOLG ALS EIN SCHLÜSSEL ZUR "PERSÖNLICHKEIT"

Es ergibt sich also die Frage: "Welche Art von Daten hinsichtlich dieser Regelmäßigkeiten sollen wir sammeln?" Man kann die Behauptung wagen, daß viele frühere Persönlichkeitstheoretiker die falschen Fragen stellten und Daten zusammengetragen haben, die zwar fehlerlos sind, sich aber als sehr unnütz für die Vorhersage und Kontrolle des Verhaltens erweisen - geschweige denn für eine sinnvolle Beschreibung und Erklärung des Verhaltens. Auf den Gebieten der "Persönlichkeitsforschung" und der "Psychotherapie" hat die Neigung von Forschern, sich von einigen favorisierten Konstrukten und Modalitäten faszinieren zu lassen, eine Fülle von fragmentarischen und widersprüchlichen Theorien hervorgebracht. Da wird etwa bei der Erforschung der "Persönlichkeit" der Hedonismus als ein führendes Prinzip angesehen, das Streben nach "Selbstverwirklichung" oder die alles konsumierende Natur der Sexualität und Aggression. Das sind alles Beispiele für einheitliche Konstrukte, mit denen sich angeblich alle Spielarten menschlicher Komplexität erklären lassen. Es scheint, als ob viele Rechenzeiten der Computer dazu verschwendet worden sind, unzählige Korrelationen zwischen Testwerten und solchen "Traits" wie Dogmatismus, Rigidität, Ängstlichkeit, persönlicher Raum (personal space), Verteidigungsbereitschaft etc. auszustoßen. Man vertritt dabei die hoffnungsvolle Annahme, daß diese Korrelationskoeffizienten relevante Informationen über grundlegendere Dimensionen menschlichen Funktionierens erbringen können und auch erbringen werden (4). Gedanken voller Hoffnungen und Wünsche haben sich allerdings auf den meisten Schauplätzen wissenschaftlicher Auseinandersetzungen als nicht besonders lebensfähig erwiesen!

Nichtsdestoweniger kann in der Sprache der "Traits" für eine Person ein arithmetisches Äquivalent dafür erstellt werden, wie sie in einer vorhersagbaren Weise reagieren wird. Eine Feststellung wie "Dieses Kind ist schüchtern" gibt uns allgemeine Anhaltspunkte dafür, wie häufig dieses Kind in unterschiedlichen Situationen Annäherungs- und Vermeidungsverhalten zeigen dürfte. Aber es ist immer nützlich, die Frage zu stellen: "Unter welchen Bedingungen ist es nicht scheu?" Das eben Gesagte impliziert, daß nicht-situationsgebundene Traits, die sich aus überdauernden und globalen Verhaltensdispositionen zusammensetzen, spekulative Fiktionen darstellen. Leider gibt es aber immer noch die sehr weit verbreitete Tendenz, diesen deskriptiven

Begriffen in Kurzform, die wir als "Traits" bezeichnen, verursachende Eigenschaften zuzuschreiben. Zu sagen, bei einem Kind wird die niedrige Frequenz der Kommunikation mit seinen Altersgenossen durch seine Schüchternheit verursacht, stellt eine höchst unzutreffende Vorstellung dar, die auch weiterhin das Verständnis menschlichen Verhaltens behindern wird. Daß schüchterne Verhaltensweisen durch Persönlichkeitszüge der Schüchternheit verursacht werden, ist in der Tat ein Zirkelschluß; aber diese Ansicht wird von vielen Laien und leider auch von bestimmten Fachleuten geteilt.

Praktizierende Therapeuten dürften einen extremen Mangel an konsistenten, gut integrierten und rationell aufgebauten Theorien über die "Persönlichkeit" vorfinden, nach denen sie sich in ihren beruflichen Bemühungen orientieren könnten. Dennoch sind viele derzeit vorhandene Formen und Systeme therapeutischer Praxis von zahlreichen Theorien über die "Persönlichkeit" abgeleitet worden. Lange Zeit schien es logisch, zunächst eine Theorie der "Persönlichkeit" zu entwickeln, von der sich dann therapeutische Techniken zur "Änderung der Persönlichkeit" ableiten ließen, die die zugrundeliegenden Annahmen stützen sollten. Eine solche Vorgehensweise findet man bei Freud und den Neo-Freudianern. Abgesehen davon, daß es ein logischer Irrtum ist, wenn man annimmt, die Wirksamkeit der Techniken einer therapeutischen Richtung stellt notwendigerweise eine Bestätigung der Theorien dar, die diese Techniken hervorbrachte, scheint es äußerst produktiv zu sein, die Sache ganz anders zu überprüfen und in der Tat umgekehrt vorzugehen. Wenn wir irgendwelche grundlegenden Fakten aus erfolgreichen therapeutischen Bemühungen abstrahieren, welche Bedeutung könnten diese dann für eine Persönlichkeitstheorie haben? Wenn beispielsweise ein Therapeut eine beträchtliche Menge von Daten angehäuft hat, die zeigen, daß Entspannung und Meditation bei der Mehrzahl solcher Personen, die sich selbst als "depri-miert" bezeichneten, ein Wiederaufflackern der Symptome hervorriefen, während andere, die sich selbst als "ängstlich" bezeichneten, auf solche Maßnahmen positiv reagierten, dann stellt sich die Frage: Welche Implikationen hat dieses Ergebnis für die Erforschung der "Persönlichkeit"? Allgemeiner gesprochen, wenn Erfolgsuntersuchungen bei therapeutischen Maßnahmen ergeben würden, daß Klienten zu Rückfällen neigen, wenn sie mit den Methoden x, y und z behandelt worden sind, was kann man dann daraus über die "Persönlichkeit" erschließen?

Ich habe ausgeführt, daß ein therapeutischer Erfolg auf der Basis einer Kombination von Variablen vorhergesagt werden kann, die den kognitiven Bereich, den Bereich sozialen Lernens und Variablen der Person umfassen (5). W. Mischel postuliert im wesentlichen dieselben Variablen als überlebensfähig im Hinblick auf die Entwicklung einer tragbaren Psychologie der Persönlichkeit. Aber während das Schema von Mischel sich auf kognitive, affektive, motorische und interpersonale Prozesse beschränkt, ist mit Hilfe von klinischer Beobachtungen nachgewiesen worden, daß zumindest zwei Modalitäten zusätzlich eine sorgfältige Überprüfung erfordern, nämlich die Vorstellungs- und die Empfindungs-Modalität (6).

Es muß betont werden, daß die Bildung von Vorstellungen eine entscheidende Komponente des Denkens darstellt. Mit anderen Worten, an den kognitiven Prozessen sind die folgenden Tätigkeiten in jeweils unterschiedlichem Ausmaß beteiligt: Konstruktbildung, abstraktes Denken, Absichten, Pläne, Entscheidungen, Erwartungen, Werte, Überzeugungssysteme, internalisierte Regeln und geistige Vorstellungen - zahllose Ereignisse, Szenen, Personen und Orte, die sich aus der früheren Erfahrung ergeben. Jedes kognitive Schema, das die Vorstellungen ignoriert, muß als unvollständig angesehen werden. Seltsamerweise schenkt die am kognitiven Bereich und am Bereich des sozialen Lernens orientierte Neufassung des Persönlichkeitskonzepts von Mischel der Bedeutung von Vorstellungen relativ wenig Aufmerksamkeit, obwohl einige seiner Experimente die kritische und wichtige Stellung dieser Modalität bestätigen. Als z.B. Mischel und B. Moore bestimmten, unter welchen Bedingungen Kinder über die Dauer eines ausgedehnten Zeitraums auf Belohnungsobjekte warten würden, fanden sie, daß Kinder durchaus in der Lage sind, auf eine entsprechende Instruktion hin die vor ihnen liegenden Gegenstände in bunte Bilder in ihren Köpfen zu transformieren (7). Kinder konnten sich beispielsweise Marshmallows als Baumwollbällchen vorstellen und dadurch bereit bleiben, den Genuß um lange Zeiträume zu verschieben. M. Horowitz hat die Bedeutung von Vorstellungen kurz und bündig ausgedrückt, indem er darauf hinwies, daß "ein Mann, der von einem Löwen gehetzt wird, eine Vorstellung von diesem Löwen behält und nicht über seine Schultern gucken wird, um sich daran zu erinnern, warum er läuft" (8). A. Ellis ist ebenfalls zu der Auffassung gelangt, daß die Bildung von Vorstellungen im Rahmen einer umfassenden Therapie eine wesentliche Rolle spielt, und benützt jetzt den Begriff "rational-emotionale Vorstellungen" (9).

Es ist ebenfalls erstaunlich, daß die sinnliche Erfahrung in den meisten therapeutischen Systemen von nur untergeordneter Bedeutung war. Während viele Therapeuten die Methoden von Masters und Johnson, die sich explizit auf den Bereich der Empfindungen konzentrieren (sensate focus methods), für die Behandlung von sexuellen Schwierigkeiten übernommen haben, neigen sie dazu, die Tatsache zu übersehen, daß die sinnliche Erfahrung in anderen Lebensbereichen ebenfalls von großer Wichtigkeit ist. Beispielsweise scheinen viele Hypochonder überscharfe kinästhetische Empfindungen zu besitzen, so daß sie bereits auf ein sehr geringes Ausmaß von Unbehagen achten und dadurch von wichtigeren, nicht-sensorischen Reizen abgelenkt werden, auf die sie sich konzentrieren sollten. Umgekehrt erweist sich die unbestimmte "existentielle Entfremdung" einiger Personen oft als die Funktion einer Art Bewußtsein, das in nur ungenügendem Ausmaß mit den Sinnen erfahren wird. Es ist erwähnenswert, daß kritische Unterschiede zwischen den sinnlichen und emotionalen Aspekten unserer Erfahrung oft übersehen werden. In unserer Alltagssprache subsumieren wir sinnliche und affektive Erfahrungsweisen oft unter einen einzigen Begriff wie "Gefühl", "Spannung", "Furcht", "Wärme", "Sensibilität" usw.

Mit anderen Worten, wir sollten die Tatsache nicht ignorieren, daß unser Verhalten von Vorstellungen geleitet wird, die uns selbst betreffen, wie auch von solchen, wie wir andere wahrnehmen, und zusätzlich von den visuellen, auditiven, taktilen, olfaktorischen und gustatorischen Stimuli, die wir vermeiden, und von anderen, die wir beachten. Wir vertreten hier die Ansicht, daß Informationen über die wesentlichen Verhaltensweisen, affektiven Prozesse, Sinnesreaktionen, Vorstellungen, Kognitionen und zwischenmenschliche Beziehungen einer Person eine äußerst zwingende und umfassende Integration der relevanten Dimensionen menschlicher Erfahrung darstellen, die man als konstitutiv für die "Persönlichkeit" ansehen kann.

Der strittige Punkt ist der, daß wir bei der Entwicklung einer allumfassenden Theorie der Persönlichkeit mehr sowohl nach außen hin sichtbare als auch verborgene Prozesse in Betracht ziehen müssen, als es die meisten Theoretiker bisher getan haben. Bei den nicht-sichtbaren und verborgenen Prozessen würde man mit dem Zusammenspiel von "Gedanken", "Empfindungen", "Gefühlen" und "Vorstellungen" beginnen. Wie die Allgemeine Psychologie sich mit dem Studium von Empfindungen, Vorstellungen, Kognitionen und Gefühlen beschäftigt hat - zusätzlich zu einem weiten Bereich von motorischen Reaktionen -, scheint die Psychologie der "Persönlichkeit" das detaillierte Studium jeder einzelnen Modalitäten (und ihrer Interaktionen) zu verlangen, um damit ein umfassendes Verständnis des Individiums zu erreichen.

Die eben genannten Behauptungen sind durch die Tatsache angeregt worden, daß dauerhafte klinische Ergebnisse solchen therapeutischen Methoden zu folgen scheinen, die sich bewußt jeweils auf die sichtbaren Verhaltensweisen, affektiven Prozesse, Empfindungen, Vorstellungen, Kognitionen und zwischenmenschlichen Beziehungen eines Klienten konzentrieren (6, 10). Klinische Nachuntersuchungen legen nahe, daß die "Kur" wahrscheinlich nur von recht kurzer Wirkung ist - wie es sich anhand einer höheren Rückfallquote nachweisen läßt -, wenn nicht jede Modalität einzeln und direkt untersucht und wenn nötig modifiziert wird. Dennoch werden viele dieser grundlegenden Modalitäten von mehreren wohlbekannten Therapiesystemen übersehen oder ignoriert. Während beispielsweise die Verfechter einer "bioenergetischen Analyse" mehrere neo-Reichianische Techniken anwenden, um überschüssige Spannungen abzubauen und latente Sinnes- und Gefühlsreaktionen aufzuwühlen, schenken sie den kognitiven Prozessen oder der speziellen Modifikation von solchen Vorstellungen, die sich immer wieder aufdrängen, nur wenig Beachtung (11). Darüber hinaus ignorieren sie die Korrektur spezifischer interpersonaler Verhaltensdefizite, indem sie jedwedes systematische Modellierungs- oder Umformungsverfahren aus ihrem Inventar therapeutischer Methoden ausschließen. Ähnlich verhält es sich mit den Psychoanalytikern klassischer Prägung, die oft eine Abneigung gegen die direkte Modifikation sichtbaren Verhaltens hegen und die es oft vermeiden, Ratschläge anzubieten oder eine mehr führende Rolle zu übernehmen, oder gar solche Sinnesübungen wie Entspannungstraining, tiefe Atemübungen oder andere spezifisch angsthemmend wirkenden Techniken anzuwenden.

Es gibt eine verständliche Neigung, nach einheitlichen "Kuren" und einheitlichen Erklärungen für das Verhalten und die "Persönlichkeit" zu suchen. Auf dem Gebiet der Psychotherapie finden wir sowohl Verfechter von alten Ansichten, die die Argumente von altehrwürdigen Größen der Primärtherapie übernehmen, als auch drei oder vier Dutzend anderer Ansichten. Einige haben die Meinung vertreten, daß eine Entspannungstherapie das eigentliche Allheilmittel darstellt. Andere sehen die Prozesse der Enthemmung oder "Erregung" als die ausschließliche therapeutische Kraft an.

Ähnlich haben Persönlichkeitstheoretiker weitreichende Vorhersagen gemacht, indem sie sich darauf bezogen, ob jemand hauptsächlich introvertiert ist bzw. ob er innenkontrolliert ist oder ob er einen narzißtischen Lebensstil pflegt usw. Auf der anderen Seite wuchert auf dem Gebiet der "Persönlichkeitsmessung" die Tendenz, kleine Einheiten des Verhaltens zu messen - z. B. wie lange und unter welchen Bedingungen wird ein Individuum fortfahren, ein Handdynamometer zusammenzupressen? - , was nur dazu dient, fragmentarische und molekulare Bruchstücke an Informationen über menschliches Funktionieren zu produzieren. Ich befürworte sowohl eine andere Art spezifischer Betrachtungsweise als auch eine nähere Überprüfung breiterer Verhaltenskategorien, wie sie in dem multimodalen Ansatz enthalten sind, den ich oben angesprochen habe.

DIE "GEWOHNHEIT" DES RAUCHENS

Eine einfache Erläuterung soll das Grundanliegen dieser Position klar machen. Man sagt von Personen, die zigarettensüchtig sind, daß sie eine "schlechte Gewohnheit" haben. Es wird gezeigt, daß dieser scheinbar einheitliche Begriff "Gewohnheit" aus kritischen Interaktionen innerhalb der einzelnen grundlegenden Modalitäten besteht. Eine Gruppe von Rauchern wird individuelle Unterschiede im Verhalten zeigen. Abgesehen davon, daß es verschiedene Möglichkeiten gibt, eine Zigarette anzuzünden und zu rauchen (die Art, wie jemand die Zigaretten aus der Packung holt, wie er mit ihnen spielt, wie er an ihnen zieht, wie er inhaliert, wie er Ringe bläst usw.), ziehen es einige Leute vor, beim Essen zu rauchen, andere nur beim Trinken, andere sind Kettenraucher usw. Anhand einer Befragung kann gezeigt werden, daß an den affektiven Komponenten Angst ("Ich rauche, wenn ich ängstlich oder nervös bin"), Ärger ("Wenn ich mich aufrege, kann ich mich mit einer Zigarette beruhigen"), Traurigkeit oder Depressionen ("Wenn ich mich unglücklich fühle, dann scheint es so, als ob Zigaretten mich wieder aufrichten würden. ") und sogar Freude ("Wenn ich mich so richtig wohl fühle, dann setzt eine Zigarette dem Ganzen die Krone auf") beteiligt sind. Ähnlich reichen Elemente aus dem Bereich der Sinne von Entspannung bis zu einer Unzahl von oralen und olfaktorischen Befriedigungen (z. B. "Wenn ich etwa zu Süßes esse, dann kann ich mit einer Zigarette den Geschmack aus dem Mund bekommen"). Was die Vorstellungen angeht, so haben starke Raucher, die wir befragten, eine Reihe verschiedener Reaktionen berichtet wie:

"Ich bin hart wie Bogart" oder "Ich wirke elegant". Fragen hinsichtlich der kognitiven Prozesse deckten zahlreiche Rationalisierungen auf. "Zigaretten halten meine Nase frei." - "Sie geben mir die Möglichkeit, etwas mit meinen Händen anzufangen." - "Ich finde, ich kriege weniger Erkältungen, weil der Rauch die Bakterienkeime abtötet." "Sie helfen mir bei der Verdauung." Unter den interpersonalen Faktoren finden sich u. a. die folgenden: "gesellig sein", "leichter Kontakte knüpfen", "sich ungezwungen fühlen" etc.

Natürlich kann eine generelle Nikotinabhängigkeit sich über die meisten anderen Erwägungen hinwegsetzen, aber klinisch haben wir die Erfahrung gemacht, daß Personen, die den Wunsch haben, das Rauchen zu beenden, schneller und ausdauernder geholfen werden kann, wenn jede Modalität Berücksichtigung findet, als wenn man nur eine einzige Methode (z. B. Hypnose oder Aversionstherapie) anwendet. Man verändert beispielsweise das Rauchverhalten und die Bedingungen, unter denen es auftreten soll (z. B. "Fangen Sie damit an, Ihr Rauchen nur auf die ersten 15 Minuten einer Stunde zu beschränken"), und gleichzeitig schenkt man den affektiven Elementen Beachtung ("Wenn Sie gespannt sind, dann versuchen Sie doch differentielles Entspannungstraining anzuwenden, das Sie eben gelernt haben, anstatt nach einer Zigarette zu greifen"). Zusätzlich erweist sich oft eine einfache Sinnesübung als hilfreich, indem man beispielsweise während des Rauchens eine Ammoniakverbindung einatmen läßt, um damit eine ganz deutliche negative Assoziation auf dem Gebiet der Sinne zu entwickeln. Die Vorstellungen können auf zwei unterschiedliche Weisen wirksam werden: Erstens modifiziert man die positiven Vorstellungen des Klienten ("Anstatt sich mit Bogart zu identifizieren, sollten Sie sich vorstellen, wie Sie ihm erzählen, daß, wie mit neuesten medizinischen Beweisen belegbar, jeder, der raucht, in Unannehmlichkeiten kommen dürfte"); zweitens führt man auch eine aversive Vorstellung ein ("Versuchen Sie immer dann, wenn Sie sich eine Zigarette anzünden, an Szenen zu denken, bei denen es Ihnen buchstäblich übel wird"). Da wir das ganze Problem nicht weiter ausführen wollen, möchten wir die Tatsache betonen, daß eine multimodale Verhaltenserfassung nicht nur mehrere Strategien der therapeutischen Intervention hervorbringt, sondern daß sie auch ein bedeutsames Netz von intra- und interpersonellen Prozessen sichtbar macht, von dem man sagen kann, daß es die "Persönlichkeit" eines Menschen konstituiert.

MULTIMODALE VERHALTENSERFASSUNG UND PERSÖNLICHKEITSTHEORIE

Der Wert des BASIC ID-Schemas für die klinische Verhaltenserfassung oder Problemidentifikation ist an anderer Stelle aufgezeigt worden, aber vorerst haben wir die Absicht, die Bedeutung dieser zwar getrennten, aber doch miteinander in Wechselwirkung stehenden Modalitäten für die Erfassung der Persönlichkeit hervorzuheben. Die Konstruktion eines BASIC ID-Persönlichkeitsprofils dürfte jemandem, der Erfahrungen mit Test- und Skalierungsmethoden besitzt, wenig Schwierigkeiten bereiten. Ich behaupte, daß die im BASIC ID enthaltene Reihe von Dimensionen ein abgerundetes und ökonomisches Modell für eine sinnvolle Untersuchung der bedeutsamen Kontinuitäten des Verhaltens anbietet, die wir als "Persönlichkeit" bezeichnen. Wir fordern eine Persönlichkeitstheorie, die explizit all das überprüft und integriert, was man über jede einzelne dieser zwar getrennten aber doch interagierenden Modalitäten weiß.

Dennoch stellt eine Reihe von Dimensionen, wie sehr dieses Modell auch rationell und tragfähig sein mag, noch keine Theorie dar. Wir brauchen einen Rahmen, in dem wir diese klinischen Beobachtungen erklären und rechtfertigen. Aber die Feststellung, daß jede Erfahrung dazu neigt, die Art und Weise zu beeinflussen, wie wir uns verhalten, wie wir fühlen, empfinden, vorstellen, denken, mit anderen interagieren und biologisch reagieren, steht wahrscheinlich jeder anderen bis heute getroffenen Aussage über die "menschliche Persönlichkeit" in nichts nach.

Anmerkung:
Ich möchte mich besonders bei Herrn Gordon F. Boal bedanken, der mir beim ersten Entwurf des Manuskripts geholfen hat.

Literatur:

1. P. Holzman, "Personality", Annual Review of Psychology, 25, 1974, p. 247.
2. W. Mischel, Personality and assessment, (New York: Wiley, 1968).
3. W. Mischel, "Towards a cognitive social learning reconceptualization of personality", Psychological Review, 80, 1973, p. 252.
4. A. Edwards and R. Abbot, "Measurement of personality traits: Theory and technique", Annual Review of Psychology, 24, 1973, p. 241.
5. A. Lazarus, Behavior therapy and beyond, (New York: McGraw-Hill, 1971).
6. A. Lazarus, "Multimodial behavior therapy: Treating the BASIC ID", Journal of Nervous and Mental Disease, 156, 1973, p. 404.
7. W. Mischel and B. Moore, "Cognitive transformations of the stimulus in delay of gratification", unpublished manuscript, Stanford U., 1973.
8. M. Horowitz, Image formation and cognition, (New York: Appleton-Century-Crofts, 1970).
9. A. Ellis, Growth through reason, (Palo Alto, Calif: Science and Behavior Books, 1971).
10. A. Lazarus, "Multimodial behavior therapy in groups", In G. Gazda (Ed.), Basic approaches to group psychotherapy and group counseling, rev. ed. (Springfield, III.: Charles C. Thomas, 1975).
11. A. Lowen, The betrayal of the body, (New York: Macmillan, 1967).

ZWEITER TEIL

KLINISCHE BERICHTE UND FALLSTUDIEN

Das Kapitel 8 wurde mit aufgenommen, um deutlich zu machen, wie ein grundlegendes klinisches Syndrom wie die "Depression" durch das Raster der einzelnen Modalitäten des BASIC ID als ein Prozeß der Interaktion wahrgenommen wird.

Frank Richardson beschreibt in Kapitel 9 den multimodalen Ansatz für ein Angstbewältigungstraining. Er betont nachdrücklich den Erwerb von Fertigkeiten, die eine Person selbst in die Lage versetzen, mit Stress und Angst fertig zu werden. In diesem Kapitel wird das Angstbewältigungstraining (=AMT=Anxiety Management Training) ausführlich genug beschrieben, um dem Leser die Aneignung eines Repertoires von einfallsreichen und wirksamen Techniken zu ermöglichen, die zur Überwindung von Angst dienen.

Donald Keat (Kapitel 10) zeigt, wie ein feinfühliger Kliniker den multimodalen Ansatz für die Behandlung von Kindern anwenden kann. Seine zwei Fallstudien erfassen das Wesen der multimodalen Therapie,die ihr innewohnenden Möglichkeiten an Besonderheit, Gründlichkeit und personenorientierter Vielfalt.

Der Therapeut multimodaler Orientierung benötigt ein breites Spektrum von Techniken, unter denen sich die Hypnose als extrem nützlich erweisen kann. Robert Karlin und Patricia McKeon (Kapitel 11) beschreiben genau, wie sich Hypnosetechniken in eine multimodale Verhaltenstherapie einfügen und sie erweitern können. In zwei Fallstudien werden erfindungsreiche Behandlungsstrategien dargestellt.

In Kapitel 12 diskutiere ich bestimmte Streitfragen, die die multimodale Therapie und ihre spezielle Beziehung zur Gruppentherapie betreffen. In diesem Kapitel wird auch mit einiger Ausführlichkeit die Technik der assoziierten Vorstellungen skizziert.

In Kapitel 13 beschreiben Dan Bridell und Sandra Leiblum die erfolgreiche Behandlung eines Falles, den vorherige Therapeuten als sehr schwierig betrachteten. Sie demonstrieren, wie ein multimodaler Ansatz es dem Therapeuten ermöglicht, auf alle Modalitäten gleichzeitig zu achten und bedeutsame Bereiche zu entdecken, die bisher vernachlässigt wurden.

William Mulligan (Kapitel 14) zeigt, wie scheinbar einheitliche Probleme sich in der Tat aus untereinander verketteten Schwierigkeiten zusammensetzen, die im Verlauf der multimodalen Therapie entwirrt und gelöst werden. Während Mulligan sich vor allen Dingen auf die Behandlung der Fettsucht seines Klienten konzentriert, versucht er, die aktiven Elemente der beobachteten Verhaltensänderungen aufzuspüren.

Obwohl das Kapitel 15 von Allen Fay sich nicht ausdrücklich auf die multimodale Therapie bezieht, ist es für alle Therapeuten wichtig, mit paradoxen Techniken vertraut zu sein. Aus multimodaler Sicht befassen sich paradoxe Interventionen in erster Linie mit interpersonalen und kognitiven Verfahren, mit denen man "resistenten Klienten" helfen will. Es ist in der Tat so, daß unabhängig von ihrer theoretischen Position Therapeuten außergewöhnliche Techniken benötigen, wenn sie mit Patienten konfrontiert werden, die sich trotz ihres ausdrücklichen Wunsches, sich ändern zu wollen, und sogar angesichts äußerst geschickt angewendeter multimodaler Interventionen, in einem extremen Ausmaß resistent zeigen.

Der Wert einer therapeutischen Orientierung kann nicht auf der Grundlage der Erfahrung einer einzelnen Person festgestellt werden; dieser Ansatz muß auch von anderen auf die Probe gestellt werden. Es ist daher von Bedeutung, daß Carole Pearl und Vito Guarnaccia (Kapitel 16) in der Lage gewesen sind, die multimodale Verhaltenstherapie auf den Bereich der geistigen Behinderung anzuwenden.

Ich habe mich entschlossen, meinen Artikel aus PSYCHOLOGY TODAY (Kapitel 17) hinzuzufügen, um zu zeigen, wie sich der multimodale Ansatz in einmaliger Weise für die umfassende Behandlung von sexuellen Störungen eignet.

Kapitel 8:

MULTIMODALE VERHALTENSTHERAPIE DER DEPRESSION

Arnold A. Lazarus

Von einem strikt verhaltensorientierten Standpunkt aus gesehen ist die "Depression" ein hypothetisches Konstrukt, und um die Gefahr der Subjektivität zu vermeiden, würde man die Depression deshalb als die allgemeine Abschwächung des Verhaltensrepertoires eines Individuums definieren (Skinner, 1953). Doch gibt diese Definition dem praktizierenden Kliniker keine Hinweise für die Art des therapeutischen Vorgehens, er steht mit leeren Händen, um nicht zu sagen mit leerem Kopf da . Ferster (1965) weist darauf hin, daß "sich allein mit Hilfe der Verhaltensbeobachtung nicht schnell und zuverlässig feststellen läßt, ob ein Mann, der sich langsam bewegt und langsam handelt, unter "Depressionen" leidet oder sich lediglich langsam bewegt".

Bei der "Depression" könnte ein Katalog sichtbarer Verhaltensweisen eine Reihe verschiedener Reaktionen beinhalten wie: verminderte Nahrungsaufnahme, psychomotorische Verlangsamung, Schlaflosigkeit und unregelmäßiger Schlaf; wir könnten für jede der folgenden Reaktionen eine Grundkurve ermitteln: häufiges Weinen, Feststellungen über Niedergeschlagenheit und Pessimismus, Selbstvorwürfe, generelle Apathie, Zurückgezogenheit, beeinträchtigte Konzentrationsfähigkeit, somatische Beschwerden und vielleicht Selbstmordversuche. Die funktionale Analyse der Depression von Ferster (1973) versäumt es allerdings zu erwähnen, daß es auch "Lächeldepression" gibt, d. h. die Betroffenen leugnen ihre alles durchdringende Schwermut und bleiben dennoch konstant selbstmordgefährdet. Es gibt keinen Grund, die Tatsache zu beschönigen, daß der Begriff "Depression" zu umfassend ist, schlecht definiert bleibt, und daß er einer Reihe verschiedener vorausgehender Faktoren zugeschrieben wurde. Trotzdem werden wir alle in unserer täglichen Praxis von zahlreichen Personen aufgesucht, die uns sagen, daß sie sich "deprimiert" fühlen.

In diesem Artikel wird ein Ansatz beschrieben, der sich als multimodale Verhaltenstherapie bezeichnen läßt, und der bei chronisch depressiven Patienten angewendet wird, für die sich Medikamente bzw. Elektroschockbehandlung anscheinend nur von begrenztem Nutzen erweisen. Dabei werden sieben Modalitäten, die miteinander in einem Interaktionsverhältnis stehen, kontinuierlich überprüft: sichtbares

Verhalten, affektive Prozesse, Sinnesreaktionen, gefühlsbetonte Vorstellungen, kognitive Komponenten, zwischenmenschliche Beziehungen und eine "medizinische Modalität", bei der es insbesondere um Indikationen und Kontraindikationen für den Gebrauch von Medikamenten oder sonstigen ärztlichen Maßnahmen geht.

In der Mehrzahl der Fälle scheint eine Depression durch unangemessene oder ungenügende Verstärkung hervorgerufen zu werden. Positive Verstärker sind geringer geworden bzw. haben ihre Wirksamkeit verloren. Vor allem aber scheinen depressive Personen wenig Hoffnung bezüglich zukünftiger positiver Verstärkung zu haben. Zur Entstehung dieses Zustandes können viele Faktoren beitragen. Unter den offensichtlich kontingenten Bedingungen finden sich u. a. alle Formen plötzlicher Veränderung der (gewohnten) Umgebung - Verlust von Geld, Gesundheit, Freundschaft, Ansehen, geliebten Personen; weniger offensichtliche Faktoren wie der Verlust der Jugend, des Stolzes und der Wegfall von Bestrebungen können ebenfalls beteiligt sein. Es ist wichtig, die verschiedenen Verstärkungsdefizite zu prüfen und genau ausfindig zu machen. Eine sorgfältige Aufnahme der Anamnese und verschiedene psychodiagnostische Testverfahren können sich dabei als hilfreich erweisen. Das Wesen eines erfolgreichen Behandlungsverfahrens besteht darin, den einzelnen zu ermöglichen, verschiedene ihnen zur Verfügung stehende Verstärker zu erkennen und sich zunutze zu machen.

Wenn die positiven Verstärker schwächer geworden sind oder gänzlich fehlen, ist das Nettoergebnis gewöhnlich ein verarmtes Verhaltensrepertoire - was zur Extinktion von Reaktionen führt. Eine schwere Depression ergibt sich dann, wenn der fehlende oder vermißte Verstärker ein diskriminativer Reiz ist, ein ganz entscheidendes Bindeglied im Verstärkungsrepertoire einer Person, wie es etwa für den Tod eines geliebten Ehegatten zutrifft. Obwohl alternative Verstärker verfügbar gemacht werden, verlangt in so einem Fall der oder die Betroffene nach der Wiederherstellung genau desselben Verstärkungsmusters, das ihm oder ihr Befriedigung verschaffte. Unter solchen Bedingungen läuft die Behandlung oft auf mehrstimmige Bemühungen hinaus, Wege und Mittel zu entdecken, beim Patienten die im Gegensinne wirkenden Tendenzen, also das Nichtakzeptieren alternativer Verstärkungsmöglichkeiten, zu reduzieren. Es kann tatsächlich so sein, daß man auf die Binsenwahrheit "die Zeit heilt alle Wunden" bauen muß, weil erst im Laufe der Zeit neue und konkurrierende Reaktionen auftauchen.

Wenn "Angst" ein hervorstechendes Charakteristikum einer depressiven Reaktion ist, dann können die gewöhnlichen Verhaltensstützen wie Selbstbehauptungstraining, systematische Desensibilisierung und tiefe muskuläre Entspannung eine nützliche Rolle spielen. Dengrove (1966) berichtet über die erfolgreiche Verwendung der Desensibilisierung bei der Bewältigung von Trauerreaktionen, egal ob diese auf den Tod einer geliebten Person oder auf eine Trennung zurückzuführen seien oder darauf, daß der Patient von jemandem verlassen wurde. Er fing damit an, daß er den Patienten dazu veranlaßte, sich die Person oder das "verlorene Objekt" in einer Reihe von Situationen bildhaft vorzustellen, in denen er früher glücklich gewesen war oder die er als angenehm empfunden hatte. Dann schritt Dengrove zeitlich langsam vorwärts und näherte sich so allmählich dem traumatischen Ereignis, während der Patient sich gleichzeitig im Zustand tiefer muskulärer Entspannung befand. Wenn der Klient selbst Angst vor dem Sterben hatte oder Schuldreaktionen zeigte, wurden diese in die "Angsthierarchie" miteinbezogen. Das eben geschilderte Verfahren steht in einem auffallendem Gegensatz zu der Warnung von Freud (1925), daß jede Störung des sogenannten "Normalaffekts der Trauer" "unzweckmäßig oder selbst schädlich" sei.

Aber wir wollen jetzt einen Überblick über den multimodalen (BASIC ID) Ansatz bei den Patienten vermitteln, deren innere Niedergeschlagenheit, Verzweiflung, Elend, Verzagtheit, Nutzlosigkeit, Schwermut und fundamentale Empfindung der Wertlosigkeit die täglichen Erfahrungen über Monate, vielleicht sogar Jahre geprägt hat. Für die Verhaltensmodalität wird eine Tabelle zur Erfassung der Aktivität angefertigt. Wenn möglich, nimmt ein Beobachter eine Auszählung der Aktivitäten der depressiven Person über einen Zeitraum von drei oder vier Tagen vor und fertigt graphische Grundkurven an. Einige Patienten ziehen es vor, selbst Tabellen zur Erfassung ihrer Aktivität zu führen. Die naheliegende Schlußfolgerung lautet, daß eine Korrelation zwischen einem hohen Ausmaß an Aktivität und einer Verringerung des depressiven Affekts besteht. Allerdings handelt es sich hierbei nicht um ein 1 : 1-Verhältnis, da manche sich sinnlos beschäftigen können und depressiv bleiben (oder sogar noch depressiver werden), obwohl die Aktivität an sich zugenommen hat. Die Betonung liegt vielmehr auf einem Katalog von belohnenden Tätigkeiten.

Natürlich wird der schwer depressive Patient darauf bestehen, daß er es nicht wert sei, sich freuen zu dürfen oder Belohnungen zu erhalten. Man geht so vor, indem man herausfindet, welche Aktivitäten in der Vergangenheit Belohnungswert für den Patienten besaßen. Dabei läßt sich jedes verfügbare "Verzeichnis von Verstärkern" oder "Verzeichnis von angenehmen Ereignissen" verwenden; man kann auch seine eigene Kontrolliste in Anspruch nehmen. Die Bemühungen gehen dahin, zahlreiche Verhaltensweisen, Empfindungen, Vorstellungen, Gedanken, Personen und Örtlichkeiten zusammenzustellen, die der Patient (früher) als belohnend empfand. Wir versuchen, mindestens 50 Items zu erhalten, mit denen wir dann arbeiten: beispielsweise Tennis spielen, Kleider kaufen, Comics lesen, Karten spielen, Witze erzählen, eine warme Dusche nehmen, sich sexuell betätigen, erfreuliche Szenen in Gedanken wiedererleben, Musik hören, eine Massage nehmen, in einem guten Restaurant essen, sich am Telephon unterhalten, über Religion diskutieren, Freunde besuchen, bei einer geistigen Auseinandersetzung als Sieger hervorgehen, Auktionen besuchen, mit Schoßtieren spielen. Wenn der Kliniker im Besitz einer Liste von Aktivitäten ist, die früher für den Patienten Belohnungswert besaßen, den sie vielleicht auch heute noch haben könnten, kann er damit anfangen, eine abgestufte Serie von potentiell belohnenden Verhaltensweisen zu "verschreiben".

Einige depressive Patienten freunden sich sehr schnell mit diesem bunten Gemisch von Belohnungen an; andere wiederum bleiben unmotiviert und widerspenstig. Im letzteren Fall besteht für den Therapeuten die Notwendigkeit, zu Beginn der Behandlung mehr Zeit und Mühe als gewöhnlich aufzuwenden. Es ist wichtig, Hausbesuche zu machen und Beobachtungen in der Wohnung des Patienten vorzunehmen (von Lewinsohn, 1974, als "unsere wirksamste Methode" beschrieben). Indem wir dem Patienten therapeutisches Interesse und Bemühen anbieten und ihm auch zeigen, verstärken wir nicht seine depressiven Reaktionen, sondern wir "erreichen, daß der Patient erfährt, daß es wieder bergauf geht und zwar genau zu dem Zeitpunkt, an dem er um Hilfe bat" (Lewinsohn, 1974).Ich habe viele depressive Patienten gehabt, die mich "beschatteten" - sie besuchten meine Lehrveranstaltungen, sie führten Routinearbeiten im Zusammenhang mit meinem Büro aus, sie trafen sich mit meinen Studenten und vermieden auf diese Art und Weise soziale Isolierung und Leeregefühle.

In einem Fall blieb der Patient jeden Tag im Bett liegen. Hier war es so, daß der Therapeut zu ihm nach Hause fuhr, ihn dazu veranlaßte,aufzustehen und ihn, wenn notwendig, bei der Hand nahm, um bei ihm mehrere potentiell belohnende Aktivitäten hervorzurufen. Anfangs wurde also deutlich ein Abhängigkeitsverhältnis gepflegt, aber innerhalb eines Monats begannen die positiven Verstärker von selbst zu wirken, und der Patient begann das erste Mal seit Jahren, von sich aus Aktivitäten zu zeigen. Aus irgendwelchen Gründen brauchte dieser Mann die Erfahrung, daß es Menschen auf der Welt gab, die sich genug um ihn sorgten, um ihn zu mobilisieren. Es wurde offensichtlich, daß er uns testete, um zu sehen, ob wir ihn alleine ließen, noch ehe er in kurzer Zeit fertig "zurechtgeformt" war.

Dieses kleine Beispiel zeigt, daß sogar bei einem aufgabenorientierten Ansatz viele kognitive, affektive und interpersonale Prozesse die therapeutischen Ergebnisse beeinträchtigen oder fördern. Viele Therapeuten scheinen dies zu implizieren, wenn sie feststellen, daß sie automatisch eine multimodale Therapie anwenden. Aber ich beziehe mich jetzt auf die bewußte und gezielte Modifizierung von negativen Elementen innerhalb jeder einzelnen Modalität. So finden wir in der affektiven Modalität außer augenfälligem Trübsal und Schwermut oft noch "Angst" (der man dann mit gezielten verhaltenstherapeutischen Techniken begegnet) und "Ärger". Bestimmte psychodynamische Formulierungen von Depression betonen, daß der Ärger gegen sich selbst gewendet wird. Überprüft man aber die Ursache von verschiedenen Ärgerreaktionen, so scheinen viele von ihnen sich erst sekundär aus einer Depression zu ergeben. Was wirklich vorzugehen scheint, ist, daß "bedeutsame Andere" unvermeidlich in ein schwieriges "double-bind" plaziert werden, wenn sie mit depressiven Personen zusammen sind. Wenn sie Wärme und Sympathie zeigen, laufen sie Gefahr, das depressive Verhalten zu verstärken; wenden sie sich ab, so verringern sie die ohnehin schon geringe Zahl von Belohnungsmöglichkeiten noch mehr, ziehen sich den (gewöhnlich nach außen hin nicht gezeigten) Zorn der depressiven Person zu und fühlen sich dann oft selbst noch schuldig. Die einzige und wirksamste Strategie in solchen Fällen besteht wahrscheinlich darin, die depressive Person dahingehend zu erziehen, selbstsichere Reaktionen zu zeigen.

Wenn man sich mit der sensorischen Modalität beschäftigt, stellt man nicht nur eine Liste von angenehmen visuellen, auditiven, taktilen, olfaktorischen und gustatorischen Stimuli zusammen, die dem "Verzeichnis von Verstärkern oder angenehmen Ereignissen" hinzugefügt wird, sondern man wendet auch mehrere Übungen an, die für eine "bioenergetische Analyse"kennzeichnend sind und die dazu dienen, den Muskeltonus zu steigern und sensorisch-affektive Reaktionen zu provozieren (z. B. mit den Füßen stampfen, stoßen oder schreien). Im Rahmen einer Theorie des sozialen Lernens würde man diese Verfahren damit rational begründen, daß ein Ausmaß an Aktivierung hervorgerufen werden soll, das dazu ausreicht, daß eine Person von einem nachfolgenden Selbstbehauptungstraining bedeutsam profitieren kann.

Der Bereich der Vorstellungen erweist sich für die folgenden Zwecke als besonders nützlich: wenn man eine Desensibilierung beabsichtigt, wenn man mit der depressiven Person üben will, belohnenden Ereignissen Beachtung zu schenken, und wenn man "Zeitprojektionstechniken" - mit oder ohne Hypnose - verwenden möchte. Bei den zuletzt genannten Techniken stellt sich die depressive Person bildhaft vor, wie sie sich in Zukunft belohnenden Tätigkeiten widmet (Lazarus, 1968).

Die Hauptintervention im kognitiven Bereich zielt darauf ab, das 'non sequitur' "deshalb bin ich wertlos" zu eliminieren (Beck, 1967). Unter Verwendung zahlreicher rational-emotionaler Techniken nach Ellis (1962; 1973) analysiert man irrationale Selbstgespräche, fordert man unerreichbar hohe Standards heraus, an denen sich manche Depressive orientieren, und wendet das Verfahren der 'Gedankenblockierung' an, um bestimmten zwanghaften Grübeleien ein Ende zu setzen. Die Patienten werden auch ausdrücklich belohnt, wenn sie positive und selbstanerkennende Äußerungen machen.

Im zwischenmenschlichen Bereich werden bewußt neue soziale Fertigkeiten gelehrt. Die Verwendung von Rollenspiel und Verhaltenseinübung ist oft sehr wirksam, um soziale und interpersonale Defizite zu beseitigen. Der Patient lernt im wesentlichen vier spezielle Fertigkeiten: Bei unvernünftigen Anforderungen mit "nein" zu reagieren; andere um Gefälligkeiten zu bitten; positive Gefühle auszudrücken; von sich aus Kritik und Mißbilligung zu äußern.

Medikamente sind oft sehr wichtig; dennoch wird sich ein Therapeut multimodaler Orientierung dagegen aussprechen, bei der Behandlung irgendeines Falles nur in einer einzigen Modalität zu verbleiben (Lazarus, 1973). Auch wenn Medikamente die Stimmungslage verbessert und stabilisiert haben, ist es notwendig, auch die übrigen Probleme zu überprüfen und zu lösen, die das Verhalten, die Gefühle, die Empfindungen, die Vorstellungen, den kognitiven Bereich und die zwischenmenschlichen Beziehungen betreffen. Der multimodale Ansatz beruht auf der Annahme, daß sich die Dauerhaftigkeit der Ergebnisse therapeutischer Behandlung direkt proportional zu dem Ausmaß verhält, in dem bei der Identifizierung des Problems (Diagnose) j e d e Modalität systematisch exploriert wird; daraufhin erst werden therapeutische Interventionen erfolgreich sein, egal welche Verhaltensdefizite und Muster schlecht angepaßten Verhaltens angetroffen werden.+

+Anmerkung:
Diejenigen, die bei mir in Ausbildung sind, und ich haben immer wieder feststellen müssen, daß die multimodale Orientierung es uns ermöglicht, solchen Menschen zu helfen, deren Prognosen alles andere als günstig waren. Unsere statistischen Untersuchungen, die sich über den Zeitraum des vergangenen Jahres erstreckten, zeigen, daß 22 von 26 Personen, von denen einige monate- und jahrelang (trotz traditioneller psychiatrischer Interventionen) an chronischen Depressionen litten, auf die multimodale Therapie ansprachen und innerhalb von durchschnittlich 3 Monaten bedeutende Fortschritte machten. Die Therapie bestand gewöhnlich aus jeweils einer Einzel- und einer Gruppensitzung pro Woche. Nachuntersuchungen, die bis heute durchgeführt worden sind beweisen, daß es sich um dauerhafte Ergebnisse handelt.

Literatur:

Beck, A. T. Depression: Clinical, experimental and theoretical aspects. New York: Hoeber-Harper, 1967.
Dengrove, E. Treatment of nonphobic disorders by behavior therapy. Lecture to the Association for Advancement of Behavior Therapy, New York, December 17, 1966.
Ellis, A. Reason and emotion in psychotherapy. New York: Stuart, 1962.
Ellis, A. Humanistic psychotherapy: The rational-emotive approach. New York: Julian Press, 1973.
Ferster, C. F. Classification of behavioral pathology. In L. Krasner and L. P. Ullmann (Eds.), Research in behavior modification, pp. 6-26. New York: Holt, Rinehard and Winston, 1965.
Ferster, C. B. A functional analysis of depression. American Psychologist, 1973, 28, 857-870.
Freud, S. Mourning and melancholia. In Collected papers, Vol. IV. London: Hogarth, 1925.
Lazarus, A. A. Learning theory and the treatment of depression. Behavior Research and Therapy, 1968, 6, 83-89.
Lazarus, A. A. Multimodal behavior therapy: Treating the "BASIC ID". Journal of Nervous and Mental Disease, 1973, 156, 404-411.
Lewinsohn, P. M. Clinical and theoretical aspects of depression. In K. S. Calhoun, H. E. Adams, K. M. Mitchell(Eds.), Innovative treatment methods in psychopathology, New York: Wiley, 1974.
Skinner, B. F. Science and human behavior. New York: Macmillan, 1953.

Kapitel 9:

ANGSTBEWÄLTIGUNGSTRAINING: EIN MULTIMODALER ANSATZ

Frank C. Richardson

In diesem Kapitel wird ein multimodales Trainingsprogramm beschrieben; es ist zu dem Zweck entworfen worden, den einzelnen eine große Anzahl von verschiedenen Fertigkeiten zu vermitteln, die es ihnen ermöglichen, Stress und Angst zu bewältigen. Dieses Programm soll Klienten nicht nur dazu verhelfen, verschiedene funktionale Störungen zu beseitigen - wie etwa Phobien und einige psychosomatische Störungen -, sondern es soll sie darüber hinaus in die Lage versetzen, über allgemeine, habituelle oder "frei schwebende" Ängste Kontrolle zu erlangen. Form und Inhalt dieses Programms haben einen deutlich erzieherischen Charakter, und mehrfach kommen ausgesprochen didaktische Techniken zur Anwendung. Die Entwicklung dieser Methode steht ganz im Einklang mit dem folgenden Zitat aus einem neueren Buch von Ellis (1973), das der Beschreibung der rational-emotiven Therapie dient:

"Meine therapeutische Methode ist von ungewöhnlich didaktischer Natur. Ich erkläre meinen Klienten immer wieder, was die allgemeinen Mechanismen von emotionalen Störungen sind, wie emotionale Störungen gewöhnlich entstehen, wie sie manifest werden und was man tun kann, um gegen sie vorzugehen. Ich lehre sie also viele Dinge, die ihnen auch ein guter Psychologieprofessor vermitteln würde, nur mit der Ausnahme, daß diese Vermittlung sich ganz an der Person des Klienten orientiert und gezielt von den Fakten seines gegenwärtigen Lebens Gebrauch macht" (S. 155).

Das Angstbewältigungstraining läßt sich folgendermaßen charakterisieren:

1. es konzentriert sich auf einen breiten, aber dennoch deutlich abgrenzbaren Bereich menschlicher Funktionen - nämlich auf die Bewältigung von Stress und unangepaßten Angstreaktionen;

2. es erzieht Klienten systematisch zum Gebrauch von mehreren Selbstkontrolltechniken für die Bereiche des sichtbaren Verhaltens und der Kognitionen, die zur Bewältigung von Stress und Angst dienen;

3. es versucht, die Erfolge dieses Trainings und auch die Dauerhaftigkeit dieser Erfolge dadurch zu steigern, daß es sich explizit mit den verschiedenen Zonen oder Modalitäten menschlicher Funktionen befaßt: mit dem Verhalten, den Gefühlen, den Empfindungen, den Kognitionen, den zwischenmenschlichen Beziehungen und den Vorstellungen. Damit folgt es dem von Lazarus (1973) entwickelten Ansatz, indem Techniken, Strategien und Modalitäten zu einem multimodalen Programm für die Kontrolle von Angst kombiniert werden.

Das 'Angst-Management-Training' (AMT) wurde ursprünglich in einem konditionierungstheoretischen Rahmen als eine verhaltenstherapeutische Technik entwickelt, die mehrere Mängel bei der systematischen Desensibilisierung korrigieren sollte. Insbesondere wurde die Tatsache beanstandet, daß sich eine systematische Desensibilisierung ausschließlich mit dem gegenwärtigen unangepaßten Verhalten befaßt (Suinn und Richardson, 1971). Man hoffte, daß dieses neue Verfahren auch einen weitereren Bereich von unangepaßten Angstreaktionen beseitigen würde, und nicht nur solche, die an die spezifischen Angsthierarchien gebunden sind, die in der Behandlung erfaßt werden. Der Klient oder die Klientin sollte auf diese Weise darauf vorbereitet werden, auch mit solchen Spannungen fertig zu werden, denen er oder sie in Zukunft begegnen würden.

Das ursprüngliche AMT besteht einmal aus Instruktionen und Signalen, mit denen Angstreaktionen hervorgerufen werden sollen; zum anderen werden Instruktionen und Signale verwendet, die dazu dienen, mit Klienten solche Reaktionen zu trainieren, die mit Angst konkurrieren, wobei es hier hier typischerweise um Entspannung und Überlegenheitsgefühle handelt. Den Klienten wird gezeigt, wie sie bei sich selbst ein hohes Ausmaß an Angst hervorrufen können, indem sie sich eine Furcht einflößende Szene bildlich vorstellen, und indem sie aktiv allgemeine physiologische Symptome der Angst produzieren. Der Aufbau von konkurrierenden Reaktionen erfolgt durch das Training tiefer muskulärer Entspannung und durch die bildhafte Vergegenwärtigung einer "Erfolgsszene", die mit wirklichkeitsnahen Gefühlen der Überlegenheit und Angstbeherrschung einhergeht. Etwa vier Minuten des eigentlichen Trainings bestehen aus Instruktionen (die auf Band aufgenommen werden können), bei sich Gefühle und Symptome der Angst hervorzurufen. In den darauffolgenden Minuten werden abwechselnd Instruktionen gegeben, sich zu entspannen, oder - bei anderen Trainingsdurchgängen - Gefühle der Überlegenheit aufzubauen. Das ursprüngliche Programm besteht aus etwa drei Trainingsstunden, wobei nur eine Stunde darauf verwendet wird, solche Reaktionen zu üben, die direkt der selbsterzeugten Angst entgegenwirken. Dieses Verfahren erweist sich bei der Behandlung von Angst vor Mathematik als ebenso wirksam wie die systematische Desensibilisierung (Suinn und Richardson, 1971) und eignet sich ganz besonders zum Abbau der Angst, öffentlich zu reden (Nicolette, 1972), und der Prüfungsangst (Richardson und Suinn, 1974). In zwei Untersuchungen wurde anhand von Selbstbeobachtungsdaten gezeigt, daß sich mit dem AMT auch allgemeine oder habituelle Ängstlichkeit verringern lassen (Edie, 1972; Nicolette, 1972).

Ursprünglich wurde die Wirkungsweise des AMT mit Begriffen aus der Konditionierungstheorie erklärt (Suinn, 1975; Suinn und Richardson, 1971). Anders als bei der Desensibilisierung, in der eine Entspannungsreaktion mit angstauslösenden Reizen verknüpft wird, nahm man beim AMT an, daß reziprok hemmende Entspannungs- und Überlegenheitsgefühle mit dem Beginn oder der Zunahme der Angstreaktion selbst verknüpft würden, d. h. mit den Signalen der Skelettmuskulatur und des autonomen Nervensystems, die mit Angst einhergehen. Auf diese Weise würde in jeder Situation, in der sich unangepaßte Angstreaktionen einstellen, die ängstliche Erregung selbst relativ automatisch starke konkurrierende Reaktionen in Gang setzen.

Bei dieser Erklärung der Wirkungsweise des AMT stößt man auf offensichtliche logische Schwierigkeiten. Es setzt als eine Mindestbedingung voraus, daß realistische Gefahrensituationen, in denen Angst vernunftmäßig gerechtfertigt ist, von solchen Gefahrensituationen kognitiv unterschieden werden, in denen dies nicht der Fall ist. Auch scheint AMT die "Konditionierungs"-Sprache sehr metaphorisch zu benutzen (London, 1972), wenn man das Erlernen von mehreren aktiven Fertigkeiten beschreiben will, die es einem selbst ermöglichen, der Angst entgegenzutreten. Das revidierte multimodale AMT-Programm, das weiter unten beschrieben wird, enthält

1. Techniken, die darauf abzielen, die Klienten ihre nichtangepaßten Überzeugungen und Selbstverbalisierungsmuster wahrnehmen zu lassen, die spezielle und allgemeine Probleme im Zusammenhang mit Angst verursachen (während man sie gleichzeitig lehrt, diese nicht angepaßten Überzeugungen etc. zu modifizieren);

2. zusätzliche verhaltenstherapeutische Techniken, die darauf abgestimmt sind, Klienten dazu zu verhelfen, ihre Wahrnehmungen, Denkweisen, Phantasien und alltäglichen zwischenmenschlichen Beziehungen wieder in Einklang zu bringen mit mehr rationalen und angepaßten Gesichtspunkten.

In diesem Ansatz wird die Vorstellung des ursprünglichen AMT beibehalten, die Mechanismen, die an der Wurzel von unangepaßter Angst liegen, in einer Weise anzugehen, bei der eine Generalisierung auf andere gegenwärtige und zukünftige Probleme in höchstem Maße wahrscheinlich erscheint. In Theorie und Praxis liegt die Betonung allerdings mehr auf der rationalen Neueinschätzung und auf dem Erlernen einer Anzahl von aktiven Fertigkeiten, die es dem Klienten ermöglichen, Angst zu bewältigen, und nicht so sehr darauf, daß Entspannungs- und Überlegenheitsgefühle auf interne Angstsignale hin gegenkonditioniert werden.

Bei der Entwicklung eines solchen Programms schien es uns von Vorteil zu sein, einige Techniken auszuleihen und uns zu eigen zu machen, die andere Autoren vor kurzem beschrieben haben, um Personen mit solchen Fertigkeiten auszurüsten, die eine wirksamerere Bewältigung von Angst und Stress ermöglichen. Bei Problemen im Zusammenhang mit übermäßiger Nahrungsaufnahme (Freßsucht) wendeten Sipprelli und seine Kollegen (Bornstein und Sipprelli, 1973) ein Verfahren an, das sie als "induzierte Angst" bezeichneten. Diese Methode der induzierten Angst ist dem ursprünglichen AMT-Programm faktisch sehr ähnlich: es verwendet ebenfalls alternierende Instruktionen, bei sich selbst intensive Angstgefühle herbeizuführen und sich dann zu entspannen. Meichenbaum und Cameron (1973) haben einen Ansatz zur Bewältigung von Angst entwickelt, den sie "Stressverharmlosung" ("stress innoculation") nannten. Dabei wird versucht, sehr allgemeine Muster von angstauslösenden Selbstverbalisierungen zu modifizieren. Es hat sich gezeigt, daß mit dieser Technik - ähnlich dem AMT - solche Ängste verringert werden können, die nicht direkt Gegenstand der therapeutischen Behandlung sind. Janis und Leventhal (1965) sowie Janis (1971) diskutieren die Auswirkungen bestimmter erzieherischer Verfahren, mit denen sich Emotionen bei solchen Personen abschwächen lassen, die unmittelbar vor stressbelasteten Lebenssituationen stehen.

Das revidierte AMT-Programm besteht aus sechs bis acht wöchentlich stattfindenden Trainingssitzungen mit kleinen Gruppen. Diese Sitzungen dauern jeweils zwei Stunden. Zusätzlich wird eine Anzahl "Hausaufgaben" und "Hausübungen" eingesetzt. Die ersten drei oder vier Sitzungen sind hauptsächlich solchen Diskussionen und Übungen gewidmet, die darauf abzielen, das Bewußtsein für allgemein übliche und idiosynkratische, unangepaßte Überzeugungen und inadäquate Denkweisen, die im Zusammenhang mit der Bewältigung von angsterzeugendem Stress, insbesondere von chronischer Ängstlichkeit und Gespanntheit, auftauchen, zu aktivieren. Zusätzlich bemüht man sich systematisch darum, Gesichtspunkte und Ansätze zur Stressbewältigung zu entwickeln, bei denen größere Rationalität und innere Gelassenheit eine dominierende Rolle spielen. Die übrigen Sitzungen bestehen in erster Linie darin, die Bekämpfung der Angst direkt zu trainieren und die rationaleren Gesichtspunkte in das alltägliche Verhalten zu integrieren. Es ergibt sich die nachfolgend aufgeführte Sequenz von Aktivitäten, die sich gegenseitig überschneiden und nicht immer in genau derselben Reihenfolge stattfinden, in der sie hier aufgeführt sind:

a) eine einleitende Diskussion über die allgemeinen Ursachen von Stress sowie über das Wesen und die Symptome von Angst und Furcht;

b) die (zu Hause) vorzunehmende Aufstellung eines "Inventars" von allgemeiner Ängstlichkeit und sozialer Angst;

c) das Führen eines Tagebuchs über Erfahrungen mit Stresssituationen und über spezielle Erfolge und Mißerfolge beim Versuch, mit ihnen fertig zu werden;

d) der Beginn eines Trainings zur tiefen muskulären Entspannung, einschließlich Übungen zur gezielten Entspannung sowie Instruktionen zur Selbstkontrolle der Entspannung in alltäglichen Stressituationen;

e) die Identifizierung und Diskussion unangepaßter oder irrationaler Überzeugungen und Selbstverbalisierungsmuster, mit denen Klienten bei sich selbst Angst hervorrufen und verursachen;

f) die Entwicklung (und schriftliche Niederlegung) alternativer Überzeugungen und Gesichtspunkte, bei denen innere Gelassenheit und größere Rationalität eine dominierende Rolle spielen, sowie alternativer und angepaßterer Selbstverbalisierungsmuster in Stressituationen;

g) eine Sitzung, in der Instruktionen gegeben werden, bei sich selbst Angst herbeizuführen und sich danach zu entspannen oder sich Erfolgsszenen vorzustellen;

h) mehrere Sitzungen, bei denen es hauptsächlich darum geht, auf der Ebene der Vorstellungen die relativ angstfreie Bewältigung verschiedener stresserzeugender Lebenssituationen wiederholt einzuüben;

i) spezielle "Hausaufgaben", bei denen in der auf die jeweilige Sitzung folgenden Woche neue Strategien oder Verhaltensweisen ausprobiert werden sollen, über die in der nächsten Sitzung zu berichten ist.

Das Training für eine kleine Gruppe von etwa sechs Klienten wird mit einer strukturierten Diskussion begonnen, bei der der Leiter oder Therapeut eine Reihe zum Denken anregender Fragen stellt oder provozierende Feststellungen macht. Dann versucht er auf sokratische Weise Klienten dahin zu führen, für sich selbst eine Anzahl grundlegender "Wahrheiten" über Ängstlichkeit und Gespanntheit zu entdecken. Der Diskussionsleiter stellt zu Beginn fest, daß wir alle täglich mit zahlreichen stresserzeugenden Situationen und Ereignissen fertig werden müssen, die in einem gewissen Ausmaß Angst hervorrufen können und oft auch tatsächlich Angst erzeugen. Dies kann auf schwierige und ärgerliche Situationen zutreffen, auf Entscheidungen mit ungewissem Ausgang oder auf solche, die in anderer Hinsicht ein "Problem" darstellen. Die Gruppenmitglieder werden gebeten, sich nach Art eines Brainstorming soviel wie möglich zu diesen Situationen einfallen zu lassen und so viele dieser Situationen wie möglich kurz (15 oder 20 Minuten) zu diskutieren. Nach einigen Minuten des Zögerns folgt in der Regel eine lebendige und engagierte Diskussion. Die Klienten berichten, diskutieren, beklagen sich und lachen über zahlreiche tägliche Stressituationen und -ereignisse, von denen sie "geplagt" werden. Die angeführten Situationen sind oft in der Hinsicht überraschend, als sie alltägliche Ereignisse darstellen, mit denen sich die meisten Gruppenmitglieder identifizieren können: Einkaufen in einem Supermarkt; sich morgens entschließen, was man anziehen soll; auf Autobahnen Auto fahren; einen sehr attraktiven Vertreter des eigenen Geschlechts sehen; einen Telephonanruf von jemandem erhalten, mit dem man nicht gern sprechen möchte; ein Essen für Gäste vorbereiten; vom Chef oder von einem Vorgesetzten zur Rede gestellt werden; etwas nicht verstehen, was man gerade in einem Lehrbuch gelesen hat usw. Es wird betont, daß diese Probleme und "Stressmomente" beinahe für jeden ernstzunehmende und wichtige Angelegenheiten darstellen. Das Ziel besteht darin, eine Reihe von Strategien zu entwickeln, um mit ihnen fertig zu werden. Die Tatsache, daß es gestattet ist, über solche Alltagsformen von Stress zu sprechen und die Bemühungen, dem sich dabei abspielenden Ringen Ernsthaftigkeit zu verleihen, führen in der Regel dazu, daß Frustrationen, Angst und Ärger ausgedrückt werden, gefolgt von einer ganzen Reihe humorvoller Bemerkungen und spürbarer Erleichterungen. Diese Diskussionen scheinen in einer sehr kurzen Zeit ein beträchtliches Ausmaß an Verständigung zwischen den Gruppenmitgliedern herzustellen, vielleicht noch schneller als die Diskussion von Themen, die angeblich "schwerwiegender" sind.

An diesem Punkt kann der Leiter der Gruppe zu einer Diskussion hin steuern, die sich mit anderen stressbeladenen Problemen des Alltagslebens beschäftigt. Dabei kommen zur Sprache: Leistungsdruck, finanzielle Probleme, besorgte Gedanken über "was werde ich sein, wenn ich erwachsen bin, und werde ich erfolgreich sein", sowie sexuelle und andere zwischenmenschliche Beziehungen. Sie alle stellen Formen von Stress dar, die immer wieder auf uns Druck ausüben und periodisch oder chronisch Besorgnis oder Gespanntheit verursachen. Als nächstes faßt der Leiter die Diskussion kurz zusammen und weist darauf hin, daß die Gruppe ein beachtliches Verständnis oder eine recht zutreffende Vorstellung von dem Bereich der alltäglichen hauptsächlichen Formen von Stress in unserem Leben entwickelt hat, mit denen die Menschen unserer Gesellschaft konfrontiert werden. Nach einer solchen erfolgreichen einleitenden Diskussion, die von einem geschickten Therapeuten geführt wird, der an die Dinge mit Gelassenheit herangeht und den Tatsachen ins Auge blickt, werden viele Teilnehmer einige ihrer persönlichsten und sie am meisten quälenden Probleme offen mitteilen.

Der zweite wichtige Themenkreis, auf den sich die Diskussion konzentriert, ist die Erfahrung von Angst, Besorgnis und Furcht. Die Klienten werden um eine Schilderung gebeten, wie und in was für einem Ausmaß sie Angst als Reaktion auf verschiedene Formen von Stress erleben. Dabei werden folgende Punkte diskutiert: physische Gespanntheit, andere physiologische Symptome, Kopfschmerzen, Ermüdungserscheinungen, ein von Furcht geprägter Ausblick in die Zukunft und die Neigung, sich Sorgen oder zuviel Gedanken zu machen (der kognitive Aspekt). Man weist auf die zentrale Stellung bestimmter sorgenvoller Gedanken und allgemeiner Ängste in dem Sinne hin, daß man nahelegt, Angst sei im großen und ganzen nichts anderes, als Sorge um einen selbst und die Ergebnisse unterschiedlicher Ereignisse.
In der Regel sind sich ängstliche Klienten dessen bewußt, daß sie sich zu viel Gedanken machen, und sie sind in der Lage, die Umstände und die Dynamik ihrer besorgten Gedanken detailliert zu beschreiben. Der Leiter der Gruppe kann die Auffassung ganz deutlich hervorheben, daß die meisten Sorgen unnötig sind und einen selbst zerstören. Klienten werden diese Beobachtungen für sich selbst oft schon gemacht

haben, aber sehen keine alternativen Möglichkeiten. An diesem Punkt ist es nützlich, wenn der Therapeut Fragen über die Art und Weise stellt und überprüft, wie die Klienten bisher mit Besorgnis und Gespanntheit zurecht gekommen sind. Viele Leute stellen lediglich vage Bemühungen an: sie "versuchen, sich zu entspannen" oder sie "versuchen, sich keine Gedanken zu machen". Die Gruppenmitglieder möchten einerseits oft gern wissen, ob es wirklich möglich ist, mit den vielen Stressituationen, denen sie begegnen, auf wirksamere Art und Weise fertig zu werden, obwohl sie andererseits selbst wissen, daß es einige Menschen zu geben scheint, die es können. Aber es kann sein, daß sie sich selbst an einige Gelegenheiten erinnern, bei denen sie erfolgreich sorgenvolle Gedanken vertreiben und sich entspannen konnten, bei denen sie Dinge in die Hand nahmen oder unbeschwert waren. Es scheint nützlich zu sein, der Gruppe zunächst für eine Weile zu gestatten, sich mit der Frage herumzuquälen, wie man effektivere Strategien zur Bewältigung von Problemen entwickeln kann, und dann zu umreißen, wie man es lernen kann, auf viel effektivere Art und Weise stressbeladene Situationen und Angst wahrzunehmen und mit ihnen umgehen zu lernen. Dies wird dadurch erreicht, daß man die wichtigsten Punkte diskutiert, die im übrigen Programm noch durchgearbeitet werden sollen.

Jede der ersten drei oder vier Sitzungen wird mit einem Training tiefer muskulärer Entspannung abgeschlossen, das jeweils 20 bis 25 Minuten dauert. Die Entspannung wird als eine Fertigkeit dargestellt, die dabei helfen kann, sich selbst in verschiedenen Lebenssituationen physisch und emotional zu entspannen. Die Gruppenmitglieder werden dazu ermutigt, die Entspannung zu Hause zu üben. Sie erhalten eine Inventarliste über allgemeine Ängstlichkeit (Tasto, Hickson, Rubin, 1973) und eine über soziale Angst (Richardson und Tasto, 1975), die zu Hause ausgefüllt werden sollen; beide können dazu verwendet werden, verschiedene Kategorien furchterregender Ereignisse aufzustellen, die zur Information von Klient und Therapeut dienen. Die Klienten werden auch um die Führung eines einfachen Tagebuchs gebeten, in dem sie sich fortwährend Notizen machen sollen, die in Beziehung zum Trainingsprogramm stehen.

In der nächsten Gruppensitzung wird versucht, Klienten dazu zu verhelfen, die Probleme bei der Bewältigung von Angst und Stress in einer Weise zu sehen und zu analysieren, die sich an den Prinzipien der rational-emotiven Therapie (Ellis, 1962) und der Selbstkontrolle des Verhaltens (Thoreson und Mahoney, 1974) orientiert. Es ist natürlich wichtig, daß die Klienten diese Art der Problemsicht aus eigener Erfahrung und persönlicher Reflexion heraus entwickeln, wobei psychologische Fachtermini auf ein Minimum reduziert werden sollen. Der Therapeut stellt anfangs die provokative Behauptung auf, daß intensive oder chronische Angst und Besorgnis im Leben keinem nützlichen Zweck dienen, und daß jeder erwachsene Mann oder jede erwachsene Frau mit etwas Anstrengung in der Lage ist, diese Art von Angst und Besorgnis unter Kontrolle zu bringen, wenn nicht sogar vollständig zu beseitigen. Eine solche Feststellung wird von sehr ängstlichen Personen in der Regel mit einer Mischung aus großem Interesse und schockiertem Unglauben aufgenommen. An verschiedenen Punkten im didaktischen Abschnitt des AMT-Programms scheint es hilfreich zu sein, Klienten dazu zu ermuntern, sich alternative Perspektiven auszudenken oder zu entwickeln, ehe man sie mit weiteren neuen Informationen oder richtungsweisenden Prinzipien versieht. In diesem Fall können sie vorübergehend aufgefordert werden, davon auszugehen, daß die (obengenannte) Behauptung vollständig richtig ist, und darüber nachzudenken, wie ein Mensch in seinem Leben ganz ohne Angst auskommen könnte. Oft ergeben sich dabei kreative Vorschläge, und wir haben es nützlich gefunden, das Nachdenken auf der Grundlage von Behauptungen anzuregen, die im Gegensatz zu solchen stehen, die allgemein akzeptiert werden. Auf jeden Fall besteht der nächste Schritt für den Leiter in einer Gruppendiskussion darüber, wie intensive Furchtreaktionen, die zur Aktivierung und Fluchtmobilisierung führen, einst in einer gefahrvollen oder primitiven Umwelt einem nützlichen Zweck gedient haben mögen, aber in unserer heutigen Gesellschaft fast vollkommen fehl am Platze sind. Beginnende Angstgefühle können für jemanden ein hilfreiches Signal sein, daß man einem Problem oder einem Konflikt gegenübersteht, über das oder den man sich bisher nicht bewußt war. Weitere oder zunehmende Angst wird unnötig, wenn man sich für den Grundsatz entscheidet "halt, erst einmal nachdenken" und auf diese Weise eine Lösung des akuten Problems findet, oder, wenn eine solche nicht möglich ist, seine Zielvorstellung ändert bzw. eine Enttäuschung hinnimmt, die Anlaß zu vorübergehendem Bedauern geben mag, aber nicht zu weiterer Furcht und Besorgnis. Obwohl die meisten Klienten diese Auffassung attraktiv finden, bemerken sie, daß sie sich im einzelnen nicht vorstellen können, wie sie Furcht bewältigen und eine solche rationale Perspektive verwirklichen können.

An diesem Punkt verwickelt der Therapeut die Klienten in eine Diskussion über die grundlegende Prämisse der rational-emotiven Therapie, nämlich daß Angst und andere unangepaßte Gefühle nicht durch äußere Situationen verursacht werden, sondern dadurch, was wir uns selbst über diese Situationen einreden. Klare Darstellungen dieser Prämisse sowie Beispiele und Anregungen dafür, was man von ihr ableiten kann, finden sich an anderer Stelle (Ellis und Harper, 1975; Meichenbaum, 1974) und brauchen hier nicht wiedergegeben werden.

Im wesentlichen kann man durch die Analyse von Beispielen aus der Erfahrung der Klienten selbst bedeutsamen Eindruck von dem erstaunlichen Ausmaß vermitteln, in dem wir uns in der Regel so verhalten und so fühlen, wie wir denken, wie willkürliche Behauptungen und Muster von Selbstgesprächen uns buchstäblich dazu zwingen, uns schlecht zu fühlen und viele Probleme unseres Lebens auf ineffektive Art und Weise zu bewältigen. Gewöhnlich werden einige Klienten diese Auffassung der Bedeutung des Selbstgesprächs mit großer Erregung aufnehmen und ganz klar die langen und sich wiederholenden Ketten von Feststellungen über sich selbst verbalisieren, die in Wirklichkeit nichts anderes als ihre Angst sind und zu chronischer Anspannung führen. Der Therapeut weist dann darauf hin, daß wir in dem Maß, in dem wir diese Sequenz ängstlicher Gedanken und ängstlichen Verhaltens zu begreifen beginnen, in der Lage sein werden, spezifische alternative Möglichkeiten der Stressbewältigung herauszufinden oder zu beschreiben und aktiv in die Tat umzusetzen.

Der Rest der ersten drei oder vier Sitzungen dient besonders dazu, unangepaßte Überzeugungen und Muster von Selbstgesprächen, die Angst erzeugen, zu identifizieren und gezielte alternative Überzeugungen und Selbstgespräche zu entwickeln, die die Angst im täglichen Leben erheblich reduzieren werden. Viele irrationalen angstbesetzten Behauptungen oder Überzeugungen fallen in die Kategorie abergläubischer Ansichten über die Wirksamkeit kognitiver Qualen. Die Klienten können eine Unmenge von Beispielen über Denkketten und Zuschreibungen geben, in denen sie die erfolgreiche Bewältigung von täglichen Stressituationen oder die Vermeidung von eingebildeten Katastrophen darauf zurückführen, daß sie vorher sorgenvolle Überlegungen angestellt haben, während sie wirkliche oder eingebildete Fehlschläge der Tatsache zuschreiben, daß sie sich nicht qualvoll genug Gedanken gemacht haben. Das folgende Beispiel erweist sich als hilfreich, die Auffassung zu unterstreichen, daß chronische Grübeleien nur zu ihrer Verstärkung dienen: Ein Pferd bemerkt, daß es läuft; es nimmt an, daß es vor irgendeiner reellen Gefahr flieht, und läuft schneller; es bemerkt, daß es schneller läuft und schließt daraus, daß die Gefahr größer geworden oder noch näher gerückt ist; es läuft noch schneller usw. Diese Überzeugungen müssen mit einiger Ausführlichkeit geprüft und diskutiert werden. Viele Klienten können sich nicht von der zutiefst abergläubischen Überzeugung lösen, daß es nur die sorgenvollen Überlegungen sind, die sie vor möglichen Gefahren auf der Hut sein lassen oder sie davon bewahren, verschiedene moralische oder soziale Irrtümer zu begehen. Es ist wichtig, die Irrationalität solcher Behauptungen zu kritisieren oder sie sogar anzugreifen, sofern sie die Ansicht stützen, daß es gut sei, sorgenvolle Überlegungen anzustellen. Man soll den Klienten aber immer noch die Freiheit lassen, solche Überlegungen aus eigener Initiative heraus zu unterlassen. Die Änderung solcher Überzeugungen wirkt sich auf viele Modalitäten aus und ist oft gleichbedeutend mit einer grundlegenden Veränderung der Persönlichkeit. Eine Klientin, die unter beträchtlichen Qualen litt, stellte sich immer wieder die Frage, was mit ihr geschehen würde und was sie täte, wenn sie damit aufhörte, sich zuviel Gedanken zu machen. Sie brach plötzlich mitten im Satz ab, schien sich ganz intensiv zu entspannen, und sagte: "Ich weiß, was ich machen würde. Ich wäre ruhig und gelassen, würde mich mit den Problemen auseinandersetzen, so wie sie gerade kommen, und würde aus freien Stücken zwanglos über Dinge nachdenken, die mir ein wenig gut täten".

Eine zweite wichtige Kategorie angstauslösender Überzeugungen wird durch die Vorstellung charakterisiert, daß Gedanken über den eingenen Selbstwert und Gefühle des Wohlergehens ganz eng an soziale und andere Leistungen gebunden sind, die von anderen möglicherweise negativ eingeschätzt werden. Diese Annahme führt zu chronischen Gefühlen der Gefahr und Bedrohung. Die meisten allgemein ängstlichen Personen sind Perfektionisten. Gewöhnlich bereitet es keine Schwierigkeiten, mit ihnen zusammen wieder die Entdeckung zu machen, wie ihre unerreichbar hohen Erwartungen und Normen bei ihnen, angesichts der Unvollkommenheit dieser Welt, zu der ständigen Angst führen, sich selbst oder andere zu enttäuschen. Der maximale Erfolg bei der kritischen Durchleuchtung dieser Überzeugungen stellt sich dann ein, wenn man nach Ellis (1973) das Problem sofort an seiner Wurzel packt, indem man suggeriert, daß es der Rationalität und der menschlichen Natur am nächsten kommt, wenn man nicht nur negative durch positive Selbstbewertungen ersetzt, sondern überhaupt jegliche Verbindung zwischen Selbstwertgefühl und Leistung unterbricht. Ellis meint, daß man es lernen kann, damit aufzuhören, sich s e l b s t zu bewerten, und statt dessen das eigene V e r h a l t e n und die eigenen E r f a h r u n g e n mit ihren angenehmen oder belohnenden Eigenschaften zu bewerten. Es gibt so überzeugende Äußerungen dieser Ansicht (Ellis und Harper, 1975; Rubin, 1975), daß es bei einem so vielgestalteten Behandlungsprogramm wie dem unsrigen ein Mangel wäre, keine angemessene "Bibliotherapie" zu verschreiben. Eine Diskussion dieser Themen kann wichtige Aspekte der interpersonalen Modalität zutage fördern, wie etwa eine übermäßige Abhängigkeit von der Meinung der anderen, Angst davor, zurückgewiesen zu werden etc.

Eine dritte Kategorie allgemein üblicher und angsterzeugender Fehlauffassungen bezieht sich auf die Annahmen, die Klienten darüber haben, wie die meisten anderen wirklich sind und wie sie vermutlich auf den Klienten reagieren oder ihn einschätzen - Variationen über das Thema: "Einige andere Leute führen ein glattes und nahezu beschwerdeloses Leben; mit mir muß etwas nicht in Ordnung sein, weil das bei mir nicht der Fall ist". Eine durch allgemeine Ängstlichkeit geprägte Blickrichtung beinhaltet in der Regel irgendeine falsche Überzeugung oder Vorstellung, nach der es zumindest einige Menschen gibt, die

1. nicht diese Stressituationen, die Unsicherheiten oder die Augenblicke des Selbstzweifels erleben, die der Klient an sich erfährt oder die

2. irgendeine magische Fähigkeit besitzen, mit Schwierigkeiten fertig zu werden, durch die sich ihre Erfahrung dieser Stresssituationen in ganz anderer Weise als für den Klienten (d. h. weniger schmerzvoll) gestaltet.

Vielen Klienten dient diese Vorstellung von einer qualitativ verschiedenen Existenzform anderer Personen sowohl als eine Norm, hinsichtlich derer sie bei einem selbst vorgenommenen Vergleich ungünstig abschneiden, und als ein Ideal, das sie irgendwie und irgendwann zu erreichen hoffen. Viele sorgenvolle Überlegungen bestehen zu einem großen Teil aus genau diesen grüblerischen und ungünstigen Vergleichen zwischen sich selbst und anderen, und wenn man diese falschen Annahmen umwirft, hat man eine bedeutsame Ursache oder Motiv für chronische Sorgen beseitigt.

Diese Kategorien falscher Überzeugungen haben sich aus früheren Erfahrungen mit der Anwendung des AMT bei allgemeiner Ängstlichkeit ergeben und werden den Therapeuten als wichtige Orientierungshilfen für die umfassende Überprüfung solcher Annahmen angeboten. Das eigentliche Training geht natürlich mehr schrittweise in dem Maße voran, in dem die Gruppenmitglieder ihre Erfahrungen und Gedanken zur Diskussion beitragen. Die Klienten haben zwei Arten zusammenhängender schriftlicher Hausaufgaben durchzuführen. Erstens werden sie darum gebeten,

a) persönliche Beispiele von unangepaßten oder irrationalen Überzeugungen niederzuschreiben, die ihrer Ansicht nach Angst bei ihnen erzeugen,

b) solche Feststellungen zu entwickeln und niederzuschreiben, die von alternativen Überzeugungen und Perspektiven ausgehen, bei denen innere Gelassenheit und größere Realitätsnähe eine wichtige Rolle spielen, und

c) Aufzeichnungen darüber zu machen, wie sie anders denken, fühlen und sich verhalten würden, wenn sie die zuerst genannten Überzeugungen durch die zuletzt genannten ersetzten.

Zweitens werden die Klienten aufgefordert, mehrere Beispiele von angsterzeugenden Selbstgesprächen niederzuschreiben und sich alternative, beruhigend wirkende Muster von Selbstverbalisierungen auszudenken, die der Realität angemessen sind und in stressgeladenen Lebenssituationen angewendet werden können. Es ist wesentlich, daß die Klienten die Feststellungen hinsichtlich ihrer Überzeugungen und Selbstgespräche in einer informellen Sprache abfassen, die persönlich überzeugt. Sie werden darüber informiert, daß sie diese in der zweiten Hälfte des Programms brauchen werden. Viele dieser Feststellungen werden in der Gruppensitzung besprochen, und es hat den Anschein, daß Klienten sehr viel von den Bemerkungen und Beispielen der anderen stellvertretend lernen. Ein 29jähriger graduierter Student schrieb als Beispiel für eine unangepaßte Überzeugung: "Viele Leute meinen es gut, aber sie haben das Gefühl, daß sie wettbewerbsorientiert und kritisch sein müssen, woraus folgt, daß eine ganze Menge von Situationen zu Hause und bei der Arbeit mit Spannungen belastet sind. Es kann jeden Augenblick unangenehm werden." Als Beispiel für eine alternative und rationale Perspektive schrieb er: "Die Welt ist im Grunde ein ruhiger und neutraler Ort, ohne Engel oder Dämonen. Man hat so viel Handlungsspielraum, und Katastrophen sind unwahrscheinlich." Die Anmerkungen, die er sich darüber machte, wie er sich anders verhalten könnte, lauteten u. a.:

"Höre auf damit, dir jeden Schritt vorher genau zu überlegen, dich zu verstecken und dann mal ab und zu nach außen hin clever zu erscheinen oder es wirklich zu sein. Denke, was du denkst, sage, was du denkst. Versuche nicht nur, mehr Vertrauen zu haben, schaffe das Vertrauen, indem du von dir aus die Initiative ergreifst und nach dem Grundsatz handelst: Nur mit einer Zusammenarbeit ohne Spannungen wird es klappen. Ich würde aufhören, darüber nachzugrübeln, was für Gedanken oder Motive die anderen haben - frage danach oder vergiß es." Man legt ganz besonderes Gewicht darauf, daß präzise Feststellungen über diese Art von Perspektiven niedergeschrieben werden. Der Übergang von einer vagen zu einer präzisen und schriftlich fixierten Darstellung einer Überzeugung führt oft zu einer zusätzlichen und bedeutenden Klärung und Umstrukturierung im kognitiven Bereich.

Die letzten drei oder vier Sitzungen des Programms bestehen hauptsächlich darin, das Training zur Bekämpfung von Angst zu leiten und die rationaleren Perspektiven in das Alltagsleben zu integrieren. Dabei geht man von dem Entspannungstraining der frühen Sitzungen, bei dem besonderer Wert auf die Spannung und Entspannung größerer Muskelgruppen gelegt wird, auf solche Übungen über, die sich darauf konzentrieren, mehrere miteinander verbundene Arten von angenehmen Gefühlen und Empfindungen zu entwickeln. Ebenso werden angenehme Vorstellungen dazu verwendet, die Entspannung zu vertiefen sowie die Empfindsamkeit und Fähigkeiten in der Vorstellungsmodalität zu entwickeln. Zu Beginn der Sitzungen mit dem direkten Training weist der Therapeut darauf hin, daß die Klienten durch das Entspannungstraining wahrscheinlich ihr Bewußtsein und ihre Wahrnehmung verschiedener entspannter und angenehmer Empfindungen geschärft haben werden. Er suggeriert ihnen, daß sie diese wichtige Fähigkeit, solche Empfindungen für sich selbst zu schaffen, indem man die eigenen Erfahrungen steuert und die Umgebung ändert, weiter entwickeln können. In einer kurzen Diskussion werden die Gruppenmitglieder darum gebeten, auf die angenehmen oder belohnenden Empfindungen und die damit in Zusammenhang stehenden Erfahrungen, die sie gemacht haben, zurückzublicken, sich nach Art eines Brainstorming möglichst viele neue Wege auszudenken, wie man sie gezielt vermehren oder intensivieren könnte, und spezifische neue Erfahrungen in der Empfindungsmodalität zu erwägen, die sie gern entwickeln würden.

An diesem Punkt wendet man bei den Klienten das eigentliche AMT-Verfahren an, das darin besteht, daß die Klienten bei sich Angst erzeugen und sich danach entspannen bzw. Szenen vorstellen, in denen sie die Angst erfolgreich bewältigen. Zusätzlich erhalten die Klienten die

Instruktion, ihre speziellen und neu erworbenen Überzeugungen und Selbstverbalisierungen als Hilfe bei der Aktivierung und Bekämpfung der Angst einzusetzen. Es wird also mit ihnen intensiv trainiert,

a) sich selbst physisch und emotional zu beruhigen, und

b) ihre Ängste nach rationalen Gesichtspunkten neu einzuschätzen.

Im folgenden sind einige Ausschnitte aus den Instruktionen zur Angstinduktion, zur Entspannung und zur Neueinschätzung wiedergegeben, die in diesem Training verwendet werden.

"Sie werden jetzt gleich etwas Stress und Angst bei sich erleben. B l e i b e n Sie noch einen Augenblick sehr entspannt und bereiten Sie sich auf dieses Erleben vor. Während Sie noch entspannt sind, sagen Sie sich: Verkrampfe dich nicht, mache dir nicht soviel Gedanken über dieses Stresserlebnis. Sagen Sie sich und erinnern Sie sich daran, daß Sie, wenn dieser Zeitpunkt kommt, in der Lage s e i n w e r d e n , die Angst wirksam zu bewältigen, ja zu b e s e i t i g e n ... Gut, hören Sie jetzt auf, sich zu entspannen und konzentrieren Sie sich darauf, A n g s t in Ihnen aufkommen zu lassen, lassen Sie die Gefühle von Angst und Furcht jetzt entstehen. Konzentrieren Sie sich auf die körperlichen Empfindungen von Angst und e r z ä h l e n Sie sich furchterregende und beunruhigende Dinge, damit v i e l Angst entsteht ... Sie fühlen, wie Ihr Herz anfängt zu hämmern und Ihr Atem sehr kurz und unregelmäßig wird ... e r z ä h l e n Sie sich immer und immer wieder einige der fürchterlichen und aufregenden Dinge, die Ihnen Angst und Schrecken e i n j a g e n , gerade so, wie Sie Ihnen einfallen, s a g e n Sie sie richtig zu sich selbst ... Verwenden Sie einige der irrationalen und beunruhigenden Gedanken und Ansichten, die bei Ihnen die Angst zu noch größerer Furcht werden lassen. B e t r a c h t e n Sie auf diese Weise die Welt. S e h e n Sie konkret die Dinge in ihrer beunruhigenden Weise ... Lassen Sie sie immer intensiver werden.

Jetzt haben Sie A n g s t , aber Sie können sich e n t s p a n n e n. Atmen Sie jetzt tief ein, atmen Sie langsam aus und entspannen Sie sich. Gut, sehr gut. Beachten Sie die wirklich erfrischenden Gefühle der Entspannung, die sich durch Ihren ganzen Körper von Kopf bis Fuß ausbreiten ... e r z ä h l e n Sie sich jetzt beruhigende und entspannende Dinge und beachten Sie, wie Sie immer ruhiger und entspannter w e r d e n ..., entspannen Sie sich noch mehr, indem

Sie sich gezielt an einige der ruhigen und vernünftigen Gedanken und Ansichten erinnern, die sie für sich ausgearbeitet haben. Sehen Sie jetzt die Welt auf diese Weise. Nichts, wovor man sich zu fürchten braucht, man kann sich mit den Problemen erst dann beschäftigen, wenn sie auftauchen. Nichts, worüber man sich zuviel Gedanken machen müßte. Denken Sie ruhig, nähern Sie sich den Dingen ruhig, und Sie werden ruhig und haben keine Angst mehr ... Genießen Sie diesen friedlichen und belohnenden Zustand, den Sie erreicht haben. Freuen Sie sich darüber, was Sie fertiggebracht haben, seien Sie stolz darauf."

Der etwas paradoxe Gedanke und die Erfahrung, die darin besteht, daß man sich selbst intensive Angst eingeflößt hat, wird bei Klienten oft kommentiert und führt zu weiterer Einsicht. Es kommt häufig vor, daß Klienten auf dieses Training mit gemischten Gefühlen (wenn auch fast nie negativ oder beunruhigend) reagieren. Viele gewinnen dadurch ein sehr viel tieferes Verständnis dafür, wie Angstzustände hervorgerufen werden. Andere sind davon beeindruckt, wie man offensichtlich willkürlich die gegensätzlichen Annahmen einer ängstlichen und einer ruhigen Sicht der Dinge steuern kann und fühlen dadurch, daß sie mehr Kontrolle über die Auswahl der Annahmen besitzen, die ihr Verhalten bestimmen. Andere überraschen sich selbst damit, wie sie schnell und erfolgreich mit solchen Angstzuständen fertig werden können, die denen qualitativ ähnlich sind, die sie jeden Tag erleben. Diese Art Training ist auf nur eine Sitzung begrenzt, da viele Klienten berichtet haben, daß zusätzliche Sitzungen unnötig seien.

Die letzten zwei Treffen beschäftigen sich hauptsächlich mit "Bewältigungsvorstellungen" (Meichenbaum, 1973) oder mit der kognitiven und vorstellungsmäßigen Einübung dessen, wie man relativ angstfrei mit verschiedenen Lebenssituationen fertig wird, die bei den Klienten im allgemeinen Angst und Unruhe hervorrufen. Sie werden gebeten, eine Liste mit fünf oder sechs Situationen aufzustellen, die sie angsterregend finden. Diese Situationen sollen inhaltlich so verschieden wie möglich voneinander sein. Die Liste der Situationen sollte besonders repräsentativ für die chronischen Schwierigkeiten sein, die die Klienten bei der Bewältigung von Angst und Stress haben. Jeder Klient erhält die Instruktion, sich eine dieser stressgeladenen Situationen auszusuchen, sich bildhaft vorzustellen, wie er ängstlich zu werden beginnt, sich dann vorzustellen, wie er sich entspannt, wie er zu sich selbst in einer angemessenen und beruhigenden Weise spricht, sich selbst vernünftige und beruhigende Instruktionen gibt, seine Angst nach rationalen Gesichtspunkten neu einschätzt und dann dazu übergeht, die Situation glatt und relativ angstfrei zu bewältigen. Die vorstellungsmäßige Einübung dieses Prozesses wird für jede Situation einige Male wiederholt. Jede dieser letzten drei oder vier Sitzungen beginnt damit, daß über alle Erfolge und alle erwähnenswerten Probleme berichtet wird, die sich in der letzten Zeit ergeben haben, und endet damit, daß man jede neue Strategie diskutiert, die während der Trainingssitzung vorgeschlagen wurde. Wenn möglich, werden gezielte "Hausaufgaben" verteilt. Die Klienten werden aufgefordert, in der kommenden Woche ein neues Verhalten oder einen neuen Ansatz auszuprobieren und darüber bei der nächsten Sitzung zu berichten.

In einer abschließenden Diskussion wird zusammengefaßt, was die Klienten gelernt haben, wobei ihre jeweiligen Erfolge hervorgehoben werden. Der Therapeut weist darauf hin, daß sie sich nicht nur bestimmte Methoden angeeignet haben ihre Angst zu bekämpfen, sondern daß sie auch gelernt haben, die Qualität ihres Erlebens mit seinen verschiedenen Dimensionen oder Modalitäten abzustimmen und abzuschätzen. Sie werden dazu ermutigt, ihr Verhalten auch in Zukunft nach den Gesichtspunkten der Selbsteinschätzung und Selbstmodifizierung zu bestimmen, indem sie weiterhin die grundlegenden Fertigkeiten zur Angstbewältigung ausnützen, die sie sich jetzt angeeignet haben. Mit jedem Klienten wird einzeln besprochen, wozu dieser Prozeß auf die Dauer bei ihm führen wird, wobei man so spezifisch wie möglich diskutiert.

Die ersten zwei Untersuchungen, die sich mit der Durchführbarkeit und der Wirksamkeit des multimodalen AMT-Programms beschäftigen, wurden im Herbst 1974 an der Universität von Texas durchgeführt. An einer Untersuchung nahm eine Gruppe von acht sehr ängstlichen nichtgraduierten Studenten mit dem Hauptfach Pädagogik teil, die sich freiwillig dazu bereit erklärt hatten, als erste am AMT teilzunehmen, das als "Minikurs für die Bewältigung von Stress und Angst" ausgegeben wurde. Dieser sollte später eventuell als Teil eines "Lehrplans zu Problemen der Affektivität" den Lehramtsanwärtern regelmäßig angeboten werden. Dadurch wurde erreicht, daß die Teilnahme am Programm wahrscheinlich ebensosehr aus Gründen der Neugier und des allgemeinen erzieherischen Interesses erfolgte als auch deswegen, weil man sich gern therapeutisch behandeln lassen wollte. Diese Gruppe und eine Kontroll(warte)gruppe von 9 Studenten füllten eine Woche vor und sechs Wochen nach der Durchführung des AMT-Programms einen Fragebogen über Ängstlichkeit aus (State-Trait Anxiety Inventory-Trait Form; Spielberger, Gorsuch und Lushene, 1970). Das Programm umfaßte sechs Sitzungen, die innerhalb eines Zeitraums von zwei Wochen stattfanden. Aus der Auswertung der Fragebogen ging hervor, daß bei der mit dem AMT behandelten Gruppe im Vergleich zur Kontrollgruppe die allgemeine Ängstlichkeit signifikant reduziert worden war.

Der aufgabenorientierte und pädagogische Schwerpunkt des AMT-Programms führte dazu, daß die Studenten sich sehr intensiv beteiligten und mit entsprechender Offenheit über sich selbst erzählten. Zwei Studenten berichteten, daß bei einer gründlichen ärztlichen Untersuchung zwischen der vierten und fünften Sitzung festgestellt worden war, daß ihr Blutdruck das erste Mal seit mehreren Jahren innerhalb normaler Grenzen schwanken würde. Zwei andere berichteten, daß ihre chronischen und mäßig starken Spannungskopfschmerzen nahezu vollkommen verschwunden waren. Eine Studentin stellte fest, daß sie eine schwere Prüfungsangst überwunden hatte, und eine andere berichtete, daß sie die Angst besiegt hätte, öffentlich zu sprechen. Diese Angst hatte ihre Lehrproben innerhalb des Studiums gestört und sie daran gehindert, einen Kurs in Rhetorik zu Ende zu führen.

Bei der zweiten Untersuchung stellte sich heraus, daß das multimodale AMT-Programm bei der Reduzierung von (mit Hilfe von Selbstbeobachtungsdaten erfaßter) Testangst dieselbe Wirksamkeit besitzt wie das kognitive Modifikationsverfahren von Meichenbaum (1972). Diese Ergebnisse erhielt man bei Studenten des ersten Semesters an der Universität von Texas; als Vergleich diente eine Kontroll(warte)-gruppe, die sich ebenfalls aus Studenten zusammensetzte. Zu dem Zeitpunkt, als dieser Artikel geschrieben wurde, lagen noch keine vollständigen Daten über diese Untersuchung vor, die die Behandlung von Studenten betreffen, die bereits ein Jahr studiert hatten (im Vergleich zu einer Kontrollgruppe).

Ein Programm dieser Art kann sich als nützlich für die Behandlung verschiedener Probleme erweisen, die sich im Zusammenhang mit spezifischer und allgemeiner Ängstlichkeit einstellen. Es kann sein, daß sich dieser Ansatz nicht nur für die erfolgreiche Behandlung von gewöhnlichen Phobien und genereller Ängstlichkeit eignet, sondern auch für die Behandlung von psychosomatischen Störungen, die zumindest teilweise von einem hohen Ausmaß an chronischer Gespanntheit herrühren. Suinn (1974) hat eine Version des ursprünglichen AMT-Programms bei der Rehabilitierung von herzkranken Patienten angewendet. Der Autor dieses Artikels benützt das Programm, das in diesem Kapitel beschrieben wurde, zusammen mit einem sozialen Selbstbehauptungstraining innerhalb eines multimodalen Ansatzes zur emotionalen Umerziehung von Patienten mit Zwölffingerdarmulcus. Dennoch kann es sein, daß die wichtigsten Anwendungsbereiche eines solchen Programms mehr die Erziehung und die Prophylaxe sind, und weniger die Heilung (bereits bestehender Störungen). In diesem Zusammenhang kann sich das Angst-Management-Training als eine wirksame Methode erweisen, bessere Perspektiven, Strategien zur Bewältigung und Fertigkeiten zu lehren, die es ermöglichen, selbst Angst und Stress abzubauen. Als Zielgruppen könnte man sich Kinder und junge Erwachsene vorstellen, die noch nicht das volle Ausmaß an Stress erfahren haben, das in unserer heutigen Zeit reichlich vorhanden ist. Indem man wohl überlegt jede Modalität des BASIC ID in dieses Programm mit einbezieht, wird eine gründlichere und umfassendere Behandlungsform gewährleistet.

Literatur:

Bornstein, P. H., & Sipprelli, C. N. Group treatment of obesity by induced anxiety. Behavior Research and Therapy, 1973, 11, 339 - 341.

Edie, C. Uses of anxiety management training in treating trait anxiety. Unpublished dissertation, Colorade State University, 1972.

Ellis, A. Humanistic psychotherapy, New York: McGraw-Hill, 1973.

Ellis, A., & Harper, R. A new guide to rational living. Englewood Cliffs, New Jersey: Prentice-Hall, 1975.

Janis, I. L. Stress and frustration. New York: Rand McNally, 1968.

Janis, I. L., & Leventhal, H. Psychological aspects of physical illness and hospital care. In B. Wolman (Ed.), Handbook of clinical psychology. New York: McGraw-Hill, 1965.

Lazarus, A. A. Behavior therapy and beyond. New York: McGraw-Hill, 1971.

Lazarus, A. A. Multimodal behavior therapy: Treating the "BASIC ID". Journal of Nervous and Mental Disease, 1973, 156, 404 - 411.

London, P. The end of ideology in behavior modification. American Psychologist, 1972, 27, 913 - 920.

Meichenbaum, D. Cognitive modification of test anxious college students. Journal of Consulting and Clinical Psychology, 1972, 39, 370 - 380.

Meichenbaum, D. Cognitive factors in behavior modification: Modifying what clients say to themselves. In C. M. Franks and G. T. Wilson (Eds.), Annual review of behavior therapy: Theory and practice, pp. 416 - 431. Vol. 1. New York: Brunner/Mazel, 1973.

Meichenbaum, D. Self-instructional methods. In F. H. Kanfer and A. P. Goldstein (Eds.), Helping people change, pp. 357-392. New York: Pergamon, 1974.

Meichenbaum, D., & Cameron, R. Stress innoculation: A skills training approach to anxiety management. Unpublished manuscript, University of Waterloo, 1973.

Nicoletti, J. Anxiety management training. Unpublished doctoral dissertation, Colorado State University, 1972.

Richardson, F.C., & Suinn, R. Effects of two short-term desensitization methods in the treatment of test anxiety. Journal of Counseling Psychology, 1974, 21, 457 - 458.

Richardson, F.C., & Tasto, D. Factor analysis of a social anxiety inventory. Behavior Therapy, 1976, in press.

Rubin, T.I. Compassion and self-hate. New York: McKay, 1975.

Spielberger, C.D., Gorsuch, R., & Lushene, R. The State-trait anxiety (STAI) manual for form X. Palo Alto: Consulting Psychologists Press, 1970.

Suinn, R. Behavior therapy for cardiac patients. Behavior Therapy, 1974, 5, 569 - 571.

Suinn, R. Anxiety management training for general anxiety. In R. Suinn and R.G. Weigel (Eds.), The innovative psychological therapies: Critical and creative contributions. New York: Harper and Row, 1975, in press.

Suinn, R., & Richardson, F.C. Anxiety management training: A non-specific behavior therapy program for anxiety control. Behavior Therapy, 1971, 4, 498 - 511.

Thoreson, C.E., & Mahoney, M.J. Behavioral self-control. New York: Holt, Rinehard and Winston, 1974.

Kapitel 10:

MULTIMODALE THERAPIE BEI KINDERN: ZWEI FALLSTUDIEN

Donald B. Keat, II

Auf der Suche nacheffektiven klinischen Techniken verfährt der Therapeut am geschicktesten, wenn er jedes Verfahren anwendet, das verspricht, die wirksamste Gegenmaßnahme für ein bestimmtes aktuelles Problem zu sein. Der ratgebende Psychologe und der Psychotherapeut kann deshalb jede effektive Technik anwenden, die ihm von anderen Fachrichtungen angeboten wird (Lazarus, 1967). Bei diesem "personalistischen" Ansatz einer Psychotherapie ist der Kliniker ständig auf der Suche nach neuen und hilfreichen Techniken, mit denen er in der Lage ist, konstruktive therapeutische Ziele zu erreichen (Lazarus, 1971).

In diesem Kapitel werden die sieben Modalitäten des BASIC ID herangezogen und auf zwei Fälle von Kindern angewendet. Dieses Konzept dient hier

1. zur Problemidentifikation (Diagnose) und

2. zur Entwicklung von gezielten Behandlungsstrategien, die jede Modalität betreffen.

DER FALL SCOTT

Bei dem ersten Patienten handelt es sich um einen neun Jahre alten Jungen, Scott, ein Adoptivkind. Er war das älteste Kind in einer Familie mit drei Kindern. Beide Eltern waren sehr gebildet, der Vater war auf seinem Gebiet eine international bekannte Persönlichkeit. Die wichtigsten Probleme, die sich bei Scott zeigten, waren die nachfolgend aufgeführten Störungen: Schwindeln und Stehlen, gehemmter Ausdruck von Gefühlen, Gespanntheit, erhebliche Mängel in der Leseleistung, ein gedrücktes Selbstbild, heftige Geschwisterrivalität und Hyperaktivität.

Jeder wirksamen Therapie geht eine genaue Problemidentifikation (Diagnose) voraus. Im Fall von Scott wurden Erhebungdaten bezüglich des BASIC ID sowohl aus einem anfänglichen Interview mit den Eltern als auch aus drei Sitzungen mit dem Kind selbst bezogen. Wenn der Therapeut einmal die zentralen Probleme durch die Erforschung jeder einzelnen Zone des BASIC ID erfaßt hat, besteht die nächste Aufgabe für ihn darin, therapeutische Möglichkeiten zur Behandlung dieser Probleme auszuwählen, die sowohl bei der individuellen Therapie des Kindes als auch bei den Sitzungen mit den Eltern eingesetzt werden können. Während dieser Stunden muß der Therapeut sein Inventar an Techniken in Anspruch nehmen, um die verschiedenen Problembereiche mit Erfolg anzugehen. Das nachfolgend aufgeführte Modalitätenprofil (Tabelle 1) ist als ein Weg gedacht, die diagnostischen und die therapeutischen Aspekte des hier dargestellten Falles miteinander zu verknüpfen.

PROBLEME UND BEHANDLUNGSSTRATEGIEN

Verhalten: Eine der Verhaltensweisen, von denen die Eltern wünschten, daß sie abgebaut werden sollten, war das Schwindeln und das Stehlen. Zu diesem Zweck las ich Scott Geschichten vor, die sich mit den Lehren oder moralischen Werten beschäftigen, die er internalisieren mußte, um Kontrolle über sich selbst zu gewinnen (z. B. Gardner, 1972, 1974). Eine andere wirksame Technik bestand darin, mit den Eltern bibliotherapeutisch zu arbeiten (siehe weiter unten bei der Diskussion der zwischenmenschlichen Beziehungen). Schließlich wurde es Scott dadurch ermöglicht, klarer wahrzunehmen, was er zu tun hatte (z. B. Aufgaben erledigen), um bestimmte Belohnungen (z. B. Geld) zu erhalten, indem man mit ihm Verhaltensverträge abschloß (Keat, 1974 c).

Eine zweite Form des Verhaltens, von der die Eltern wünschten, daß sie reduziert werden sollte, war seine Hyperaktivität. Dazu wurden vorwiegend drei Wege eingeschlagen:

1. die Einschränkungen, die bei den Spielen und Aktivitäten während der Sitzungen bestanden, führten bei dem Kind dazu, daß es Übung in der Kontrolle seiner Aktivität bekam;

2. die Eltern lernten neue Wege, die Hyperaktivität ihres Kindes zu behandeln, indem sie mit dem Therapeuten Gespräche führten und einschlägige Literatur lasen (z. B. Patterson und Gullion, 1968)

3. die Umgebung, die für Scott letzten Endes von entscheidender Bedeutung war, nämlich die Schule, wurde dadurch umstrukturiert, daß man sich solcher Hilfen wie eines Wandschirmes und einer Kühlbox bediente, die zwischen ihm und den anderen Kindern auf-

Tabelle 1: Multimodal-Profil für Scott

Modalität	Problem	vorgeschlagene Behandlung
Verhalten	Verhaltensstörungen: Schwindeln, Stehlen	Geschichten vorlesen, die sich mit Moral befassen Bibliotherapie für Eltern Verhaltensverträge
	Hyperaktivität	Spiele während therapeutischer Sitzungen Bibliotherapie für Eltern Strukturierung der schulischen Umgebung
	geringe Frustrationstoleranz	realistische Spielsituationen gegenseitiges Erzählen von Geschichten
Gefühl	blockierte Gefühle	"Sagen, Fühlen, Tun-Spiel" Eltern als Modellpersonen
	Ausdruck von Ärger	gesteuerte Muskelaktivität
	übermäßige Gespanntheit	Entspannungstraining
Wahrnehmungsschulung	Leseschwierigkeiten (visuell)	Betreuung in der Schule
	schlechte Handschrift (taktil)	Programm von Skinner
	auditives Gedächtnis für Reihenfolgen	Trainieren des Gehörs
	psychomotorische Probleme	Trainingsprogramm
Vorstellungen	gedrücktes Selbstbild	gegenseitiges Erzählen von Geschichten
	"adoptiert": Angst davor, verlassen zu werden	Gedankenstoppen
Kognition	Mißerfolge	rationale, das Verhalten korrigierende Selbstverbalisierungen
	Probleme beim Treffen von Entschlüssen	Üben des Treffens von Entscheidungen
zwischenmenschliche Beziehungen	heftige Geschwisterrivalität	Bibliotherapie für Eltern ("Instan Replay")

Modalität	Problem	vorgeschlagene Behandlung
	Mangel an Eltern-Kind-Beziehungen schwache Interaktionen mit Gleichaltrigen	Kommunikationstraining ("großer Bruder") Gruppentherapie Technik des "heißen Stuhls"
Medikamente	Hyperaktivität kurze Aufmerksamkeitsspanne	Überweisung wurde eine Weile zurückgestellt, dann Verschreibung eines stimulierenden Medikaments

gestellt wurden, um die Zahl der von außen kommenden Reize einzuschränken. Er konnte sich auf diese Weise auf seine Arbeit konzentrieren, ohne von seinen Klassenkameraden abgelenkt zu werden.

Das letzte Anliegen der Eltern, das den Bereich des Verhaltens betraf, bestand darin, Scotts Frustrationstoleranz zu erhöhen. Diesem Ziel näherte ich mich auf zwei Wegen:

1. Ich setzte das Kind frustrierenden Situationen aus, in denen Arbeitssituationen "realistisch gespielt" wurden (z. B. das Bauen von Modellen); dann brachte ich das Kind in Gruppensituationen, in denen es Stress erlebte, aber vom Therapeuten Unterstützung erhielt. Danach wurde schrittweise ein Inventar an solchen Reaktionen aufgebaut, mit denen das Kind diese Situationen bewältigen konnte.

2. Ich versuchte das Kind dadurch umzuerziehen, daß ich ein Verfahren anwendete, bei dem Kind und Therapeut sich gegenseitig Geschichten erzählen (Gardner, 1971). Nachdem Scott von frustrierenden Situationen erzählt hatte, die er auf unangepaßte Weise bewältigt hatte, erzählte ihm der Therapeut eine ähnliche Geschichte, bot aber angepaßtere Strategien an, mit diesen Situationen fertig zu werden (Keat 1974 a, S. 84 - 86).

G e f ü h l e : Hinsichtlich der Affektivität boten sich drei problembeladene Bereiche dar: blockierte Gefühle, gelegentliche unangemessene Zornausbrüche und Scotts übermäßige Gespanntheit. Ein nützliches psychotherapeutisches Spiel, das Kindern dazu verhilft, die Hemmung ihrer Affekte zu überwinden, ist das "Sagen, Fühlen und Tun-Spiel" (Gardner, 1973). Mit diesem Spiel ist es dem Therapeuten in der Regel möglich, sich Zugang zu wichtigen Fragen im Leben eines Kindes zu verschaffen (z. B. "was sollst du tun, wenn ein Erwachsener sich vor dich in die Reihe drängt"). Das Kind erhält (buchstäblich) materielle Verstärkung, wenn es versucht, auf die Karte zu antworten, die es zieht, nachdem es einen Würfel geworfen hat, der auf einem Farbfeld landet, das jeweils dem "Sagen", "Fühlen" oder "Tun" entspricht. Scott hatte an diesem Spiel viel Spaß und spielte es in vielen Sitzungen. Zusätzlich zu dieser gezielten "eins-zu-eins"-Methode mußte die Bedeutung der Eltern als Modellpersonen für den Ausdruck von Gefühlen in Betracht gezogen werden - d. h. Scotts Eltern wurden dazu ermutigt, ihre Gefühle deutlicher auszudrücken, damit das Kind lernen konnte, seine eigenen Gefühle auszudrücken.

Der zweite problematische Bereich bezog sich auf Scotts gelegentliche Zornausbrüche. In unserer Gesellschaft lernen die meisten Kinder, daß ärgerliche Gefühle nicht ausgedrückt werden sollen, und sie haben Angst, weil sie schon früher deswegen bestraft worden sind, bzw. fürchten sich, in Zukunft deswegen bestraft zu werden. Ein Verfahren, das in dieser Situation therapeutische Wirkung besitzt, ist die "gesteuerte Muskelaktivität" (Lazarus, 1971). Die gesteuerte Muskelaktivität (Directed muscular activity = DMA) erlaubt es dem Kind, seine Ärgergefühle auf vorprogrammierte Weise auszudrücken. Das Kind kann so seinen Gefühlen physiologisch Luft machen, ohne daß dabei jemand verletzt wird (Keat, 1974a). Aber Kinder müssen auch verbale und sozial akzeptable Wege dafür finden, "Dampf abzulassen", damit sie keinen weiteren Ärger mit Erwachsenen bekommen. Dabei kann man sogar die Fähigkeit entwickeln, fremde Sprachen zu lernen: ein Kind, das vom Autor dieses Kapitels behandelt wurde, lernte seinem Ärger dadurch Luft zu machen, indem es auf japanisch fluchte!

Das letzte Problem im Bereich der Affektivität war Scotts übermäßige körperliche Gespanntheit. In diesem Fall war die Behandlungsmethode der Wahl ein Entspannungstraining (Wolpe und Lazarus, 1966; Lazarus, 1970). An anderer Stelle (Keat, 1974 a, S. 67-68) habe ich mein Verfahren geschildert, Atem- und Entspannungstechniken zu lehren. Anleitungen zum Training der Entspannung lassen sich einer Reihe von verschiedenen Quellen entnehmen (Wolpe und Lazarus, 1966, Appendix 4; Lazarus,1970 und 1971; Keat, 1974b).

W a h r n e h m u n g s s c h u l u n g : Im Bereich der therapeutischen Behandlung von Kindern kann der sensorische Aspekt einen recht anderen Brennpunkt annehmen, als es im BASIC ID-Profil eines Erwachsenen der Fall ist. Der hier zur Diskussion stehende Fall illustriert, wie verschiedene Bereiche der Wahrnehmung (visuell, taktil und auditiv) Gegenstand der Aufmerksamkeit sein können. Der Autor dieses Kapitels hat deshalb diese Modalität weiter gefaßt, um der Tatsache gerecht zu werden, daß ein Großteil der Arbeit mit Kindern in diesem Bereich sich auf schulische Bereiche des Lesens (visuelle Wahrnehmung), der Handschrift (taktile Wahrnehmung), des auditiven Gedächtnisses und der psychomotorischen Fertigkeiten bezieht.

Es ist bezeichnend, daß Scott Leseschwierigkeiten hatte, was zum Teil darauf zurückzuführen ist, daß er in der Schule zweisprachig anfangen mußte, als er ein Jahr lang in einem fremden Land lebte, in dem nicht Englisch gesprochen wurde. Zwei Jahre nach seiner Rückkehr nach Amerika konnte er aber immer noch nicht lesen. Um diesem Problem weiter nachzugehen, machte der Autor mit ihm einen mündlichen Lesetest (Gray, 1963). Die Ergebnisse zeigten, daß seine Leseleistung auf dem Niveau des ersten Monats der zweiten Klasse lag, obwohl er selbst schon mehr als die Hälfte der vierten Klasse hinter sich hatte. Man sollte noch erwähnen, daß er über eine durchschnittliche Intelligenz verfügte, wie mit Hilfe eines Individualtests festgestellt wurde (Wechsler, 1949). Auf einer Schulkonferenz, an der die Eltern, die Lehrerin, der beratende Pädagoge für Fragen der Grundschule, ein Spezialist für Lernbehinderungen und der Therapeut des Kindes teilnahmen, wurden erste Schritte beschlossen, die dazu dienen sollten, diesem Defizit (sowie den meisten anderen Problemen im schulischen Bereich, die noch besprochen werden sollen) abzuhelfen. Hinsichtlich der Probleme beim Lesen wurde empfohlen, daß Scott einmal pro Woche den Spezialisten für Lesestörungen aufsuchen sollte, der darüber hinaus spezielle Maßnahmen im Klassenraum anordnete, die vom Sprachlehrer angewendet werden sollten. Die Sprachkenntnisse sollten außerdem mit Methoden gefördert werden, die mehrere Sinne ansprechen (z.B. mit dem Einsatz von Farbsignalen, entsprechenden Übungen usw.).

Scotts Eltern berichteten auch, daß er eine schlechte Handschrift hatte. Der Bender-Gestalt-Test (Bender, 1946), der entwicklungsbezogen ausgewertet wurde (nach Koppitz, 1964), zeigte ein Zeichnen-Alter von 6 1/2 Jahren an (drei Jahre weniger als das tatsächliche Alter). Bei Scott schien ein bedeutsamer Rückstand in der Psychomotorik und eine Lernbehinderung vorzuliegen, so daß weitere psychodiagnostische Verfahren angezeigt schienen. Er wurde zum Spezialisten für Lernbehinderungen, der für den ganzen Schuldistrikt zuständig war, überwiesen. Scotts visuelle Wahrnehmung schien in Ordnung zu sein. Allerdings hatte Scott bei einem visuell-motorischen Integrationstest (Beery und Buktenica, 1967) Schwierigkeiten, die Motorik visuellen Gegebenheiten anzupassen. Daraus folgte, daß er bei schriftlichen Aufgaben Mühe hatte. Man nahm deshalb an, daß er von einem Programm zur Förderung der Handschrift (Skinner und Krakower, 1968) profitieren könnte.

Auch im Bereich der auditiven Wahrnehmung schien es Defizite zu geben. Obwohl Scotts auditives Gedächtnis ausreichend war, neigte er dazu, verschiedene Fehler zu machen (so konnte er z. B. Zahlen richtig wiederholen, fügte aber von sich aus Zahlen hinzu, wenn er bestimmte Zahlenfolgen wiedergab). Es gab auch einen Faktor im Bereich der Aufmerksamkeit: Scotts Erfassen verbaler Instruktionen war oft ungenau. Sein auditives Gedächtnis für Reihenfolgen wurde dadurch verbessert, daß man seine Lernumgebung strukturierte und mit ihm Gehörübungen machte. Diese zweigleisige Methode wirkte sich positiv sowohl auf die Aufmerksamkeit als auch auf die Entwicklung der (auditiven) Fähigkeiten aus.

Scotts allgemeinen psychomotorischen Probleme wurden dadurch verringert, daß man bei Aufgaben mehrere Sinne gleichzeitig ansprach, die Zahl der Reize dann verringerte, wenn Scott arbeitete, spezielle therapeutische Programme anwendete (z. B. Frostig, 1966), und ein System von Belohnungen aufstellte, die dann vergeben wurden, wenn er seine Aufgabe zu Ende geführt hatte (Keat, 1974 a, Appendix D). Besonders nützlich fand ich das System, daß Scott täglich Bericht erstatten mußte. Am Ende eines Schultags sprach Scott auf Band, was er (heute) zu Ende geführt hatte, was er nicht zu Ende geführt hatte, wie er diesen Tag gefühlsmäßig einschätzte, und was ihn mit Freude auf den nächsten Tag warten ließ. Seine Eltern und seine Lehrer bzw. der Berater in schulischen Fragen hörten sich dieses Band täglich miteinander an, der Therapeut einmal in der Woche. Scott hatte bereits Erfahrung im Umgang mit dem Tonbandgerät während der wöchentlich stattfindenden therapeutischen Sitzungen gesammelt, in denen man sich gegenseitig Geschichten erzählte.

Vorstellungen: Das Kind hatte von Grund auf ein sehr negatives Selbstbild. Scott dachte, er sei eine Niete und sah sich selbst als ein Adoptivkind mit allem, was dieses Etikett mit sich bringt (Carroll, Cunningham, Keat, Sherman und Paguaga, 1969). Genauer gesagt hatte er Angst davor, plötzlich verlassen zu werden, so wie ihn einmal seine leiblichen Eltern im Stich gelassen hatten.

Probleme, die ein gedrücktes Selbstbild betreffen, nehmen bei den meisten, in psychotherapeutischer Behandlung stehenden Kindern eine zentrale Stellung ein. Daraus ergibt sich, daß sich jeder Therapeut damit befaßt, ein positives Selbstkonzept aufzubauen (Keat u. a., 1974). In diesem Fall wurde das gedrückte Selbstbild durch die Kombination von positiven Verstärkern, die nach Möglichkeit eingesetzt wurden, mit der Technik behandelt, die im gegenseitigen Erzählen von Geschichten besteht (Gardner, 1971).

Scott hatte von sich selbst die Vorstellung, daß er anders war - eben ein Adoptivkind. Obwohl dies eine häufige Phantasievorstellung ist, die man sogar bei Kindern findet, die bei ihren leiblichen Eltern aufwachsen, war sie für Scott besonders bedrückend. Möglicherweise wäre die Zuhilfenahme eidetischer Vorstellungen (Ahsen und Lazarus, 1972) ein nützliches Verfahren gewesen, in ihm Gefühle der Sicherheit zu wecken, aber Scott schien mit dieser Methode Schwierigkeiten zu haben. Deshalb wurde die mehr direkte Technik des "Gedankenstoppens" (Lazarus, 1971) angewendet, die dazu führte, daß Scott (sofort) solche Gedanken verwarf, wann immer sie in sein Bewußtsein eindrangen.

K o g n i t i o n e n: Scotts Mißerfolge standen in Beziehung zu seinem negativen Selbstbild. Hier erweist sich in der Regel ein Verfahren als hilfreich (Keat, 1972), das als "kognitive Umstrukturierung" (Lazarus, 1971) oder als "kognitive Ökologie" (Mahoney, 1973) bezeichnet wird - "seine Gedanken in Ordnung bringen", wie man zu sich selbst sagt. Ich programmierte Scott mit solchen Sätzen um wie "ich kann es schaffen" oder "ich kann gut sprechen" usw. Auf diese Weise können korrigierende Selbstverbalisierungen, die man sich immer wiederholt und die sich auf die tatsächlichen Stärken konzentrieren, zur Internalisierung dieser Überzeugungen führen. Für die Eltern ist es ebenfalls hilfreich, sich diesen Ansatz als Leitfaden zu nehmen (Ellis,1962, 1973). Wenn ich mich hauptsächlich auf das Kind beziehe, greife ich auf solche bibliotherapeutischen Quellen zurück wie Ellis, Moseley und Wolfe (1972) oder Hauck (1972). Wenn ich mit den Eltern über ihre eigenen Selbstverbalisierungen spreche, gebe ich ihnen eine Liste mit 11 betont rationalen Gesichtspunkten (Lazarus 1971, übernommen von Ellis, 1962). Aus dieser Aufstellung sollen sie sich den Punkt heraussuchen, an dem sie im Rahmen einer "psychologischen Hausaufgabe" arbeiten wollen. Ein Teil der nächsten Sitzung wird darauf verwendet, die irrationalen Selbstverbalisierungen zu identifizieren und sie durch rationalere Feststellungen zu ersetzen.

Der zweite kognitive Bereich, mit dem ich mich in diesem Fall hauptsächlich befaßte, war das Treffen von Entscheidungen. Meine hier angewendeten Strategien ergaben sich aus Situationen, die sich während der Therapiestunden einstellten. Ein Beispiel: Scott wurde eines Tages, als er das Gebäude verließ, um sich mit seinem Vater zu treffen, damit konfrontiert, beim Hinausgehen zwischen dem Hauptausgang und einer von zwei Seitentüren auszuwählen. Normalerweise hätte er auf Anleitungen durch Erwachsene gewartet, wenn er sich einer solchen Entscheidung gegenübergestellt sag. Statt dessen ermutigte ich ihn dazu, selbst die Alternativen in Betracht zu ziehen und abzuwägen.

Z w i s c h e n m e n s c h l i c h e B e z i e h u n g e n: Diese Modalität wurde von Defiziten in drei wichtigen Bereichen gekennzeichnet: Interaktionen mit den Geschwistern, mit den Eltern (insbesondere mit dem Vater) und mit der Gruppe der Gleichaltrigen. Die Hauptschwierigkeit auf diesem Gebiet war Scotts überaus heftige Geschwisterrivalität. Er verwickelte sich in Konflikte mit seinem (um drei Jahre) jüngeren Bruder, obwohl er mit seinem zwei Jahre alten Bruder hinreichend zurechtkam. Bei der Behandlung dieser überaus heftigen Geschwisterrivalität wurde ein zweigleisiges Verfahren benutzt. Mit den Eltern wurden Strategien zur Behandlung von Kindern und die Lektüre einschlägiger bibliotherapeutischer Literatur (z. B. Dreikurs und Soltz, 1964) durchgearbeitet. Beim Kind und bei den Eltern wurde die Methode angewendet, die Situation sofort noch einmal "ablaufen" zu lassen ("Instant Replay", Bedford, 1974). Es handelt sich hierbei um ein Verfahren, das in der Erziehungsberatung angewendet wird und das folgendes beinhaltet: "Reibungspunkte" (Situationen oder Ereignisse, die zu unangenehmen Gefühlen führen) werden beschrieben, die Gefühle geschildert, die sich auf diese Reibungspunkte beziehen, man läßt diese Situationen sofort noch einmal "ablaufen" (Beschreibung der Umstände, des Zeitpunkts, der Vorbedingungen, der entscheidenden Geschehnisse selbst und des Ausgangs dieser Geschehnisse), das "Psychoskop" wird mitgeteilt (die Gefühle des Klienten hinsichtlich dieses Reibungspunkts), alternative Pläne werden entwickelt und die Konsequenzen dieser geplanten Maßnahmen betrachtet. Das Buch von Bedford ("Instant Replay", Bedford, 1974) enthält eine Geschichte über Geschwisterrivalität und ist somit genau auf die Situation von Scott zurechtgeschnitten.

Es herrschte auch ein gewisser Mangel an Eltern-Kind-Beziehungen, insbesondere an Beziehungen zwischen Vater und Sohn. Der Vater war ein äußerst erfolgreicher Fachmann, der sich nur wenig Zeit für seine Kinder nehmen konnte. Die Schwierigkeiten in der Eltern-Kind-Beziehung wurden einmal therapeutisch behandelt und andererseits dadurch, daß man die Beziehungen zwischen Eltern und Kind intensivierte. In diesem Zusammenhang wurde mit den Eltern etwas Kommunikationstraining durchgeführt. Es konzentrierte sich auf das reflektierende Zuhören und das Aussenden von "Ich-Botschaften" (Gordon, 1970). Zusätzlich wurden Vorkehrungen getroffen, einen "Freund" oder einen "großen Bruder" für Scott zu beschaffen. So traf er sich einmal wöchentlich mit einem jungen Paar, wie etwa für den Besuch einer Bowlingbahn.

Der letzte interpersonale Bereich betraf die Beziehungen zu den Gleichaltrigen. Für diese Schwierigkeit war Gruppentherapie die gewählte Behandlungsmethode. In einer Gruppe, die in der Schule gebildet wurde, unterhielten sich die Jungen über ihre Interessen (z. B. über Fußball und über einige ihrer Probleme. Ein Verfahren erwies sich für Scott als ganz besonders hilfreich, verbalen Angriffen von anderen begegnen zu können. Diese Technik nannte sich "der heiße Stuhl" (Mahoney und Mahoney, 1973), bei der Scott in einen Sessel gesetzt wurde (in den "heißen Stuhl") und die Aufgabe hatte, "kühl" (überlegen) zu bleiben, während die anderen Kinder der Gruppe versuchten, ihn wütend zu machen. Nach einiger "Starthilfe", die durch den Counselor erfolgte, der neben ihm saß und "pazifistisches" Verhalten verstärkte, war Scott immer mehr in der Lage, mit den verbalen Äußerungen der anderen Jungen fertig zu werden.

M e d i k a m e n t e: Hyperaktivität und eine kurze Aufmerksamkeitsspanne sind Verhaltensweisen, die oft erfolgreich mit Medikamenten behandelt werden. In dieser Situation - zumal der Therapeut die Differentraldiagnose für Scott dahingehend erstellte, daß bei ihm k e i n e leichte Hirnschädigung vorlag - wurde die Erwägung einer medikamentösen Behandlung verschoben. Die multimodalen Verfahren schienen sich auf alle Aspekte des Verhaltens günstig auszuwirken, allerdings nicht auf die kurze Aufmerksamkeitsspanne. Deshalb unterstützte der Therapeut (in Absprache mit einem Arzt) den zwei Monate dauernden Versuch, ein stimulierendes Medikament zu verschreiben, um den paradoxen Beruhigungseffekt zu erzielen. Die Lehrer wurden darüber nicht informiert, aber sie wurden um Rückmeldung gebeten, nachdem der verordnete Zeitraum verstrichen war. Sowohl die Lehrer als auch die Eltern waren der Meinung, daß sich Scotts Aufmerksamkeit und Konzentration gebessert hätten; daraufhin wurde die Dosis während der Schulzeit weiterhin verschrieben.

DISKUSSION

Diese Falldarstellung illustriert die Anwendung eines multimodalen therapeutischen Ansatzes bei einem neun Jahre alten Kind und seiner Familie. Die Problemanalyse und die vorgeschlagenen Behandlungsmaßnahmen orientierten sich am BASIC ID-Profil. Indem der Therapeut die Bereiche des Verhaltens, der Gefühle, der Empfindungen (Wahrnehmungen), der Vorstellungen, der Kognitionen, der zwischenmenschlichen Beziehungen und der medikamentösen Behandlung überprüfte, benutzte er einen umfassenden Ansatz, der nicht nur eine Verringerung der gegenwärtigen Probleme mit sich brachte, sondern auch versuchte, zukünftige Stressbereiche vorwegzunehmen.

In diesem Fall haben die meisten Modalitäten günstig auf das breite Spektrum von Methoden angesprochen, die in dem Abschnitt beschrieben wurden, der sich mit der Behandlung befaßt. Über mehrere Monate wird es weitere Kontakte mit dem Kind und seiner Familie geben. In der Schule wird Scott für den Rest des Jahres in einer Gruppe bleiben. Bevor die Therapie beendet sein wird, müssen sich die Eltern und der Therapeut um eine passendere schulische Veränderung kümmern, damit ähnliche Schwierigkeiten wie in diesem Jahr vermieden werden können. Diese Veränderung wird für Scott eine strukturiertere "traditionelle" Schulsituation bedeuten. Darüber hinaus wird die Ausbildung der Eltern zu "Managern" des Verhaltens sowie Scotts Fortschritte in der Selbstkontrolle es möglich machen, daß die therapeutischen Erfolge sich auch im Laufe der nächsten Jahre als haltbar erweisen werden.

DER FALL PERCY

Bei diesem Fall handelt es sich um den Klienten Percy (7 Jahre) und eine geordnete Familie mit einem älteren Bruder (8 1/2 Jahre) und einem jüngeren Bruder (2 Jahre). Beide Eltern waren hoch gebildet - die Mutter war Lehrerin und der Vater Universitätsprofessor. Die Probleme, die hier primär angetroffen wurden, waren: Nachts auftretende Ängste, Enuresis, wenig Freunde, Geschwisterrivalität und verschiedene manipulierende Verhaltensweisen. Die multimodale Analyse der Probleme und Behandlungsstrategien wird in Tabelle 2 dargestellt.

PROBLEME UND BEHANDLUNGSSTRATEGIEN

V e r h a l t e n: Das erste und wichtigste Anliegen der Eltern bezog sich auf Ängste, die nachts bei ihrem Kind auftraten. Percy wurde so ängstlich, daß er nur in ihrem Schlafzimmer schlafen wollte oder daß er zumindest einen Durchgang haben wollte, der erst durch die Wand zwischen ihren Zimmern gelegt werden mußte. Dieser Durchgang sollte Percy die Sicherheit geben, daß seine Eltern da waren und er leichten Zugang zu ihnen hatte. Nachdem die normalen Beschwichtigungsmethoden wie die Einrichtung eines Nachtlichts und die Verwendung von Übergangobjekten nicht geholfen hatten, erwies sich die Abschließung eines Verhaltens-Kontraktes als das wirksamste Verfahren. Ein Beispiel für die Kontingenzen in diesem Vertrag war die Abmachung, daß Percy als Gegenleistung dafür, drei Nächte

Tabelle 2: Multimodales Profil von Percy

Modalität	Problem	Vorgeschlagene Behandlung
Verhalten	Nächtliche Ängste	Abschließung eines Verhaltenskontraktes Tonbandaufnahmen
	Kommando angeben wollen	Bibliotherapie
	Enuresis	gesteuerte Muskelaktivität
	Selbstkontrolle	Bibliotherapie
Gefühle	Ängste	Entspannung Aversionstherapie (Großmutter) Bibliotherapie
	Zorn	gesteuerte Muskelaktivität "Sagen-Fühlen-Tun"-Spiel Spiel mit Puppen
Wahrnehmungsschulung	Sprechen	sprechtherapeut. Behandlung Skriptotherapie
	Psychomotorik	Hilfskursus im Lesen Vorschläge zur Umerziehung
Vorstellungen Kognitionen	Ungeheuer	Gedankenstoppen
	Ängste	rationale Selbstverbalisierungen
	Wertvorstellungen	Spiele (z. B. "Karrieren")
	Sexualaufklärung	Bibliotherapie
	Depressionen	korrigierende Selbstverbalisierungen Entwicklung eines Katalogs mit belohnenden Tätigkeiten
	Treffen von Entscheidungen	Übungen beim Problemlösen
zwischenmenschliche Beziehungen	Mangel an Freunden	Freundschaftstraining
	Auseinandersetzungen unter Geschwistern	gesteuerte Muskelaktivität Bibliotherapie
	Vater kümmert sich zu wenig	Vater-Sohn-Programm
	eheliche Beziehungen	Kommunikationstraining Abschließung von Verhaltenskontrakten zwischen den Eheleuten
Medikamente-Diät	keine biochemischen Störungen	keine Medikamente
	Übergewicht	Diättherapie

lang nicht im Schlafzimmer seiner Eltern zu schlafen, eine Belohnung erhalten würde, die er sich selbst aussuchen könne (z. B. ein Besuch im Militärmuseum, eine Fahrt zum Juxplatz, oder der Kauf von Spielautos). Ein weiteres Verfahren erwies sich ebenfalls als nützlich: Man hatte auf Tonband beruhigende und beschwichtigende Sätze aufgenommen (z. B. "alles ist in Ordnung", lege dich hin, entspanne dich und stelle dir vor, du würdest einen Tennisball beobachten; der Tennisball hüpft hin und her; siehe auch die Sätze im Abschnitt über die kognitive Modalität); dieses Band konnte Percy sich selbst abspielen, wenn er aufwachte. Das phobische Verhalten verschwand allmählich im Laufe von mehreren Monaten.

Das zweite Anliegen der Eltern im Bereich des Verhaltens, das mit den zuvor genannten Auffälligkeiten in einem gewissen Zusammenhang stand, war Percys Neigung, das Kommando an sich reißen zu wollen. Dies machte sich in der Therapie ganz deutlich darin bemerkbar, daß Percy insbesondere am Schluß der Sitzungen, herausbekommen wollte, wie weit er gehen könnte. Der Therapeut begegnete diesen Herausforderungen, indem er Percy immer wieder daran erinnerte, daß er nur noch fünf Minuten Zeit hatte und ihn mit seinen Verhaltensweisen konfrontierte, wenn es Zeit war zu gehen, und indem er darauf bestand, daß er rechtzeitig ging. (Percys Familie hatte ebenfalls Schwierigkeiten, einen Zeitplan einzuhalten. Zu vereinbarten Treffen kamen sie regelmäßig fünf bis zehn Minuten zu spät, und bei einigen Gelegenheiten erschienen sie zur Therapie sogar am falschen Tag). Um den Eltern die Methoden, wie das Kind zu behandeln sei, vertraulich zu machen, las die Mutter eine Reihe von bibliotherapeutischen Quellen, die dann von beiden Eltern während der Sitzungen besprochen wurden (z. B. Dreikurs und Soltz, 1964; Patterson und Gullion, 1968; Patterson, 1971; Madsen und Madsen, 1972; Hauck, 1972; Dinkmeyer und McKay, 1973).

Das Problem der Enuresis ging nach mehreren Monaten zurück. Die Verringerung dieses Problems war wahrscheinlich die Folge der Anwendung des breiten Spektrums von Methoden, wie sie oben beschrieben wurden, zusammen mit speziellen Maßnahmen auf dem Gebiet der Affektivität (die weiter unten diskutiert werden sollen). Nach der Behandlung vieler Fälle von Enuresis bin ich zu der Überzeugung gekommen, daß solche Einrichtungen wie die Klingelmatratze unnötig werden, wenn man die allgemeinen Probleme (also nicht gezielt die Enuresis, d. Übers.) therapeutisch angeht (Keat u. a. , 1974).

Die Verhaltensweisen, die Percys Selbstkontrolle betrafen, waren hauptsächlich Gegenstand der bibliotherapeutischen Bemühungen während der Sitzungen. Bei diesem Kind (wie bei seinem Vater) war die direkte Einführung des bibliotherapeutischen Materials nicht möglich, da es gegen Anweisungen heftigen Widerstand zeigte. Es war deshalb notwendig, das Material strategisch so zu plazieren, daß Percy es "entdecken" konnte und sich dafür interessierte, es zu lesen. Einige der verwendeten Geschichten wurden von Dinkmeyer (1973) übernommen, u. a. "der Dauerläufer" (wie man mit Spannungen fertig wird), "die Schachtel" (hier geht es um die Zurückweisung von Gleichaltrigen) und "der Außenseiter" (über wechselnde Freundschaften). Eine weitere längere Geschichte stammt von Freed (1973) und handelt davon, wie man es erreichen kann, wohlwollend gestreichelt zu werden ("warm und kuschelig" berührt zu werden) bzw. wie man negative Begegnungen (oder "kalte und stachelige" Berührungen) provozieren kann. Sowohl Kinder als auch Erwachsene finden diese Begriffe sehr ansprechend, sie nehmen sie bereitwillig auf und gebrauchen sie in sinnvoller Weise.

Gefühle: Die Affekte, um die es in diesem Bereich ging, waren Ängste und Zorn. Bei Percy konnte man ganz deutlich eine Reihe verschiedener Ängste beobachten. Allgemein handelte es sich bei ihm um freiflottierende Ängstlichkeit, die sich besonders in Übergangssituationen bemerkbar machte (beispielsweise innerhalb des Hauses beim Überwechseln von einem Zimmer in das andere ohne Begleitung eines Erwachsenen). Genauer gesagt hatte Percy Angst vor der Dunkelheit; teilweise standen im Mittelpunkt seiner Furcht Fledermäuse, die in sein Schlafzimmer hineinflogen.

Diese Probleme wurden mit verschiedenen Verfahren behandelt (siehe Tabelle 2). Besonderes Gewicht wurde auf Entspannungsmaßnahmen gelegt (Lazarus, 1970). Percy übte während der Sitzungen, sich zu entspannen; seine Eltern erhielten Instruktionen zur Entspannung (Wolpe und Lazarus, 1966, Appendix 4) sowie Kopien der Tonbänder (Lazarus, 1970) für den familiären Gebrauch (der Vater hatte das Entspannungstraining dringend nötig). Percy lernte, die Techniken der Entspannung in vivo anzuwenden, und zwar wann immer er mit angsterregenden Situationen konfrontiert wurde. Durch die Anwendung der Entspannungsmaßnahmen sowie durch die Unterstützung und die Rückversicherung durch seine Eltern ließen Percys Ängste allmählich nach. Wenn seine Großmutter zu Besuch kam, erfuhr er gelegentlich noch die Aversion der Drohung, ihn zu bestrafen, wenn er sein Schlafzimmer verließ. Die Großmutter wendete auch die Methode des Belohnungsentzugs an (z. B. eine Fahrt zur Bowlingbahn). Weitere Verfahren, die der Therapeut anwendete, bestanden aus bibliotherapeutischen Maßnahmen, bei denen beispielsweise die Geschichte "Oliver und der Strauß" (Gardner, 1972) eingesetzt wurde; in dieser Geschichte wird beschrieben, wie man auf angepaßtere Art und Weise mit furchterregenden Situationen fertig wird.

Wie viele Kinder so hatte auch Percy Schwierigkeiten mit dem angemessenen Ausdruck von Wut. Insbesondere richtete er manche der Aggressionen gegen seinen Bruder. Während einer Sitzung zeichnete er ein vollständiges Bild von seinem Bruder mit blutiger Nase und einem blauen Auge auf ein Schaumgummikissen. Der Therapeut schlug vor, daß Percy immer dann, wenn er seinem älteren Bruder zeigen wollte, daß er auf ihn zornig war, auf das Kissen "einschlagen" sollte. Während einer anderen Sitzung zeichnete sein Bruder ein Bild von Percy, wobei aus Percys Mund die Worte "hilf mir" herauskamen. Wenn die Jungen gemeinsam kamen und sich Situationen einstellten, die Ärger mit sich brachten, dann verlangte der Therapeut von ihnen mit dem Spiel oder der Unterhaltung aufzuhören und ließ sie ihre Gefühle gegen das Bild ihres Bruders auf dem Kissen ausleben. Wenn ihre zornigen Gefühle verflogen waren, konnten sie zu ihrer früheren Beschäftigung zurückkehren.

Spiele können ein wichtiges und konstruktives Mittel sein, sich mit Aggressionen zu beschäftigen. Als Anreiz für Percy, zur Therapie zu kommen, wurde Monopoly (sein Lieblingsspiel) verwendet. Dieses Spiel ist allerdings in der Regel zu zeitraubend und verlangt zuviel Aufmerksamkeit, als daß es für therapeutische Zwecke wirksam eingesetzt werden könnte. Ein konstruktiveres Spiel ist "Sagen, Fühlen und Tun" (Gardner, 1973), bei dem das Kind mit Karten konfrontiert wird, auf dem solche Instruktionen stehen wie: "Erzähle etwas über deinen Vater, was dich wütend macht", "Sag etwas Zorniges","Nenne drei Dinge, die eine Person in Wut bringen können". Das Damespiel wurde ebenfalls effektiv eingesetzt (Loomis, 1964). Weiter machte es Percy Spaß, mit Puppen zu spielen. Er stürzte sich wütend auf die Puppen des Therapeuten. Manchmal ließ er Tiere gegen Tiere kämpfen, bei anderen Gelegenheiten benützte er dazu Puppen, die Personen wie die Eltern und die Brüder repräsentierten.

W a h r n e h m u n g s s c h u l u n g: Bevor Percy in die Schule kam, hatte er Schwierigkeiten beim Sprechen. Deutliche Äußerungen dieser Störungen waren eine leise Stimme und einige Mängel in der Artikulation, die es notwendig machten, daß der Zuhörer Percy bitten mußte, zu wiederholen, was er gesagt hatte. Percy wurde dadurch frustriert und reagierte mit Gereiztheit bzw. Resignation. Um das Problem beim

Sprechen direkt und gezielt anzugehen, wurde er zu einem Sprechtherapeuten überwiesen. Percy leistete anfänglich dagegen Widerstand und sagte, daß er nach der Schule andere Dinge machen wollte. Sein Vater rief den Therapeuten an und besprach mit ihm drei Strategien, bis er sich schließlich für die positivste Strategie entschloß. Diese bestand darin, daß Percy sowohl kurzfristige Belohnungen auf wöchentlicher Basis (z.B. einmal in der Woche in den Schachklub gehen) als auch langfristige Belohnungen (ein Fahrrad) erhalten sollte, wenn er zur Therapie ging. Während der Therapiestunden mit Percy, wo nur er und der Therapeut anwesend waren und es leise zuging, konnte man ihn in der Regel sehr gut verstehen. Ein anderer Weg zur Überwindung dieser Schwierigkeit bestand darin, Percy Geschichten schreiben zu lassen (Skriptotherapie). So wurde er im Zusammenhang mit dem Frühling zu einer depressiven Geschichte inspiriert: "Der Frühling ist ein Müllabladeplatz. Frühling heißt, daß die Würmer aus der Erde kommen. Frühling ist die verschmutzte Luft. Frühling ist das schmutzige Wasser. Das ist das, was ich über den Frühling denke". Diese schriftlichen Äußerungen hatten insofern therapeutischen Wert, als Percy diese negativen Gefühle verbalisierte und der Therapeut die Ähnlichkeit zwischen den depressiven Themen des Kindes und des Vaters erkannte. Der Therapeut sprach dann mit Percy über diese Wahrnehmungen und entwickelte für ihn belohnendere Aktivitäten, an denen er teilnehmen sollte, um seine negative Lebensanschauung zu verändern.

Im Bereich der Psychomotorik stellte der Experte für Lernbehinderungen fest, daß Percys "optischer Apparat in Ordnung sei, er es aber nicht gelernt hätte, ihn entsprechend auszunutzen". Daraufhin wurden dem Lehrer direkt Vorschläge hinsichtlich gezielter Maßnahmen im Klassenraum gemacht; gleichzeitig wurde für Percy ein spezieller Hilfskurs im Lesen eingerichtet.

V o r s t e l l u n g e n: Eine der Hauptschwierigkeiten von Percy bezog sich (wie schon früher erwähnt) auf eine Reihe verschiedener Ängste. Während der ersten Therapiestunden schoß ihm oft eine bestimmte Vorstellung über Ungeheuer in den Kopf. Er zeichnete diese Ungeheuer, bastelte sie aus Papier und Eisstielen zusammen. Als Verfahren zu einer direkten therapeutischen Intervention lernte er das "Gedankenstoppen" (Lazarus, 1971). Wenn er diese Technik anwendete - und das war immer dann der Fall, wenn sich bei ihm die Vorstellung von einem furchterregenden Ungeheuer zu formen begann - sagte er zu sich selbst: "Halt! Raus mit dir!" Nach viel Arbeit und mit viel Übung war es ihm mit Hilfe dieser Methode möglich, diese gefürchteten Vorstellungen die meiste Zeit von sich fernzuhalten.

K o g n i t i o n e n : Die ersten drei Behandlungsverfahren, die im Zusammenhang mit dieser Modalität in Betracht gezogen wurden (siehe Tabelle 2), beziehen sich auf Percy während die letzten beiden hauptsächlich den Vater betreffen. Bezüglich Percys Ängsten arbeitete der Therapeut sorgfältig darauf hin, neue Selbstverbalisierungsmuster zu entwickeln wie beispielsweise (bei nächtlichen Ängsten): "Es war nur ein Traum", "Hier kann mir nichts geschehen", "Mach dir keine Sorgen". Was die Wertvorstellungen anbelangte, so zeigte sich als hervorstechendstes Ergebnis wieder einmal eine Ähnlichkeit zwischen Vater und Sohn. In einem Spiel, das "Karrieren" heißt (vertrieben von Parker Brothers, Salem, Mass.), wird das Kind aufgefordert, seine eigene Erfolgsformel im Hinblick auf Berühmtheit, Geld und Glück zu entwickeln. Als Percy dieses Spiel zum ersten Mal spielte, zog er die folgende Verteilung der 60-Punkte-Summe vor, die den Erfolg definiert: Berühmtheit - 15 Punkte, Geld - 35 Punkte, Glück - 10 Punkte. Nach dem Spiel wurde diese Formel mit der des Therapeuten verglichen (15-10-35). Der Therapeut wies in einer Sitzung mit der Familie auf diese Einschätzung des Geldes hin und machte deutlich, wie sehr sie den Wertvorstellungen des Vaters ähnlich war ("Geben Sie mir 32000 Dollar pro Jahr und ich werde glücklich sein, statt Depressionen zu haben"). Als das Spiel zu einem späteren Zeitpunkt noch einmal gespielt wurde, änderte sich die ursprüngliche Verteilung und es ergab sich ein ausgeglichenes 20-20-20.

Die Sexualerziehung war ein anderer Bereich, der bei diesem Kind behandelt wurde. Obwohl die meisten Eltern es anscheinend vorziehen, wenn der Therapeut sich mit dieser Aufgabe befaßt, wollten Percys Eltern dieses Wissen an ihr Kind selbst weitergeben. Ich lieh ihnen zwei Bücher, die sie mit Percy lesen sollten: de Schweinitz (1953) und Winderberg (1972).

Der Vater war von Grund auf eine depressive Persönlichkeit. Deshalb wurde eine Technik zur Korrektur von Selbstverbalisierungen mit dem "Führer für eine rationale Lebensweise" (Ellis und Harper, 1961) kombiniert. Gleichzeitig wurde die Strategie angewendet, einen Katalog von belohnenden Tätigkeiten zu entwickeln (Lazarus, 1974). Während der Sitzungen mit den Eltern arbeitete ich mit ihnen an diesen Bestandteilen der Therapie, indem ich den Vater ein ausgewähltes Beispiel eines irrationalen Gedankens aus der Liste irrationaler Denkweisen aufgreifen ließ, die Lazarus (1971) nach Ellis (1962) bearbeitet hat. Er erkannte seine irrationale Selbstverbalisierung und sprach sie deutlich aus. Die zweite therapeutische Komponente (belohnende Tätigkeiten) wurde als "psychologische Hausaufgabe" behandelt, die es dem Therapeuten ermöglichte , die Teilnahme des Vaters an verschiedenen angenehmen Tätigkeiten (z.B. Tennisspielen, sich sexuell betätigen, ins Kino gehen usw.) genau zu kontrollieren.

Beide Eltern brauchten Hilfe bei der Entwicklung der Fähigkeit, effektive Entscheidungen zu treffen. Entsprechend wurden sie während der Sitzungen mit Problemen konfrontiert, wobei sie den Versuch machen sollten, sie dadurch zu lösen, daß sie sich gangbare Alternativen ausdachten. So könnten Lösungen des Problems, für die Familie mehr Geld zu verdienen, etwa darin bestehen, einen neuen Job zu riskieren, den Chef in der alten Stellung um eine Gehaltserhöhung zu bitten, daß die Frau sich aufmacht und eine Teilzeit- oder Vollzeitbeschäftigung sucht, daß man die gegenwärtigen familiären Ausgaben reduziert, oder daß man in ein billigeres Haus umzieht.

Zwischenmenschliche Beziehungen:
Beiden älteren Jungen in der Familie schien es an den Fähigkeiten zu mangeln, Freunde zu gewinnen und sie zu behalten. Deshalb sprach ich mit ihnen darüber und nahm einige Geschichten zu Hilfe, die sich mit solchen Themen beschäftigen wie: mit anderen Kindern zusammentreffen, Dinge, die man mit anderen Kindern tun kann, und wie man mit anderen auskommt. Beide Jungen erzielten Fortschritte und haben nach dem, was ich in der allerletzten Zeit gehört habe, wenig Schwierigkeiten mit den Beziehungen zu Gleichaltrigen.

Was die Auseinandersetzungen unter den Geschwistern anging, so bestand das Ziel darin, dieses Verhalten zu reduzieren (aber nicht vollständig zu beseitigen!). Wie schon erwähnt, wurde während der Therapiestunden und auch zu Hause das Verfahren der gesteuerten Muskelaktivität unter der Zuhilfenahme von Kissen angewendet. Zusätzlich wurde während der Sitzungen eine Clownfigur benutzt ("Happy Hobo"), die nach Art eines Punchingballs aufgemacht war. Zur Bibliotherapie wurde u. a. "Peeper" (Dinkmeyer, 1970) eingesetzt - eine Geschichte, in der es darum geht, wie sich eine Hackordnung unter Küken entwickelt, die aber von "Peeper" durchbrochen wird. Monate später, nachdem Percy diese Geschichte gehört hatte, bemerkte er, wie sehr sie seiner eigenen Situation zu Hause ähnelte, wo sein älterer Bruder auf ihn einhackte und er es dafür seinem jüngeren Bruder "gab". Dieses Verhalten änderte er schließlich so weitgehend, daß er (auch gegen finanzielle Belohnung) die Rolle eines Helfers und Babysitters für seinen kleinen Bruder übernahm.

Der Tatsache, daß der Vater sich zu wenig um seine Kinder kümmerte, wurde dadurch begegnet, daß ich in den ausgefüllten Zeitplan des Vaters Zeiten einprogrammierte, in denen er sich den Kindern widmen sollte. Nach langem Widerstand fügte er allmählich in seinen Plan solche Zeiten ein, in denen er mit den Kindern spielte. Die Beschäftigung mit den Kindern wurde ihm zunehmend dadurch erleichtert, daß sie (besonders das jüngste Kind) älter wurden und sich deshalb mehr verbal ansprechen ließen.

Was den Bereich der ehelichen Beziehungen betraf, so wurden während der Sitzungen mit dem Ehepaar Fähigkeiten zur Kommunikation geübt. Die Frau sagte zwar: "Ich kann hier über Dinge sprechen und mich mit ihnen beschäftigen, die ich zu Hause nicht zur Sprache bringen kann", aber ein gewisses Ausmaß an Übertragung auf die häusliche Szene ließ sich beobachten. Dieses Training bestand in der Übung, Rollen des Zuhörenden und des Erwidernden zu übernehmen, Gefühle einzugestehen und angemessene Rückmeldungen zu geben. Die Verwendung von Verträgen (Patterson, 1971) erwies sich als ein anderes nützliches Verfahren. Diese Verträge bezogen sich auf solche Abmachungen wie Arbeitsteilung im Haushalt (z. B. seine eigenen Kleiden aufheben) und das Ausmaß an Zeit, die man zusammen verbrachte (z. B. einmal in der Woche zum Abendessen ausgehen).

Medikamente - Diät: In diesem Fall gab es keine Anzeichen für ein biochemisches Ungleichgewicht. Deshalb ging es hier - wie auch bei zahlreichen anderen Familien, die unter therapeutischer Behandlung des Autors stehen - bei der "D"-Modalität hauptsächlich um "Diät", d. h. der Familie wurden Ratschläge erteilt, die sich auf die Ernährung (z. B. Feingold, 1975) und die Steuerung des Vitaminhaushalts (z. B. Adams, und Murray, 1973; Cott, 1974; Rimland, 1968; Rosenberg und Feldzamen, 1974) bezogen.

In diesem besonderen Fall lief das Kind Gefahr, etwas übergewichtig zu werden. Die Eltern lasen deshalb Stuart und Davis (1972) und besprachen mit dem Therapeuten eine ausgeglichene Diät, das richtige Ausmaß an körperlicher Betätigung und die situative Bewältigung übermäßiger Nahrungsaufnahme. Es stellte sich heraus, daß Percy sich das meiste Essen selbst zurechtmachte und sich kaum körperlich betätigte. Man stellte ein Programm auf, in dem es darum ging, das Essen abwechslungsreich und ausgeglichener zu gestalten (z. B. Robinson, 1972; Fredericks, 1964). Wenn Percy mit seinen Eltern Nahrungsmittel einkaufen ging, sollte für ihn jedesmal nur e i n e kleine Leckerei abfallen. Weiter wurde er dazu ermuntert, sich mehr körperlich zu betätigen (z. B. mit seinem Bruder oder mit seinem Vater Tennis zu spielen), anstatt die Zeit mit Fernsehen zu verbringen. Die Zeit, in der er fernsehen durfte, wurde eingeschränkt; bei schönem Wetter durfte er es nicht eher, als bis das Abendessen beendet war. Der Vater dachte sich sogar ein Zeitschloßsystem aus, wodurch das Fernsehgerät nicht eher eingeschaltet werden konnte, ehe der Vater oder die Mutter zu Hause waren. Durch diese Beschränkung wurde Percy zu anderen Tätigkeiten gezwungen. Indem man ihn ermutigte, sich mehr körperlich zu betätigen, und indem man die Verfügbarkeit bestimmter kalorienreicher Nahrungsmittel kontrollierte, war man zu der Erwartung berechtigt, daß das Gewicht etwas zurückgehen würde, ohne daß sich dies für das Kind zu einem anderen Hauptproblem entwickeln könnte. Beide Eltern bemerkten, daß auch sie von diesem Programm profitieren konnten.

DISKUSSION

Die Schilderung dieses Falles diente der Illustration eines multimodal orientierten Verfahrens zur therapeutischen Behandlung eines Klienten (eines 7jährigen Kindes) und seiner Familie. Als ein systematischer Ansatz zur Analyse der Probleme und zur Entwicklung der vorgeschlagenen Behandlungsstrategien wurde das BASIC ID-Profil präsentiert.

In diesem Fall ist die Therapie seit etwa acht Monaten eingestellt. Gegen Ende traf man sich mit dem Klienten nur selten, ausgenommen er wünschte es selbst. Gelegentlich rief sein älterer Bruder an und sagte, daß er für einige Sitzungen kommen werde. Während des letzten halben Jahres nahmen die Eltern mit dem Therapeuten regelmäßig alle drei Wochen Kontakt auf. Es wurde erwartet, daß der Therapeut auch weiterhin über das Jahr hinweg sporadische Kontakte mit der Familie aufrechterhalten würde, sofern sich Stresssituationen bemerkbar machten (so rief beispielsweise der Vater vor einer Woche an,um Strategien zu besprechen, mit denen er seinen Sohn dazu ermutigen wollte, an Sprechtherapie teilzunehmen). Auf diese Weise konnte der Therapeut entweder über Telephon oder innerhalb der Therapiestunde Hilfestellung leisten. Nichtsdestoweniger beschränkten sich die Kontakte im letzten halben Jahr auf gelegentliche und erfreuliche Begegnungen wie beispielsweise im Schwimmbad der Gemeinde (Angst vor dem Wasser gehörte zu Percys ursprünglichen Ängsten!). Es hat den Anschein, als ob sich bei diesem Kind und seiner Familie die therapeutischen Erfolge als dauerhaft erwiesen haben.

Literatur:

Ahsen, A., & Lazarus, A. A. Eidetics: An internal behavior approach. In Lazarus, A. A. (Ed.), Clinical behavior therapy, pp. 87 - 99. New York: Brunner/Mazel, 1972.

Adams, R., & Murray F. Megavitamin therapy. New York: Larchmont, 1973.

Bedford, S. Instant replay. New York: Institute for Rational Living, 1974.

Beery, K. E., & Buktenica, N. Developmental test of visual-motor integration. Chicago: Follett, 1967.

Bender, L. Bender Motor Gestalt Test. New York: American Orthopsychiatric Association, 1946.

Carroll, J. F. X., Cunningham, J., Keat, D. B., Sherman, E., & Paguaga, C. A. Theoretical model to analyze adoptive parenthood. The Catholic Charities Review, 1969, 53, 12-20.

Cott, A. Treatment of learning disabilities. Journal of Orthomolecular Psychiatry, 1974, 3, 343 - 355.

DeSchweinitz, K. Growing up. New York: Macmillan, 1953.

Dinkmeyer, D. Developing understanding of self and others. Circle Pines, Minnesota: American Guidance Service, 1970.

Dinkmeyer, D., & McKay, B. Raising a responsible child. New York: Simon and Schuster, 1973.

Dreikurs, D., & Soltz, V. Children: The challenge. New York: Hawthorn Books, 1964.

Ellis, A. Reason und emotion in psychotherapy. New York: Lyle Stuart, 1962.

Ellis, A. Humanistic psychotherapy: The rational emotive approach. New York: Julian Press, 1973.

Ellis, A., & Harper, R. A guide to rational living. Englewood Cliffs, New Jersey: Prentice-Hall, 1961.

Ellis, A., Moseley, S., & Wolfe, J. How to raise an emotionally healthy, happy child. North Hollywood, California: Wilshire Book Company, 1972.

Feingold, B. F. Why your child is hyperactive. New York: Random House, 1975.

Freed, A. M. T. A. for tots. Sacramento, California: Jalmar Press, 1973.

Fredericks, C. Nutrition: Your key to good health. North Hollywood, California: London Press, 1964.

Frostig, M. The developmental program in visual perception. Chicago: Follett, 1966.

Gardner, R. A. Therapeutic communication with children: The mutual storytelling technique. New York: Science House, 1971.

Gardner, R. A. Dr. Gardner's stories about the real world. Englewood Cliffs, New Jersey: Prentice Hall, 1972.

Gardner, R. A. The talking, feeling, and doing game. Cresskill, New Jersey: Creative Therapeutics, 1973.

Gardner, R. A. Dr. Gardner's fairy tales for today's children. Englewood Cliffs, New Jersey: Prentice Hall, 1974.

Gordon, T. Parent effectiveness training. New York: Wyden, 1970.

Gray, W. S. Gray oral reading tests. Indianapolis, Indiana: Bobbs-Merrill, 1963.

Hauck, P. The rational management of children. Roslyn Heights, New York: Libra, 1972.

Keat, D. B. Broad-spectrum behavior therapy with children: A case presentation. Behavior Therapy, 1972, 3, 454 - 459.

Keat, D. B. Fundamentals of child counseling. Boston: Houghton Mifflin, 1974. (a)

Keat, D. B. Instructor's manual for fundamentals of child counseling. Boston: Houghton Mifflin, 1974. (b)

Keat, D. B. Behavioral counseling with an adolescent: The green stamp case. Pennsylvania Personnel and Guidance Association Journal, 1974, 2, 4 - 12. (c)

Keat, D. B. et al. How can I help this child? University Park, Pennsylvania: Cope Press, 1974.

Koppitz, E. M. The Bender Gestalt Test for young children. New York: Grune and Stratton, 1964.

Lazarus, A. A. In support of technical eclecticism. Psychological Reports, 1967, 21, 415 - 416.

Lazarus, A. A. Daily living: Coping with tensions and anxieties: Relaxation Exercises I, II, and III. Chicago: Instructional Dynamics Incorporated, 1970.

Lazarus, A. A. Behavior therapy and beyond. New York: McGraw-Hill, 1971.

Lazarus, A. A. Multimodal behavioral treatment of depression. Behavior Therapy, 1974, 5, 549 - 554.

Loomis, E. A. The use of checkers in handling certain resistance in child therapy and child analysis. In Haworth, M. R. (Ed.), Child psychotherapy, pp. 407 - 411. New York: Basic Books, 1964.

Madsen, C. K., & Madsen, C. H. Parents/children/discipline. Boston: Allyn and Bacon, 1972.

Mahoney, M. J. Clinical issues in self-control training. Paper presented at the 81st annual convention meeting of The American Psychological Association, Montreal, August 1973.

Mahoney, M. J., & Mahoney, F. F. A residential program in behavior modification. In Rubin, R. D., Brady, J. P., and Henderson, J. D. (Eds.), Advances in behavior therapy (Vol. 4), pp. 93 - 102. New York: Academic Press, 1973.

Patterson, G. R. Families. Champaign, Illinois: Research Press, 1971.

Patterson, G. R., and Gullion, E. Living with children. Champaign, Illinois: Research Press, 1968.

Rimland, B. High dosage levels of certain vitamins in the treatment of children with severe mental disorders. San Diego, California: Institute for Child Behavior Research, 1968.

Robinson, C. H. Normal and therapeutic nutrition. (14th Ed.). New York: Macmillan, 1972.

Rosenberg, H., & Feldzamen, A. The doctor's book of vitamin therapy. New York: G. P. Putnam's Sons, 1974.

Skinner, B. F., & Krakower, S. A. Handwriting with write and see. Chicago: Lyons and Carnahan, 1968.

Stuart, R. B., & Davis, B. Slim chance in a fat world. Champaign, Illinois: Research Press, 1972.

Wechsler, D. Wechsler intelligence scale for children. New York: Psychological Corporation, 1949.

Winderberg, S. The kid's own XYZ of love and sex. New York: Stein and Day, 1972.

Wolpe J., & Lazarus, A. A. Behavior therapy techniques. New York: Pergamon Press, 1966.

Kapitel 11:

ANWENDUNG DER HYPNOSE IN DER MULTIMODALEN THERAPIE

Robert A. Karlin und Patricia McKeon (1)

Die Anwendung der Hypnose in der Verhaltenstherapie ist nicht neu (Lazarus, 1958; 1963; Wolpe und Lazarus, 1966). Es liegen mehrere Untersuchungen vor, die über die erfolgreiche Anwendung der Hypnose innerhalb des lerntheoretischen Paradigmas berichten (vgl. Larsen, 1966; Feamster und Brown, 1963). Vor kurzem haben Cautela (1975) und Spanos, DeMoor und Barber (1974) darauf hingewiesen, daß die Verfahren der verdeckten Sensibilisierung ("covert sensitization") und der Gegenkonditionierung solchen Methoden ähneln, die von einer Reihe von Hypnotherapeuten benutzt werden. Die Hypnose ist sogar im Rahmen solcher Untersuchungen angewendet worden, die sich relativ eng an das Paradigma des operanten Konditionierens halten (Gaunitz, Unestahl und Berglund, 1975). Bei anderen Untersuchungen ist hingegen festgestellt worden, daß die Hypnose nicht hilft, lebendigere Vorstellungen zu erzeugen oder umfassendere Veränderungen bei einem Desensibilisierungsverfahren hervorzurufen (vgl. Lang, Lazovik und Reynolds, 1965).

Der vorliegende Artikel untersucht die Anwendung der Hypnose in einem multimodalen Rahmen. Damit der Therapeut multimodaler Orientierung effektiv arbeiten kann, muß er über ein weites Spektrum von Techniken verfügen. Er muß nicht nur in der Lage sein, sich mit den Problemen in jeder einzelnen Modalität zu beschäftigen, sondern er muß es auch verstehen, sich bei seinen therapeutischen Erwägungen ganz auf den einzelnen Patienten einzustellen, mit dem er konfrontiert wird. Er kann es beispielsweise mit einem phobischen Patienten zu tun haben, der gut auf die klassische Desensibilisierung ansprechen würde, während sich bei einem anderen ein Reizüberflutungsverfahren als nützlicher erweisen kann. Sicher ist es für den multimodal orientierten Therapeuten unnötig und auch unmöglich, jede Technik zu erlernen, die irgendjemand jemals erfunden hat, aber es gibt eine Anzahl zentraler Behandlungsverfahren, von denen man erwarten kann, daß er sie kennt. Wir schlagen vor, die Hypnose als eines dieser Verfahren zu betrachten.

Es gibt verschiedene Faktoren, die einige Therapeuten dazu veranlassen, die Anwendung von Hypnose zu unterlassen. Bei dem Begriff der Hypnose schwingt eine Reihe von mystischen und theatralischen Nebenbedeutungen mit, die beim wissenschaftlich orientierten Praktiker aversive Reaktionen hervorrufen können. Aber die Liste der Psychologen, die Forschungen zum Thema Hypnose durchgeführt haben, umfaßt solche Namen wie Barber, Hull, Hilgard, London, Orne, Rosenhan, Weitzenhoffer und Zimbardo. Untersuchungen, die von diesen und anderen Forschern durchgeführt wurden zeigen, daß hypnotische Phänomene in vollständig kontrollierten Laborsituationen zuverlässig hervorgerufen werden können. Diese Forschungen haben aber auch einige Grenzen hypnotischer Verfahren festgestellt. Die folgenden Ergebnisse sind für den Kliniker von Interesse: Nicht alle Patienten lassen sich hypnotisieren, und die Fähigkeit, bestimmte hypnotische Phänomene (wie z. B. die Handschuhanästhesie) zu erleben, hängt nahezu vollständig von der Hypnotisierbarkeit der Versuchsperson und weniger von der Geschicklichkeit des Therapeuten ab (vgl. Hilgard, 1975)(2).

Trotz dieser Forschungen trifft man immer noch auf eine Reihe allgemeiner Mißverständnisse. Viele glauben, daß es zur erfolgreichen Versetzung in den hypnotischen Zustand eines ungewöhnlich charismatischen Therapeuten bedarf. Nichts könnte von der Wahrheit weiter entfernt sein. Es sind hypnotische Standardtechniken entwickelt worden, die von jedem angewendet werden können, der lesen kann. Der Therapeut braucht nur eine Standardinstruktion vorzulesen und der hypnotisierbare Patient gerät in den Zustand der Hypnose. Dies zu akzeptieren bereitet allerdings wieder Schwierigkeiten, was darauf hinweist, daß die mystische Auffassung der Hypnose tief verwurzelt ist. Die Mechanismen, durch die der hypnotische Zustand hervorgerufen wird, werden von der Wissenschaftsgemeinschaft zwar noch immer nicht ausreichend verstanden und sind derzeit Gegenstand der Forschung, aber es steht fest, daß ein Therapeut damit rechnen kann, bei den meisten Patienten zuverlässig hypnotische Phänomene erzeugen zu können, indem er einfach einige klare und einfache Instruktionen vorliest.

Ein anderes, weit verbreitetes Mißverständnis ist die Überzeugung, daß es schwierig sei, eine hypnotische "Trance" zu beenden (3). Die Literatur weist deutlich darauf hin, daß Patienten nach angemessenen Instruktionen fast immer sofort zu einem normalen Wachzustand zurückkehren. Es ist tatsächlich so, daß manche aus ihrer "Trance" kommen, ohne enthypnotisiert zu werden. Dieser Punkt wird in einer Untersuchung von Orne und Evans (1966) illustriert. Versuchspersonen, die sich sehr gut hypnotisieren ließen, wurden in eine tiefe hypnotische "Trance" versetzt. Der Experimentator wurde dann aus dem Raum gerufen, um in einem Notfall zu helfen. Er verließ die Versuchspersonen, ohne ihnen irgendwelche Instruktionen zu geben, die "Trance" zu beenden. Jedoch kehrten alle hypnotisierten Versuchspersonen innerhalb von 30 Minuten in einen normalen Wachzustand zurück. In klinischen Situationen kommt der Patient nur dann nicht aus der "Trance", wenn er eingeschlafen ist. Unter solchen Bedingungen braucht der Therapeut den Patienten nur zu wecken.

Schließlich gibt es noch die falsche Auffassung, daß eine hypnotische Behandlung nur vorübergehenden Wert besitzt. Die Hypnose war das erste Opfer der Hypothese der Symptom-Substitution von Freud. Es gibt aber überhaupt keine Anhaltspunkte dafür, daß eine "Symptomsubstitution" mit größerer Wahrscheinlichkeit nach einer Veränderung erfolgt, die auf der Grundlage von Hypnose entstanden ist, als nach irgendeiner anderen Form von therapeutischer Intervention.

HYPNOTISCHE INDUKTION

Eine erfolgreiche Versetzung in den hypnotischen Zustand besteht aus drei Phasen:

1. aus einer Einführung in die Hypnose;

2. aus einem Test, der erfassen soll, ob der Patient gewillt ist, sich hypnotisieren zu lassen;

3. aus der formalen Induzierung des hypnotischen Zustands.

Die Einführung in eine hypnotische Sitzung dient dazu, grundlegende Informationen zu vermitteln und den Patienten zu beruhigen. Länge und Einzelheiten der Induktion variieren von Fall zu Fall. Patienten, die speziell zur hypnotischen Behandlung überwiesen worden sind, brauchen gewöhnlich eine kürzere Einführung als solche, für die Hypnose ein neues Konzept ist.

Die folgende kurze Einführung kann so umgearbeitet werden, wie es den speziellen Bedürfnissen der einzelnen Patienten entspricht:

"Lassen Sie mich Ihnen ein wenig über Hypnose erzählen. Nur sehr wenig Leute wissen darüber Bescheid. Zunächst ist Hypnose nicht dasselbe wie Schlaf. Sie werden sich zu jeder Zeit Ihrer bewußt sein und sich unter Kontrolle haben. Zweitens lassen Sie mich etwas darüber erzählen, was das Zurückkommen aus der Trance betrifft. Wenn Sie zu irgendeinem Zeitpunkt - aus was für Gründen auch immer - aus Ihrer Trance herauskommen möchten, dann brauchen Sie sich nur zu sagen: "drei, zwei, eins, aus", und Sie sind aus dem Trancezustand heraus, wach und entspannt. Wenn ich Sie aus der Trance bringen werde, dann besteht alles, was ich tun werde, um Sie zurückzubringen, darin, daß ich Ihnen sage: "drei, zwei, eins, aus". Die Leute gewinnen manchmal ihre Vorstellungen über Hypnose aus Kinofilmen und befürchten, daß sie Schwierigkeiten haben werden, aus der Trance herauszutreten. Das ist kompletter Unsinn. In Experimenten wurden Personen in einem sehr tiefen Trancezustand alleine gelassen, als der Hypnotiseur aus dem Zimmer gerufen wurde, weil er in einem Notfall helfen sollte. Die Patienten blieben dadurch alleine, und sie alle kamen innerhalb einer halben Stunde aus ihrem Trancezustand heraus. Denken Sie daran, daß es sich dabei in der Tat um Personen handelte, die sehr tief hypnotisiert worden waren, und sie alle sind innerhalb von 30 Minuten leicht aus der Trance herausgekommen. Die Kinoversion, daß jemand 34 Jahre lang hypnotisiert geblieben ist, entbehrt tatsächlich jeder Grundlage. Man kommt aus der Trance leicht heraus und ist wach und entspannt.

Drittens werden Sie in der Lage sein, andere Dinge außer meiner Stimme zu hören; manchmal kommt es sogar vor, daß sie in hypnotischer Trance besser hören können. Eine andere Sache, die Sie wissen sollten, ist die, daß wir bei den meisten Behandlungstechniken keinen sehr tiefen Trancezustand benötigen. Solche tiefen Trancezustände wie die, die sie im Kino gesehen haben, sind im Grunde genommen nur dazu da, diese spektakulären Dinge zu zeigen, die für Zauberer auf der Bühne von Interesse sind. Für eine hypnotische Behandlung genügt fast immer ein leichter Trancezustand. (Bei den meisten Patienten füge man hinzu: in Ihrem Fall braucht man ganz sicher keine tiefere Trance). Schließlich sollten Sie sich an alles erinnern, was vorgeht. Es gibt im Zusammenhang mit der Hypnose nichts, was Sie dazu veranlassen wird, irgend etwas zu vergessen, das sich während Ihrer Hypnose ereignet hat. Haben Sie irgendwelche weiteren Fragen?"

Der Therapeut sollte sich dann darum bemühen, jedes noch verbleibende Mißverständnis aufzudecken, das den Patienten daran hindern könnte, den "Trancezustand" mit allen seinen Möglichkeiten voll auszuschöpfen. Wir finden es ganz besonders nützlich, dem Patienten seine Phantasievorstellungen über Hypnose zu entlocken, da diese oft Aspekte beinhalten, die von den Medien verbreitet werden und die geeignet sind, dem Patienten Angst einzuflößen, wie etwa die Vorstellung, daß man sich vollkommen in der Gewalt des Hypnotiseurs befindet. Der Kliniker kann diese Ängste beschwichtigen, indem er betont, daß nur ein leichter "Trancezustand" notwendig ist und daß der Patient diese "Trance" jederzeit beenden kann, wozu er lediglich "drei, zwei, ein, aus" zu zählen braucht. Wenn der Patient sich immer noch mit solchen Überlegungen zu belasten scheint, dann sollte man gezielte Instruktionen geben, die von diesen Ängsten befreien, nachdem man mit der formellen Induzierung der "Trance" begonnen hat.

Wenn der Therapeut die Einführung beendet hat, muß er sich vergewissern, ob der Patient gewillt ist, sich hypnotisieren zu lassen. Das Fehlen dieser Bereitschaft läßt sich folgendermaßen operationalisieren: Als eine Weigerung, die vom Therapeuten suggerierten Vorstellungen zu übernehmen, oder als die Beendigung solcher Vorstellungen, wenn der Patient ungewöhnliche Erlebnisse hat. Ein einfacher Test, mit dem der Therapeut bestimmen kann, ob der Patient gewillt ist, die vom Therapeuten suggerierten Vorstellungen zu übernehmen, ist eine Modifizierung des Chevreulschen Pendelversuchs. Bei diesem Verfahren wird der Patient gebeten, mit dem Zeigefinger und dem Daumen seiner Hand ein Pendel mit relativ geringem Gewicht zu halten (dazu genügt ein kleines Objekt, das an einem etwa 25 Zentimeter langen Faden befestigt ist). Sein Ellbogen ruht dabei auf der Armlehne. Er wird aufgefordert, seinem Arm und seiner Hand keine Aufmerksamkeit zu schenken, sondern sich auf das Pendel zu konzentrieren und sich vorzustellen, daß es in einer bestimmten, vom Therapeuten angegebenen Richtung vor- und zurückschwingt. Wenn der Patient den Suggestionen des Therapeuten folgt und sich vorstellt, daß das Pendel in die von ihm gewünschte Richtung schwingt, dann wird das Pendel auch weiterhin in diese Richtung schwingen, obwohl der Patient keine Bewegung des Armes erkennen kann (Feedbackmechanismen im sensorisch-motorischen Bereich der Großhirnrinde verursachen kleine Muskelbewegungen, durch die das Pendel in die vorgestellte Richtung bewegt wird).

Es gibt nur zwei Bedingungen, unter denen das Pendel nicht in die angegebene Richtung schwingt. Im ersten Fall handelt es sich darum, daß der Patient sich weigert, die vom Therapeuten suggerierten Vorstellungen zu übernehmen. Im zweiten Fall kann er so ängstlich darauf bedacht sein, die Aufgabe mit Erfolg durchzuführen, daß er es zu verkrampf versucht und sich selbst als unfähig erlebt, die Vorstellung zu entwickeln, das Pendel zum Schwingen zu bringen. In beiden Fällen ist der Patient zu diesem Zeitpunkt für eine Hypnose relativ ungeeignet und kann eventuell von einer weiteren Vorbereitung profitieren. Angenommen das Pendel schwingt tatsächlich in der gewünschten Richtung, bittet der Therapeut den Patienten sich vorzustellen, daß das Pendel seine Richtung ändert und im rechten Winkel zur vorhergehenden Richtung schwingt. Nachdem es einige Male in die neue Richtung geschwungen hat, sagt man dem Patienten, er solle sich vorstellen, daß es ganz stehen bleibt. Diese letzte Instruktion dient dazu, jedem Verdacht vorzubeugen, daß der Therapeut lediglich die natürliche Bewegung des Pendels ausnutzt. Wenn der Patient das Pendel in vollkommene Ruhe gebracht hat, nimmt es der Therapeut ihm ab und beginnt dann mit der formellen Induktion des hypnotischen Zustands.

Es gibt eine ganze Reihe formaler Induktionen des hypnotischen Zustands, die alle verwendet werden können. Eine große Anzahl solcher Instruktionen findet sich bei Weitzenhoffer (1957). Ein Verfahren, das für den klinischen Gebrauch besonders geeignet zu sein scheint, ist das "Hypnotic Induction Profile" (Spiegel, 1974) (4). Im folgenden Ausschnitt soll die Klarheit dieser Induktion veranschaulicht werden:

"Atmen Sie tief durch, halten Sie den Atem an. Atmen Sie jetzt aus, lassen Sie Ihre Augenlider schwer werden und lassen Sie Ihren Körper schweben. Konzentrieren Sie sich auf dieses Gefühl, daß Ihr Körper schwebe, auf ein Gefühl, daß Sie ganz durch den Stuhl schweben. Sie werden dieses Gefühl des Schwebens als angenehm und willkommen empfinden. Während Sie sich auf dieses Gefühl konzentrieren, konzentriere ich mich auf Ihren linken Arm und Ihre linke Hand. Nach einer Weile werde ich Ihren linken Mittelfinger streicheln. Wenn ich das gemacht habe, stellt sich bei Ihnen die Empfindung ein, daß dieser Finger sich bewegt. Diese Bewegung wird sich dann ausbreiten und dazu führen, daß sich Ihre linke Hand ganz leicht anfühlt, so als ob sie im Wasser schwimmen würde, und Sie werden Ihre Hand aufwärts schweben lassen. Sind Sie bereit?" (S. 9).

Unter den vielen Vorteilen, die dieses Verfahren der Induzierung des hypnotischen Zustands nach Spiegel besitzt, ist noch zu erwähnen, daß es Instruktionen zur Selbsthypnose als Teil der formellen Instruktionen miteinschließt. Bei allen zukünftigen Induktionen kann der Patient gebeten werden, sich selbst unter Verwendung des Verfahrens zur Selbsthypnose in eine leichte "Trance" zu versetzen. Auf diese Weise beschränkt sich die Rolle des Therapeuten - ausgenommen bei der ersten Hypnose - auf die Verwendung von Standardtechniken, die zur Vertiefung des hypnotischen Zustands dienen.

Ein abschließender Punkt: Die Versetzung in den hypnotischen Zustand ist hier in einer standardisierten und etwas mechanistischen Form dargestellt worden. Wie bei jedem anderen Verfahren, so kann der Praktiker auch hier kleinere Abänderungen in der Technik vornehmen wollen, damit sie besser zu seinem persönlichen Stil paßt. Solche Änderungen lassen sich bei dem Verfahren der Hypnose ebenso durchführen wie bei jeder verhaltenstherapeutischen Technik.

Nachdem wir einen kurzen Überblick über einige Verfahren gegeben haben, die bei der Induzierung des hypnotischen Zustands verwendet werden, möchten wir uns jetzt zwei Fällen zuwenden, die den Gebrauch der Hypnose in einem multimodalen Rahmen veranschaulichen sollen.

DER FALL CAROL

Carol war eine 29jährige Weiße, die gerade ihr zweites Studienjahr an einem bekannten College abschloß. Nach einer mehrjährigen Tätigkeit als Zahntechnikerin hatte sie vor zwei Jahren wieder damit angefangen, eine Hochschule zu besuchen. Carol kam aus der Arbeiterschicht und zeigte ein starkes vertikales Mobilitätsstreben. Sie wollte ihre Studien solange fortsetzen, bis sie ein "masters degree" (Anm. des Übers.: entspricht etwa dem deutschen Diplom) erreicht hatte; dazu wurde sie auch von einer Reihe ihrer Professoren ermuntert. Zu dem Zeitpunkt, als uns Carol zum ersten Mal überwiesen wurde, bestand ihr Problem darin, daß sie unter schweren Angstanfällen litt. Wie schon Woolfolk (1976) in diesem Band bemerkt hat, benötigt man für eine multimodale Analyse der Angst die Erfassung einer Anzahl von Interaktionen zwischen den Modalitäten. Carols Angstattacken sollen von diesem Standpunkt aus betrachtet werden.

Wenn Carol sich in einer unangenehmen Situation sah, fing ihr Herz an schneller zu schlagen und sie bekam Schluckbeschwerden (Empfindungsmodalität). Diese Empfindungen stellten sich beispielsweise auf Partys ein und bei Prüfungen und lösten unmittelbar die Befürchtung, daß sich bei ihr ein Anfall von Angst einstellen würde (Gefühlsmodalität). Zusätzlich kam es zu Kognitionen, daß sie Fehler machen würde und nicht in der Lage sei, mit ihrer Umgebung fertig zu werden (kognitive Modalität). Die Tatsache, daß sie sich ausschließlich mit diesen Gedanken und Befürchtungen beschäftigte, führte oft zu einer Unbeholfenheit in den Beziehungen zu anderen (interpersonale Modalität). Die Sachlage wurde dadurch noch kompliziert, daß diese Kognitionen oft von physischen Empfindungen der Übelkeit begleitet wurden (Empfindungsmodalität). Diese Übelkeit verdiente besondere Beachtung, da Carol sich oft einbildete, daß sie sich öffentlich übergeben würde (Vorstellungsmodalität). Da sie eine phobische Angst bezüglich Erbrechens allgemein besaß, und Erbrechen in der Öffentlichkeit sich als das höchste Item in ihrer Angsthierarchie herausstellte, trug die Vorstellung, sich zu übergeben, deutlich zu ihrer Angst bei (Gefühlsmodalität). An diesem Punkt befand sich Carol inmitten einer Angstattacke, die oft zu völliger Hilflosigkeit führte. Die Furcht vor diesen Angstanfällen führte dazu, daß sie zahlreiche Aktivitäten vermied, an denen sie sonst Spaß gehabt hätte (Verhaltensmodalität).

Obwohl die Angstattacken nur eine von mehreren Schwierigkeiten darstellten, denen Carol sich konfrontiert sah (siehe Tabelle 1), betrachtete sie diese als ihr Hauptproblem. Wenn der Therapeut multimodaler Orientierung damit beginnt, ein solches Problem zu lösen, muß er sich fragen: "In welche Modalität greife ich am günstigsten zuerst ein?" Eine Strategie, von der man annahm, daß sie sicher helfen würde, bestand darin, Carol zu lehren, sich immer dann zu entspannen, wenn sie die Empfindungen zu verspüren begann, die mit der Angst zusammenhingen. Man schätzte das Entspannungstraining als besonders wichtig ein, da es die Behandlung der phobischen Angst vor dem Erbrechen mit der Methode der Desensibilisierung fördern würde. Einige andere Aspekte würden ebenfalls erleichtert werden, wenn Carol die tiefe muskuläre Entspannung meisterte (5).

Carols hohe Leistungsmotivation und ihre Angst zu versagen legten die Vermutung nahe, daß ein direktes Entspannungstraining für sie noch eine Aufgabe mehr wäre, bei der sie es auf "Erfolg anlegen" würde, was eher eine Verkrampfung als eine Entspannung zur Folge hätte. Das Paradigma der Hypnose ermöglicht es, dieses Problem zu vermeiden (6).

Gegen Ende der ersten Sitzung wies der Therapeut darauf hin, daß einige von Carols Problemen möglicherweise auf eine Behandlung mit Hypnose ansprechen könnten. Man sagte Carol: "Es wäre sehr schön, wenn wir Hypnose anwenden könnten, obwohl uns noch einige andere Dinge bleiben, auf die wir andernfalls zurückgreifen können". Während der zweiten Sitzung wurde Carol mit dem "Hypnotic Induction Profile" (Spiegel, 1974) auf ihre Hypnotisierbarkeit getestet. Sie ließ sich mäßig gut hypnotisieren und reagierte auf die Versetzung in die "Trance" mit einem stärkeren Rückgang der physischen Anspannung.

Dies wurde anhand der Unterschiede in der Erschlaffung der Armmuskeln und in der Steifheit der Genickmuskulatur vor und während der Hypnose festgestellt. Nachdem die "Trance" herbeigeführt worden war, forderte man Carol auf, ihre rechte Hand empfindungslos werden zu lassen. Man sagte ihr: "Stellen Sie sich vor, daß Sie einen Handschuh anhaben, der voll mit einem Anaesthetikum gefüllt ist. Fühlen Sie, wie das Mittel in jede Zelle eindringt, in alle Nerven, in alle Muskeln, wie es durch den Kreislauf fließt, und Ihre Hand ist immer mehr ohne Empfindung, immer mehr. Wenn Sie kein Gefühl mehr in Ihrer Hand haben, können Sie mit der anderen Hand Ihre gefühllose Hand kneifen". Der Therapeut suggerierte dann Carol: "In der kommenden Woche werden Sie nicht einmal halb so gespannt sein, wie Sie es bisher gewesen sind". Ein Vergleich wurde deswegen gewählt ("halb so gespannt, wie Sie es bisher gewesen sind"), weil Carol einen Bezugsrahmen erhalten sollte, der ihr helfen würde, die Verringerung ihres gegenwärtigen Ausmaßes an Angst zu beobachten. Zu diesem Zeitpunkt versah man sie auch mit einer positiven Feststellung über die eigene Person: "Ich bin eine leistungsfähige und wertvolle Person". Dann wurde Carol aus der "Trance" zurückgeholt. Sie bekam die Instruktion, mindestens ein halbes Dutzend mal am Tag zu üben, einen "Trancezustand" selbst herbeizuführen. Diese "Trancezustände" sollten die positive Feststellung über sich selbst miteinschließen (Ein Problem, das sich im Zusammenhang mit der Zuweisung von positiven Feststellungen über sich selbst ergibt, besteht darin, daß Patienten sie oft nicht benutzen; die hypnotische "Trance" hat hier für die Feststellung über die eigene Person deutlich die Funktion eines diskriminativen Reizes und führt dazu, daß sie häufiger verwendet wird. Es sollte auch noch erwähnt werden, daß das Üben dieser selbst herbeigeführten "Trancezustände" nicht länger als eine Minute pro Sitzung benötigt; es handelt sich hierbei also keineswegs um übermäßige zeitraubende Anforderungen). Am wichtigsten aber war die Tatsache, daß Carol die Instruktion erhielt, diesen "einminütigen Trancezustand" immer dann anzuwenden, wenn sie anfing, sich ängstlich zu fühlen; damit hatte sie ein Mittel in der Hand, mit dem sie die Empfindungen, die sich auf die Angst bezogen, abschwächen konnte. Durch die Anwendung der Hypnose führten die physischen Empfindungen der Gespanntheit zu einer kurze Zeit dauernden "Trance" und zu nachfolgender Entspannung; damit wurde ein Teufelskreis vermieden, der aus zunehmender Furcht, Selbstabwertung, Unbeholfenheit in Beziehungen mit anderen und Vorstellungen, sich übergeben zu müssen, bestand.

War Carol einmal in der Lage, ihre Angstattacken mit Hilfe der Selbsthypnose anzugehen, wurden die therapeutischen Bemühungen in den anderen Modalitäten sehr erleichtert. So wurde beispielsweise die Desensibilisierung ihrer phobischen Angst vor dem Erbrechen mühelos erreicht. Die positiven Feststellungen über sich selbst, die sie in "Trance" wiederholte, erwiesen sich auch für eine kognitive Umstrukturierung als hilfreich.

Innerhalb von zwei Wochen, nachdem Carol zum ersten Mal hypnotisiert worden war, hatte ihre Angst bedeutend abgenommen. Sie berichtete, daß sie während Collegeprüfungen ruhig bliebe - früher hatte sie bei solchen Gelegenheiten 2 mg Stelazine (Trifluoperazinhydrochlorid) zu sich genommen. Als ein Ergebnis der Beherrschung ihrer Angst dachte sie auch nicht mehr, daß etwas mit ihr nicht in Ordnung sei, und sie betrachtete sich selbst als eine tüchtige Person. Ihren Angaben nach fürchtete sie sich auch nicht mehr davor, allein zu sein: noch hatte sie Schwierigkeiten mit dem Einschlafen. Auch verspürte sie keine der aversiven Empfindungen mehr, über die sie in der ersten Sitzung berichtet hatte.

Ein anderes wichtiges Ergebnis der ersten Sitzung bestand darin, daß sie zu einem Internisten überwiesen wurde, weil sie Untergewicht hatte (Medikamenten-Modalität); die Diät, die er ihr verschrieb, führte dazu, daß sie jede Woche etwa ein Pfund zunahm. Diese Gewichtszunahme wurde gefördert durch die gleichzeitige Desensibilisierung der phobischen Angst vor dem Erbrechen; in dem Maß, wie die Behandlung Fortschritte machte, war Carol zunehmend in der Lage, mehr und abwechslungsreicher zu essen, da sie sich nicht mehr vor dem Gefühl der Übelkeit fürchtete.

Die übrigen Probleme bezogen sich größtenteils auf die interpersonale Modalität; sie fürchtete sich u. a. davor, zu anderen, insbesondere zu Männern, in Beziehung zu treten, und hatte außerdem eine feindselige Beziehung zu ihrer Mutter. An diesem Punkt deckte man mit Hilfe einer am Modell des BASIC ID orientierten Verhaltenserfassung einen zusätzlichen problematischen Aspekt in der kognitiven und in der interpersonalen Modalität auf. Carol hatte sich im Laufe des Monats erheblich geändert, aber bis zu einem gewissen Grad war sie der Auffassung, daß diese Änderungen vom Therapeuten herbeigeführt worden waren und nicht von ihr selbst. Obwohl sie sich an diesem Prozeß aktiv beteiligt hatte, schien das Ausmaß der in dieser kurzen Zeit stattgefundenen Veränderungen in keinem Verhältnis zu dem relativ geringen Ausmaß an Energie zu stehen, das sie aufgewendet hatte (man sollte hier erwähnen, daß die Literatur über therapeutisch bedingte Änderungen sich mit Entschiedenheit dafür ausspricht, daß es für Patienten das Beste ist, Veränderungen ihren eigenen Bemühungen

Tabelle 1: Carol: Problemerfassung per Modalität

Verhalten

Vermeidet zwischenmenschliche Situationen, die mit Stress beladen sind
Vermeidet es, alleine zu sein
Ißt zu wenig
Hat oft Schwierigkeiten mit dem Einschlafen

Gefühle

Ist oft ängstlich
Hat Angst vor Angstattacken und vor dem Erbrechen
Hat eine feindselige Beziehung zu ihrer Mutter

Empfindungen

Das Essen schmeckt ihr nicht
Starke Kopfschmerzen
Verkrampfung der Genickmuskulatur
(während der Angstattacken)
Verspürt Übelkeit
Macht nervöse Bewegungen mit den Augen
Herz schlägt schnell
Hat ein Gefühl der Enge im ganzen Brustraum
Hat Schwierigkeiten beim Atmen
Die Kehle schließt sich, sie kann nicht schlucken

Vorstellungen

Stellt sich vor, wie sie oder andere sich übergeben
Stellt sich vor, daß sie einen Angstanfall im Unterricht oder auf einer Party bekommt

Kognitionen

Hat überaus perfektionistische Normen
Schätzt ihre Leistungen in unangemessener Weise niedrig ein
Trifft negative Feststellungen über sich selbst

Zwischenmenschliche Beziehungen

Hält zu anderen eine überaus große Distanz
Hat eine feindselige Beziehung zu ihrer Mutter, die gegen sie ebenfalls feindselig eingestellt ist.

Medikamente

Untergewicht, möglicherweise Anämie oder Stoffwechselstörungen
Nimmt Librax (ein oder zwei jeden Tag gegen Angst und Übelkeit)
Nimmt Stelazine (2 mg) vor Prüfungen am Colleg

zuzuschreiben. In unserem Fall haben die Einfachheit und die Leichtigkeit der Hypnose Carol diese Gelegenheit bis zu einem gewissen Grad genommen. Es schien notwendig zu sein, diesen Faktor in Erwägung zu ziehen, als man sich für eine Strategie entschloß, Carols Schwierigkeiten in der interpersonalen Modalität durchzuarbeiten).

Da die Probleme mit Carols Mutter eher einer sofortigen Veränderung zugänglich zu sein schienen, konzentrierte man sich in der fünften Woche auf diesen Bereich, und weniger auf ihre Probleme mit Männern. Eine Familientherapie wäre schwierig gewesen, zumal die Mutter eine Antipathie gegen Psychologen besaß. Die Behandlung konzentrierte sich deshalb darauf, Carols Überzeugungen und Gefühle zu ändern, insbesondere ihre unangepaßte Überzeugung, daß sie ihrer Mutter in keiner Beziehung ähnlich sei. Es schien aber wahrscheinlich, daß sowohl die Intensität der feindseligen Gefühle gegenüber ihrer Mutter als auch der starke Konflikt zwischen ihnen beiden abnehmen würde, wenn man Carol die Aspekte bewußt macht, in denen sie ihrer Mutter in der Tat ähnlich war. Auch wenn ihre Gefühle nicht direkt beeinflußt würden, könnten die Veränderungen in ihrem System von Überzeugungen möglicherweise eine rationale Grundlage für eine Veränderung zu einem angepaßten Verhalten gegenüber ihrer Mutter bilden; diese Veränderung, so hofften wir, würde dann zu einem sich gegenseitig verstärkenden Verhaltenskreislauf führen.

Es gibt eine Reihe hypnotischer Techniken, die Carol hätten helfen können, ihre Überzeugungen zu ändern. In diesem Stadium der Therapie war es allerdings klar, daß die Hypnose sie daran hindern würde, die Änderungen ihren eigenen Bemühungen zuzuschreiben. Es schien also die Notwendigkeit zu bestehen, eine Technik anzuwenden, die Carol zu stärkeren Bemühungen veranlassen würde, als sie bei einer Hypnose notwendig sind; diese Bemühungen würden zu Kognitionen führen, daß sie selbst die Änderungen zustande gebracht hatte, die sie erlebte. Folglich wurde die Technik des "leeren Stuhls" (vgl. Perls, 1969) angewendet, um ihr zu helfen, die Beziehungen zu erkennen, in denen sie tatsächlich ihrer Mutter ähnelte. Als ein Ergebnis ihrer Erfahrungen mit dieser Technik und des sich daraufhin einstellenden Bedürfnisses nach einer Organisation und Integration ihrer Reaktionen war Carol dazu gezwungen, viel Zeit und Energie darauf zu verwenden, ihre Gefühle unter neuen Aspekten zu sehen und das Verhalten gegenüber ihrer Mutter zu ändern. Innerhalb von zwei Wochen verstand sie sich viel besser mit ihrer Mutter; dies zeigte sich ganz deutlich daran, daß Carol für die Familie kochte und ihre Mutter ihr zusätzliche 500 Dollar für einen Sommerurlaub anbot. Das Wichtigste aber war, daß Carol nun glaubte, sie selbst hätte die Änderungen in ihrer Persönlichkeit herbeigeführt, nicht nur was diese, sondern auch alle anderen Angelegenheiten betraf, die Gegenstand der Therapie waren.

Die Hypnose hatte sich als ein äußerst nützliches Hilfsmittel erwiesen, den therapeutischen Prozeß in Gang zu setzen. Bei der Behandlung dieses Falles förderte sie eine schnelle Abschwächung von Problemen bezüglich einer Reihe von Modalitäten. Es war aber notwendig, die bereits laufende multimodale Verhaltenserfassung weiter fortzuführen; das befähigte den Therapeuten, Kontraindikationen für die Hypnose festzustellen. Nur durch eine gründliche Analyse aller sieben Modalitäten wurde offenbar, inwieweit eine Hypnose angebracht schien und wann die Anwendung einer anderen Technik indiziert war. Das soll allerdings nicht heißen, daß man nicht andere Techniken hätte einsetzen können, mit denen man Carol bereits am Anfang der Therapie hätte behandeln können. In dieser Hinsicht unterschied sich der Fall Carols von dem Bettys, der als nächstes beschrieben werden wird. Bei Betty gab es außer der Hypnose keine andere Behandlungsmethode, die eine so hohe Erfolgswahrscheinlichkeit besaß.

Während die Funktion der Hypnose oft darin besteht, die Behandlung in verschiedenen Modalitäten zu erleichtern, ist es manchmal notwendig, mit anderen Modalitäten zu arbeiten, ehe eine Hypnosebehandlung sich als wirksam erweisen kann. Der Fall Betty soll diesen Punkt veranschaulichen.

DER FALL BETTY

Vor zwölf Jahren, im Alter von 17 Jahren, wurde Betty schwanger und heiratete einen Mann, den sie nicht gern hatte. Als ihr Kind zwei Monate alt war, bat sie ihren Mann, einen Windeleimer von einem Raum in einen anderen zu tragen. Als er sich weigerte, versuchte sie es selbst; sie konnte sich aber nicht mehr "gerade aufrichten", da sich heftige Schmerzen eingestellt hatten. In zwei Monaten unterzog sie sich zweimal einer chirurgischen Bandscheibenoperation, die das Problem zu beseitigen schien; in sechs Monaten war sie wieder voll funktionsfähig. Im nächsten Jahr trennte sie sich von ihrem Mann, die Ehe endete schließlich mit einer Scheidung. Vor etwas weniger als drei Jahren, nach einer Periode, in der sie unter starkem Stress stand und die sich an das Ende einer Liebesaffäre anschloß, begann Betty wieder unter intensiven Rückenschmerzen zu leiden. Die Stelle, an der sie die Schmerzen hatte, und das Ausmaß der Schmerzen waren dieselben wie neun Jahre zuvor. In medizinischen Untersuchungen, die von mehreren Orthopäden und Neurochirurgen durchgeführt wurden, gelang es aber diesmal nicht, irgendeine körperliche Grundlage für diese Schmerzen aufzudecken.

Als Betty zur Hypnosetherapie kam, litt sie seit zweieinhalb Jahren unter ständigen Schmerzen und nahm fünf- bis fünfzehnmal täglich Codeinphosphat ein, allerdings ohne merklichen Erfolg. Sie hatte sich vor kurzem wegen ihrer Schmerzen von fast allen ihren früheren Aktivitäten zurückgezogen.

Für den Therapeuten stand es von Anfang an fest, daß man bei Betty Probleme in anderen Modalitäten ansprechen mußte, obwohl sie selbst glaubte, daß sie eine Therapie nur hinsichtlich der Linderung ihrer Schmerzen benötigte. Auch war wegen der Schmerzen die Untersuchung der anderen Modalitäten begrenzt. So war es z. B. von Anfang an unklar, ob die Kognition "ich bin hilflos", die ihre Gedanken zu durchdringen schien, ein direktes Ergebnis ihrer Schmerzen war oder ob sie andere Implikationen hatte. Um irgendwelche weiteren therapeutischen Versuche zu unternehmen, andere Probleme zu überprüfen, mußte man bei Betty zunächst eine relativ schmerzfreie Verfassung herstellen. Sie hätte von Anfang an keine Bereitschaft gezeigt, an einer Therapie teilzunehmen, die sich nicht direkt darauf bezog, sie von ihren Schmerzen zu befreien. Da alle konservativen medizinischen Strategien ohne Erfolg angewendet worden waren bzw. noch angewendet wurden, und es keinen Hinweis auf ein strukturelles oder neurologisches Trauma gab, schien eine Hypnose angezeigt.

Betty erwies sich als sehr leicht hypnotisierbar und verfiel während des Chevreulschen Pendeltests in tiefe Trance. Sie erhielt die Instruktion, eine "Handschuhanästhesie" ihrer linken Hand (wie sie im Fall von Carol beschrieben wurde) herzustellen. Als die linke Hand als gefühllos erlebt wurde, erhielt sie folgende Anweisungen: "Legen Sie Ihre gefühllose Hand auf den Teil Ihres Körpers, der am meisten weh tut, und übertragen Sie die Gefühllosigkeit von der Hand auf diesen Teil Ihres Körpers. Nehmen Sie Ihre Hand wieder weg, wenn Sie keine Schmerzen mehr haben". Betty folgte diesen Anweisungen und signalisierte zwei bis drei Minuten später, nachdem Sie Ihren Rücken und ihr Bein berührt hatte, daß sie keine Schmerzen mehr empfand, indem sie die Hand wieder in ihren Schoß legte. Sie erhielt dann die Anweisung, diesen schmerzfreien Zustand so lange wie möglich während der folgenden Woche aufrechtzuerhalten. Man suggerierte ihr schließlich, daß sie durch die Selbsthypnose und durch das oben beschriebene Verfahren alle noch verbleibenden Schmerzen kontrollieren könne. Betty verließ die Praxis ohne Schmerzen; als sie aber in der folgenden Woche zurückkam, bemerkte sie, daß es ihr weder möglich gewesen sei, ihren schmerzfreien Zustand aufrechtzuerhalten, noch daß sie in der Lage war, die Schmerzen durch Selbsthypnose zu kontrollieren. Die nächsten zwei Sitzungen erbrachten ähnliche Ergebnisse: Betty verspürte eine kurze Zeit während und unmittelbar nach der Hypnose Erleichterung, jedoch kehrten die Schmerzen innerhalb einer Stunde wieder zurück. Es wurde deutlich, daß eine direkte Behandlung der Schmerzempfindungen mit Hilfe der Hypnose keine adäquate Methode einer dauernden Schmerzbefreiung darstellte. Darüber hinaus genügte die anfängliche Demonstration der Tatsache, daß sie Kontrolle über die Schmerzen hatte, nicht, um ihre Kognitionen und Gefühle zu ändern. Betty betrachtete sich immer noch als hilflos und nicht in der Lage, ihre Schmerzen zu kontrollieren; überdies glaubte sie noch immer, daß ihre Schmerzen eine physische Grundlage hätten.

Da der Therapeut ein Psychologe und kein Arzt war, war es ihm unmöglich, als Fachmann aufzutreten und festzustellen, daß es für die Schmerzen keine physische Grundlage gäbe. Betty wurde deshalb für die Dauer einer kurzen Behandlung einem praktischen Arzt überwiesen, der sehr viel mit hypnotischen Phänomenen gearbeitet hatte. Während dieser Behandlung spielte der Arzt die Rolle eines "üblen Kerls", während der Therapeut die unterstützende Rolle eines "guten Kerls" übernahm. Der Arzt griff Bettys unangepaßte Überzeugungen hinsichtlich des physischen Ursprungs ihrer Schmerzen an und konfrontierte sie mit den Vorteilen, die ihr daraus entstanden, daß sie die Rolle einer kranken Frau spielte (ihr Einkommen stammte größtenteils aus einem Versicherungsprogramm für ärztlich bescheinigte Dienstunfähigkeit, das nicht mehr gelten würde, wenn sie nicht mehr dienstunfähig war). In dieser Zeit griff Bettys Therapeut nur ein, um sicherzustellen, daß Betty weiter den Arzt aufsuchte, obwohl sie der Überzeugung war, daß er "verrückt" sei und der "größte Grobian, der mir jemals über den Weg gelaufen ist". Nach drei Sitzungen kam die Patientin wieder zum Therapeuten in Behandlung. Er nutzte seinen Status als "guter Kerl" und konnte Betty dazu verhelfen, die Herausforderungen ihres Arztes einzuordnen. Sie begann die Auffassung zu akzeptieren, daß sie eventuell Gründe dafür haben könnte, Schmerzen künstlich herzustellen, und daß ihr daraus eine Anzahl von Vorteilen erwuchs. Als es klar wurde, daß Betty diese Gedanken akzeptierte, wendete man wiederum die Hypnose an. Diesmal war Betty in der Lage, einen Zustand ohne Schmerzen zweieinhalb Wochen aufrechtzuerhalten. Nach diesem Zeitraum hatte sie fünf Tage lang wieder Schmerzen.

Während der zweieinhalb Wochen, in denen Betty nach ihren Angaben und zu ihrer eigenen Überraschung (nicht zu der des Therapeuten) keine Schmerzen hatte, kämpfte sie weiterhin mit emotionalen Problemen. Als ein Hauptproblem ergab sich eine Depression, bei der Einsamkeit, Gefühle der Zurückweisung und Unzufriedenheit mit ihren zwischenmenschlichen Beziehungen dominierten. Nach einer Konsultation mit ihrem Hausarzt verschrieb dieser Betty 75 mg Tofranil (Imipraminhydrochlorid) pro Tag. Als sie - nach ihren Angaben - während dieser Zeit unter Schmerzen litt, wurde wieder die Hypnose angewendet, um sie davon zu befreien. Dieses Mal konzentrierte sich das Verfahren der Selbsthypnose auf den Versuch mit dem Chevreulschen Pendel. Betty wurde gebeten, wie üblich vorzugehen; die Instruktion aber lautete: "Wenn Sie das Pendel vollständig zur Ruhe gebracht haben, werden Sie in Trance sein. Entspannen Sie Ihre Hände und geben Sie sich das Signal 'blauer Bergsee' (eine Phrase, die dazu verwendet worden war, die Trance zu vertiefen). Dann zählen Sie bis zehn, lassen Ihre Hand gefühllos werden und befreien sich von Ihren Schmerzen." Nachdem dieses Verfahren in die Tat umgesetzt worden war, litt Betty nur noch unter mäßigen und zeitweiligen Schmerzen. Ihre Reaktion auf Tofranil ist ebenfalls ermutigend gewesen, und gegenwärtig erwägt sie die Möglichkeit, ihre Arbeit wieder aufzunehmen, nachdem sie den Sommer mit ihrem Sohn verbracht hat.

Obwohl Betty sich immer noch in Therapie befindet und der endgültige Ausgang der Therapie noch unklar ist, konzentriert sich die Behandlung jetzt auf alle Modalitäten, eine Möglichkeit, die weit entfernt schien, als Bettys einziges Anliegen darin bestand, von ihren Schmerzen befreit zu werden. Es ist nahezu sicher, daß ihre Behandlung ohne die Hypnose nicht bis zu diesem Punkt hätte fortschreiten können (7).

SCHLUSSFOLGERUNGEN

Ein Kliniker kann drei deutlich sich unterscheidende Rollen hinnehmen: die des Trösters, die des Reparateurs und die des Veränderungsagenten. Wenn wir mit Problemen konfrontiert werden, bei denen wir wenig ausrichten können, müssen wir gelegentlich die Rolle des Trösters übernehmen. In dieser Rolle können wir nur hoffen, daß die Zeit oder irgendein anderer Faktor das Elend unseres Patienten verringern wird. Für die meisten Therapeuten, speziell für die, die sich für eine multimodale Therapie interessieren, ist es eine unbefriedigende Rolle, als Tröster zu agieren. Als Reparaturfachleute benützen wir wohlfundierte Techniken, um Probleme anzugehen, die keine weiteren Konsequenzen für den Patienten haben, wenn sie einmal beseitigt worden sind. Leider veranlassen uns neuere Publikationen (vgl. Lazarus, 1974) dazu, bei einigen Patienten die langfristige Wirksamkeit der Rolle des

Reparaturfachmannes anzuzweifeln. Das heißt nicht, daß wir zu der Hypothese der Symptomsubstitution zurückkehren. Wir erkennen lediglich, daß Patienten oft eine große Anzahl verschiedener sichtbarer und versteckter unangepaßter Verhaltensweisen zeigen. Wenn man sich nur mit dem Problem beschäftigt, das sich anbietet, bleiben viele der weniger offensichtlichen Verhaltensweisen unberührt und verursachen Probleme, die bald in den Vordergrund des Lebens des Patienten treten.

In seiner Rolle als treibende Kraft für Veränderung will der Kliniker über das unmittelbare Problem hinaussehen und doch "eng" genug denken, um zunehmende Veränderungen hervorzurufen. Die multimodale Perspektive verhilft dazu, dieses Ziel in greifbarere Nähe zu rücken. Sie zwingt uns dazu, den Patienten in zweierlei Hinsicht zu erfassen: In der Hinsicht, was wir als unangepaßt identifizieren, und in der Hinsicht, was wir genau tun können, um eine günstige Basis für Veränderungen zu schaffen. In einem gewissen Sinn bedeutet das für uns eine heilsame Übung in Selbstdisziplin, da die multimodale Perspektive uns nicht gestattet, uns mit der Rolle des Trösters zu befriedigen, wenn Veränderung möglich ist, nur die Aspekte der Probleme des Patienten zu bearbeiten, zu denen wir am leichtesten Zugang haben. Schließlich zwingt uns diese Perspektive dazu, von den vielen Stärken unserer Patienten Kenntnis zu nehmen.

Die Hypnose scheint in vielerlei Hinsicht auf die Anforderungen des Therapeuten multimodaler Orientierung zugeschnitten. Wenn wir mit einem Problem konfrontiert werden, bei dem die Rolle des Reparaturfachmanns genügt, stellt die Hypnose eine der vielen Techniken dar, die der multimodal orientierte Therapeut anwenden kann. Bei komplexeren Problemen wie den oben beschriebenen kann die Hypnose zusammen mit anderen Techniken benutzt werden, um Zugang zu verschiedenen Modalitäten zu erlangen. Ein wichtiger Vorteil der Hypnose besteht darin, daß sie für mehrere Modalitäten eingesetzt werden kann, wohingegen die meisten Techniken sich nur auf eine Modalität beschränken. Weiter zwingt die ununterbrochene Verhaltenserfassung, die eine so wesentliche Rolle bei der multimodalen Therapie spielt, den Therapeuten zu der Frage, wann eine Hypnose angemessen ist und wann nicht. Schließlich kann die Arbeit in anderen Modalitäten die hypnotische Behandlung erleichtern. Die Hypnose ist also weder ein Trick noch ein Allheilmittel, sondern sie kann als eine der vielen Hilfen angesehen werden, die im technischen Inventar des Therapeuten multimodaler Orientierung nicht fehlen dürfte.

Anmerkungen:

(1) Die Autoren möchten sich bei Herrn Dr. L. S. Wolfe aus Hellerton, Pa., für seine Unterstützung bei der Behandlung des in diesem Kapitel beschriebenen zweiten Falles bedanken.

(2) Die Test-Retest-Reliabilität der Maße für Hypnotisierbarkeit in den verschiedenen Unterformen der Stanford Hypnotic Susceptibility Scale (SHSS) beträgt nach allgemeinen Angaben etwa 0.90 (Hilgard, 1975). Weiter hat eine vor kurzem erschienene Studie von Morgan, Johnson & Hilgard (1974) gezeigt, daß die Test-Retest-Reliabilität der SHSS Unterform A bei etwa 0.60 lag, als Studenten der Universität von Stanford 10 Jahre später wieder getestet wurden. Diese Daten sind günstig, wenn man sie mit den Produkt-Moment-Koeffizienten vergleicht, die man bei der Messung der Reliabilität des IQ erhält: sie macht deutlich, daß die Hypnotisierbarkeit sehr wohl als ein relativ stabiles Persönlichkeitsmerkmal angesehen werden kann. So besteht das Problem des Hypnotiseurs neuerer Prägung nicht in seiner Unfähigkeit, den Patienten zu hypnotisieren, sondern in einer Reihe von allgemein verbreiteten und fehlerhaften Auffassungen, die er hypnotischen Phänomenen zugesprochen hat. Wie die meisten Persönlichkeitsdimensionen scheint auch die Hypnotisierbarkeit in der Bevölkerung normal verteilt zu sein. Nur wenige Klienten werden die eher bizarren und dramatischen hypnotischen Phänomene zeigen wie etwa die globale posthypnotische Amnesie; diese Phänomene finden sich in der Regel nur bei den am leichtesten hypnotisierbaren Personen, die etwa 2 % der Bevölkerung ausmachen. Der Hypnotiseur, der ein solches dramatisches Phänomen als den einzigen Nachweis dafür ansieht, daß ein Patient hypnotisiert worden ist, wird feststellen müssen, daß er tatsächlich nur wenige hypnotisieren kann. Es gibt aber eine Reihe klar unterscheidbarer Phänomene, deren Herbeiführung nur einen leichten Trancezustand erfordert. Dabei handelt es sich u. a. um die 'Handschuhanästhesie' und die 'schwebende Hand'. Solche Reaktionen können bei einem großen Prozentsatz der Bevölkerung hervorgerufen werden und eignen sich dazu, sowohl dem Patienten als auch dem Therapeuten Rückmeldung zu geben, daß der hypnotische Zustand erreicht worden ist.

(3) Gegenwärtig findet man in der Literatur über Hypnose eine Kontroverse über die Bedeutung des Konzepts hypnotische "Trance". Der interessierte Leser sei auf die Arbeiten von Orne (1971) und Barber (1974) verwiesen, die diese Frage diskutieren. Wir finden, daß der Begriff "Trance" ein passender Begriff bei der Diskussion hypnotischer Phänomene ist, haben ihn aber überall in diesem Kapitel in Anführungszeichen gesetzt, um anzuerkennen, daß es sich um einen strittigen Begriff handelt.

(4) Die Autoren glauben, daß Spiegel unangemessenes Gewicht auf einen Test für die Hypnotisierbarkeit legt, bei dem es vor allen Dingen um Augenbewegungen geht. Die Herbeiführung des hypnotischen Zustands ist in keiner Weise gefährdet, wenn diese Instruktionen verlesen werden und die Bewegung der Augen lediglich als ein bestimmtes Signal für die Herbeiführung der "Trance" verwendet wird.

(5) Es kann hier vermerkt werden, daß die Arbeit von Lang und seinen Kollegen (Lang, Lazovik und Reynolds, 1965; Lang, 1969) sich vor allen Dingen mit Beziehungen zwischen Desensibilisierung und Hypnose befaßt, die nur am Rande für unsere gegenwärtige Diskussion von Interesse sind.

(6) Obwohl die Entspannung nicht notwendigerweise ein Charakteristikum des hypnotischen Zustands ist, werden sich die Patienten fast immer physisch entspannen, während sie hypnotisiert sind, weil sie glauben, daß Hypnose einen Zustand bedeutet, der mehr dem Schlaf ähnlich ist (Weit verbreitete Auffassungen über Hypnose können bis zu Modellvorstellungen von hypnotischer Trance zurückverfolgt werden, wie sie sich bei Thomas Mann (1931) und George du Maurier (1895) finden. Du Mauriers T r i l b y hat die meisten der später populär gewordenen Ansichten über Hypnose beeinflußt). Da das Verhalten unter Hypnose in unveränderter Form mit den Erwartungen konform geht, neigt es in unserer modernen Gesellschaft dazu, die Form von Entspannung einzunehmen. Aber hinsichtlich des hypnotischen Zustands hat es in der Vergangenheit beträchtliche Unterschiede gegeben. Mesmers Patienten zeigten z. B. hysterische Anfälle, denen Schlaf folgte; beim Aufwachen hatten sie keine Symptome mehr. In einem Experiment von Orne (1971) wurde eine Gruppe von Universitätsstudenten Zeuge einer Demonstration von Hypnose, bei der die Versuchsperson eine "Katalepsie der dominanten Hand" entwickelte. Dieses Phänomen wurde als ein wesentlicher Aspekt des hypnotischen Zustands bezeichnet. Bei der Demonstration vor einer zweiten Gruppe von Studenten ergab sich keine solche Katalepsie. Als die Studenten beider Gruppen nachher hypnotisiert wurden, ergab sich ein neues Charakteristikum hypnotischen Verhaltens: Katalepsie der dominanten Hand. Es erstaunt keineswegs, daß dieses Phänomen nur an den Mitgliedern der ersten Gruppe beobachtet wurde. Damit ist gezeigt worden, daß die Erwartungen von Personen hinsichtlich dessen, wie jemand aussieht, wenn er hypnotisiert ist, eine ganz bedeutende Rolle dabei spielen, wie sie selbst unter Hypnose aussehen. Und

da moderne Patienten Hypnose mit Entspannung in Verbindung bringen, wird sich bei ihnen fast immer eine starke Verringerung muskulärer Anspannung ergeben, wenn sie hypnotischen Verfahren ausgesetzt werden.

(7) Während dieses Buch gedruckt wird, hat Betty seit fünf Monaten keine Schmerzen gehabt. Sie ist in allen Bereichen voll funktionsfähig und nicht mehr in Behandlung.

Literatur:

Cautela, J. The use of covert conditioning in hypnotherapy. International Journal of Clinical and Experimental Hypnosis, 1975, 23, 15 - 27.

DuMaurier, G. Trilby, New York: Harper, 1895.

Feamster, J., & Brown, J. Hypnotic aversion to alcohol: Three-year follow-up on one patient. American Journal of Clinical Hypnosis, 1963, 6, 164 - 166.

Gaunitz, S., Unestahl, L., & Berglund, B. A posthypnotically released emotion as a modifier of behavior. International Journal of Clinical and Experimental Hypnosis, 1975, 23, 120 - 129.

Haley, J. (Ed.) Advanced techniques of hypnosis and therapy: Selected papers of Milton Erickson, New York: Grune and Stratton, 1967.

Hilgard, E. Hypnosis. In Rosenzweig, M. R. & Porter, L. W. (Eds.), Annual Review of Psychology, 26, pp. 19 - 44. Palo Alto: Annual Reviews, Inc., 1975.

Lang, P., Lazovik, A., & Reynolds, D. Desensitization suggestibility and pseudotherapy. Journal of Abnormal Psychology, 1965, 70, 395 - 402.

Lang, P. The mechanics of desensitization and the laboratory study of human fear. In Franks, C. M. (Ed.), Behavior therapy: Appraisal and status, pp. 160 - 191. New York: McGraw-Hill, 1969.

Larsen, S. Strategies for reducing phobic behavior, Dissertation Abstracts, 1966, 26, 68 - 50.

Lazarus, A. Some clinical applications of autohypnosis. Medical Proceedings, 1958, 14, 848-850.

Lazarus, A. Sensory deprivation under hypnosis in the treatment of pervasive ('free-floating') Anxiety: A preliminary impression. South African Medical Journal, 1963, 37, 136 - 139.

Lazarus, A. Multimodal behavior therapy: Treating the "BASIC-ID." Journal of Nervous and Mental Disease, 1973, 156, 404 - 411.

Lazarus, A. Multimodal therapy. Psychology Today, 1974, 7, 59 - 63.

Mann, T. Mario and the magician, Lowe-Porter (Trans.). New York: Knopf, 1931.

Morgan, A., Johnson, D., & Hilgard, E. The stability of hypnotic susceptibility: A longitudinal study. International Journal of Clinical and Experimental Hypnosis, 1974, 22, 249 - 257.

Orne, M. Hypnosis, motivation and the ecological validity of the psychological experiment. In Arnold, W., & Page, M. (Eds.), Nebraska symposium on motivation: 1970. Lincoln: University of Nebraska Press, 1971.

Orne, M., & Evans, F. Inadvertent termination of hypnosis with hypnotized and simulating subjects. International Journal of Clinical and Experimental Hypnosis, 1966, 14, 61 - 78.

Perls, F. Gestalt therapy verbatim, Lafayette, Ca.: Real People Press, 1969.

Spanos, N., De Moor, W., & Barber, T. Hypnosis and behavior therapy, common denominators. In Strupp, H. et al. (Eds.), Psychotherapy and behavior change 1973, Chicago: Aldine, 1974.

Spiegel, J. Manual for the hypnotic induction profile. New York: Soni Medica, 1974.

Weitzenhoffer, A. General techniques of hypnotism. New York: Grune and Stratton, 1957.

Wolpe, J., & Lazarus, A. Behavior therapy techniques. Oxford: Pergamon Press, 1966.

Woolfolk, R. A multimodal perspective on emotion. In A.A. Lazarus, Multimodal behavior therapy. New York: Springe, 1976.

Kapitel 12:

GRUPPENTHERAPIE UND DAS BASIC ID[+]

Arnold A. Lazarus

Es scheint ein Axiom zu sein, daß Gründlichkeit und Vollständigkeit therapeutischer Methoden abhängig davon sind, daß man die richtigen Fragen stellt (angemessene diagnostische Einschätzungen vornimmt) und daß man alle relevanten Probleme beseitigt (umfassende therapeutische Intervention). Eine falsche Diagnose (unangemessene Problemerfassung) stellt wahrscheinlich das größte Hindernis für eine erfolgreiche Therapie dar. Das kennzeichnende Merkmal verhaltenstherapeutischer Ansätze hinsichtlich Problemerfassung und Therapie besteht darin, daß die Betonung auf Verhaltensspezifität und genauem Erkennen der Probleme liegt, wobei gleichzeitig sowohl die auslösenden Ereignisse (Antezedenzen) in Betracht gezogen werden als auch die Faktoren, die die Probleme aufrechterhalten (Konsequenzen). Aber die eben genannten Vorschriften sind keine Garantie für klinische Gründlichkeit.

Haben Franks und Wilson (1974) mit ihrer Annahme recht, daß es, was die Problemidentifizierung anbelangt, keine bedeutsamen Unterschiede gibt zwischen dem BASIC ID-Schema und dem System, das Kanfer und Saslow (1969) zur Problemerfassung entworfen haben? Und ist es wahr, daß die Verfechter des (multimodalen) BASIC ID-Ansatzes "kein bestimmtes Kriterium für die Auswahl verschiedener Techniken besitzen" und sich auf "Intuition und subjektive Urteile" verlassen? (Franks und Wilson, 1974, S. 674). [+]

Der vorliegende Artikel versucht zu zeigen, daß die Basic ID-Orientierung die neuartigen, mannigfaltigen Strategien zur Problemerfassung, wie sie von Kanfer und Saslow (1969) entworfen wurden, transzendiert.

Ferner hoffen wir zeigen zu können, daß die Auswahl bestimmter Techniken innerhalb jeder einzelnen Modalität nach allen möglichen anderen Gesichtspunkten, aber nicht nach Lust und Laune erfolgt. Da sich die multimodale Therapie hervorragend innerhalb von Gruppen verwirklichen läßt, wird der Schwerpunkt auf dem Thema "Gruppentherapie und das BASIC ID" liegen.

[+]Anmerkungen:

aus: Annual Review of Behavior Therapy: Theory and Practice, Vol. 3, herausgegeben von C. M. Franks und G. T. Wilson. Copyright 1975 by Bruner/Mazel inc. Wiedergabe mit freundlicher Genehmigung.

AUSWAHL VON GRUPPENMITGLIEDERN

Äußerst depressive, feindselige und paranoide Personen oder solche, die unter massiven Wahnvorstellungen leiden, üben auf Behandlungsgruppen oft eine destruktive Wirkung aus. Personen mit schweren Zwangsvorstellungen und -handlungen, die sich nur mit ihren eigenen Ritualen beschäftigen, neigen dazu, in multimodalen Gruppensitzungen wenig positive Reaktionen zu zeigen. Klienten mit den ebengenannten Störungen werden einzeln oder im Rahmen von Gemeinschafts- oder Familiensitzungen behandelt.

Im allgemeinen wird die Problemerfassung bei den Klienten einzeln vorgenommen, ehe sie dazu aufgefordert werden, sich einer Gruppe anzuschließen. Manche lehnen es ab, einer therapeutischen Gruppe beizutreten, und müssen erst von dem Gedanken abgebracht werden, daß eine private und im geschlossenem Rahmen stattfindende Einzelsitzung für sie persönlich von besonderem Vorteil sei. Allerdings werden diejenigen, die immer noch abgeneigt sind, an einer Gruppe teilzunehmen, niemals dazu gezwungen werden.

Viele müssen erst etwas geschult werden, wie sie es lernen können, einer Gruppensituation maximale Vorteile abzugewinnen. Eine der wichtigen Fähigkeiten, die Gruppenmitglieder sich aneignen müssen, besteht darin, den Gruppensitzungen persönlich relevante Informationen und hilfreiche Hinweise zu entnehmen, auch wenn sie selbst nicht direkt im Mittelpunkt der Aufmerksamkeit stehen. So kann beispielsweise eine unverheiratete Person, die dabei zuhört, wie ein Ehepaar sich streitet, irrtümlich folgern, daß er (sie) nicht viel für sich gewinnen kann, wenn er (sie) aufmerksam die ehelichen Konflikte anderer verfolgt, weil er (sie) selbst nicht verheiratet ist. Es gibt aber immer - ob die Betonung nun besonders auf den Beziehungen zwischen Ehemann und Ehefrau, Eltern und Kind, Arbeitgeber und Arbeitnehmer oder auf irgendwelchen anderen Beziehungen liegt - eine Chance, wertvolle Anhaltspunkte zu erhalten, um ganz allgemein zufriedenstellende zwischenmenschliche Beziehungen aufzubauen. Den Mitgliedern wird im Verlauf aller Gruppensitzungen gezeigt, wie sie individuelle Vorteile aus allgemeinen Behandlungsmethoden herleiten können. Das stellvertretende Lernen ist ein wichtiger Aspekt jeder produktiven Gruppentherapie.

Die multimodalen Gruppen, die bisher die größten therapeutischen Erfolge erzielten, bestanden aus 10 bis 12 Mitgliedern. Die Gruppensitzungen werden einmal in der Woche abgehalten und dauern jeweils zwei bis zweieinhalb Stunden; gleichzeitig versucht man, Gruppen zusammenzustellen, in denen etwa ebensoviel Frauen wie Männer sind.

In multimodalen Gruppen werden andere Schwerpunkte gesetzt als in Gruppen, mit denen eine Desensibilisierung (Lazarus, 1961) oder ein Selbstbehauptungstraining (Lazarus, 1968) durchgeführt wird. Wenn eine individuelle Verhaltenstherapie sich gleichzeitig an jedes einzelne Mitglied einer Gruppe richtet, dann handelt es sich um eine V e r h a l t e n s t h e r a p i e   i n   e i n e r   G r u p p e. Diese wird der G r u p p e n - V e r h a l t e n s t h e r a p i e gegenübergestellt, bei der alle Gruppenmitglieder aktiv zu Veränderungen bei sich selbst und bei anderen beitragen. Bei der Gruppendesensibilisierung verlaufen die therapeutischen Demarkationslinien im wesentlichen von jedem einzelnen Gruppenmitglied zum Therapeuten. Jede Person in der Gruppe stellt sich bildlich ihr eigenes hierarchisches Angstitem vor; dabei ist die Interaktion zwischen den Gruppenmitgliedern beschränkt. Multimodale Gruppen liefern einen konstruktiven Rahmen, in dem die Gruppenmitglieder ganz bewußt dazu ermutigt werden, sowohl ihre eigenen spezifischen Probleme als auch die jedes anderen Gruppenmitgliedes zu sehen, wobei jede grundlegende Modalität berücksichtigt werden soll.

MULTIMODALE GRUPPENPROZESSE UND ANWEISUNGEN FÜR EINE MULTIMODALE GRUPPENTHERAPIE

Warum führt man überhaupt multimodale Gruppensitzungen durch? Die wichtigste Begründung dafür ist, daß sie oft zweckmäßiger, praktischer und billiger sind als eine individuelle Therapie. Anfängliche Ängste werden in der Regel durch die einführenden Erläuterungen des Gruppenleiters beseitigt, der folgende Punkte hervorhebt: Zusammenarbeit, Zusammenlegung der verfügbaren Hilfsmittel, konstruktive statt destruktive Kritik, die Möglichkeit, die Erfahrung zu machen, wie hilfreich das Zusammensein sein kann, Vertrauen und das Vermeiden ungesteuerter Zornausbrüche (vgl. Lazarus 1968, 1971, 1974 a). Danach wird die multimodale Orientierung a n   s i c h skizziert. Die Art und Weise, wie man das BASIC ID Modell präsentiert, hängt vom intellektuellen Niveau der Gruppe ab. Vor kurzem wurde in einer Gruppe von Fachleuten die folgende Einführung gegeben:

"Wie jeder sehen kann, bewegen wir uns, fühlen wir, empfinden wir, stellen uns Dinge vor, denken wir, stehen in Beziehung zu anderen und sind biochemische Lebewesen. Alle bedeutsamen Ereignisse werden einen Einfluß darauf ausüben, wie wir uns verhalten, wie wir fühlen, denken, zu anderen in Beziehung stehen usw. Unsere Probleme werden uns in jedem dieser Bereiche berühren. Einige Schwicrigkeiten werden in einem Bereich deutlicher sichtbar werden als in einem anderen, aber es ist wichtig, die Auswirkungen auf alle relevanten Bereiche ausfindig zu machen. Ein Mann beklagte sich beispielsweise darüber, daß er Angst hätte, sein Auto zu fahren. Er war in einen Zusammenstoß verwickelt gewesen; unmittelbar danach fiel er vor die Reifen seines Autos, wobei er besonders starke Angst hatte. Als wir verfolgten, wie sich dieses Erlebnis in jeder wichtigen Dimension auswirkte, erhielten wir folgendes Profil:

Verhalten:	vermied es, sein Auto zu fahren
Gefühle:	fühlte sich sehr ängstlich
Empfindungen:	klagte über Spannungsgefühle im Nacken und über ein flaues Gefühl im Magen
Vorstellungen:	erlebte lebhaft den Unfall wieder, in den er verwickelt worden war
Kognitionen:	glaubte sich in großer Gefahr am Steuerrad seines Autos
zwischenmenschliche Beziehungen:	seine Frau brachte ihn jetzt mit dem Auto zur Arbeit und holte ihn wieder ab
Medikamente:	er nahm Beruhigungsmittel ein, die sein Arzt ihm verschrieben hatte

Diese Liste liefert dem Therapeuten bestimmte Anhaltspunkte für eine konstruktive Behandlung. Als erstes könnte man diesen Mann zu "Differentieller muskulärer Entspannung" anleiten, die besonders auf seinen Nacken und Magen gerichtet ist. Man könnte ihn auch das "Gedankenstoppen" lehren, um ihm zu ermöglichen, die negativen Vorstellungen hinsichtlich seines Unfalls auszuschalten und erfreuliche Vorstellungen zu genießen. Man könnte ihm auch zeigen, wie er seine irrationalen Gedanken in Frage stellen kann, indem er sich immer wieder sagt: "Ich befinde mich nicht in großer Gefahr, so lange ich aufpasse und nicht zu schnell fahre". Die Therapie könnte dann in zwei hauptsächliche Tätigkeiten aufgeteilt werden:

1. man läßt ihn mit dem Auto immer längere Strecken fahren, während man gleichzeitig das differentielle Entspannungstraining durchführt, die Methode des Gedankenstoppens anwendet, positive Vorstellungen einsetzt und rationale Selbstverbalisierungen übt;

2. man überprüft die Beziehungen zwischen ihm und seiner Frau, um festzustellen, ob es für ihn irgendwelche Vorteile bringt, von ihr abhängig zu werden."

Die Gruppenmitglieder sprechen dann über die einleitenden Ausführungen des Gruppenleiters, wobei die verschiedenen Punkte geklärt werden. Der BASIC ID-Leitfaden wird eingeführt, und jedes Gruppenmitglied erhält die Möglichkeit, einige seiner gegenwärtigen Probleme unter dem Aspekt jeder einzelnen Modalität zu betrachten.

Bisher wird man wahrscheinlich keinen grundlegenden Unterschied zwischen dem ebengenannten Vorgehen und den meisten verhaltenstherapeutischen Programmen oder vielen anderen richtungsweisenden therapeutischen Programmen erkennen. Im Fall der "Autophobie" würden einige Verhaltenstherapeuten eine Desensibilisierung auf der Vorstellungsebene statt in vivo vornehmen, und es mag einige Unterschiede in den Methoden geben, mit denen festgestellt wird, ob und wie weit die Angst abgebaut ist. Vielleicht würden einige wenige Therapeuten die eheliche Zweierbeziehung übersehen, aber im Großen und Ganzen würde man im Rahmen der "Breitspektrum-Verhaltenstherapie" (Lazarus, 1971) mehrere Techniken anwenden, die die angstfreien Reaktionen des Klienten verstärken sollen, während man gleichzeitig nach Faktoren suchen würde, die für die Aufrechterhaltung von Problemen in den Person-zu-Person-Interaktionen verantwortlich sind. Wir hoffen allerdings den Nachweis zu erbringen, daß der multimodale Ansatz eine gründlichere Diagnostik gewährleistet und eine Reihe von Methoden liefert, mit denen Daten gewonnen werden können, die andere Zugänge zur Erforschung der Probleme des Klienten eröffnen. Die Gründlichkeit dieses Konzepts wird daran deutlich, wie man die typischen ABCs+ durch den Raster jeder einzelnen Modalität untersucht, die auch mit jeder anderen verwandt ist

+ Anmerkung:
Abkürzung für den englischen Ausdruck "Antecedents-Behaviors-Consequences" (zu Deutsch: Ursachen-Verhaltensweisen-Konsequenzen).

Es sollte jetzt klar geworden sein, daß man mit Hilfe des multimodalen Ansatzes in die Lage versetzt wird, unter Berücksichtigung der grundlegenden Parameter aller Problembereiche des Klienten eine gründlichere funktionale Analyse der bedeutsamen Umstände durchzuführen, die zeitlich den Problemen vorausgehen, als auch eine gründlichere funktionale Analyse der Faktoren, die für die Aufrechterhaltung der Probleme verantwortlich sind. Mit dem BASIC-ID-Profil verfolgt man vor allen Dingen zwei Absichten:

1. die gegenwärtigen Probleme werden in mehrere voneinander getrennte Komponenten aufgeteilt, ohne aber außer acht zu lassen, daß diese Komponenten in Wechselbeziehung zueinander stehen;

2. dem Therapeuten wird es ermöglicht, die Behandlungsverfahren in produktive Richtungen zu leiten. Man hebt die Tatsache hervor, daß Patienten es in der Regel mit einer Vielzahl spezieller Probleme zu tun haben und daß man für eine effektive Therapie eine ähnliche Vielzahl spezieller Behandlungsmethoden benötigt. Ein leicht gekürztes Gruppenprotokoll dürfte unsere Behauptungen belegen.

Ein veranschaulichendes Gruppenprotokoll

<u>Martin:</u> Diese Woche war für mich wieder die Hölle. Es scheint mir, ich kann die Angst nicht loswerden. Immer und überall habe ich Angst. Ich weiß nicht, wo sie herkommt und warum ich sie habe.

<u>Norman:</u> Nun, wir wissen, daß sie zum Teil mit Ihrer Arbeit zusammenhängt.

<u>Martin:</u> Aber die Arbeit ist die vorige Woche echt gut gelaufen.

<u>Therapeut:</u> Gut, wir wollen der Sache einmal nachgehen. Fühlen Sie sich jetzt im Augenblick ängstlich?

<u>Martin:</u> Ja, ganz entschieden.

<u>Therapeut:</u> Können Sie Ihre Augen schließen, sich auf sich selbst konzentrieren, und uns alle Ihre Gefühle mitteilen?

<u>Martin:</u> (nach etwa 30 Sekunden) Ich habe das Gefühl, daß ich wenig Luft bekomme. Ich kann fühlen, wie sich meine Kehle zusammenschnürt und wie mein Magen sich verkrampft. Es ist so, als ob ich in Gefahr wäre. (Öffnet seine Augen). Sehen Sie einmal, wie meine Hände schwitzen.

Alice: Ist es die Gruppe, die eine so starke Anspannung bei Ihnen hervorruft?

Martin: Nein, das hat mit der Gruppe also wirklich nichts zu tun. So fühle ich mich schon die ganze Woche.

Betty: Vielleicht werden Ihnen einige Atemübungen und ein wenig Entspannungstraining helfen.

Therapeut: Ehe wir uns damit beschäftigen, wie wir die Angst beseitigen können, wollen wir einmal sehen, ob wir einige auslösende Ereignisse ausfindig machen können. Martin, würden Sie Ihre Augen bitte noch einmal schließen und sich auf Ihre Atembeklemmungen und auf Ihre unangenehmen Gefühle im Hals und im Magen konzentrieren? Machen Sie sich diese Empfindungen einmal so richtig bewußt. (Pause von etwa 20 Sekunden) Während Sie jetzt diese negativen Empfindungen verspüren, achten Sie doch einmal darauf, welche Vorstellungen oder Bilder Ihnen durch den Kopf gehen.

Martin: (nach etwa 30 Sekunden) Mir ist sehr viel durch den Kopf geschossen.

Sheila: Was zum Beispiel?

Martin: Ich weiß nicht, es ist schwer, die richtigen Worte zu finden.

Bert: Nun versuchen Sie doch nicht immer, alles perfekt zu machen. Nehmen Sie doch irgendwelche Worte zu Hilfe, auch wenn sie nicht haargenau das sagen, was Sie ausdrücken wollen.

Martin: (schließt seine Augen) Es scheint so, als ob es sich vor allen Dingen um zwei Bilder handelt. Es ist wirklich komisch. Ich weiß nicht, wie ich sie miteinander oder mit irgendwelchen anderen Dingen in Verbindung bringen kann.

Betty: Na, erzählen Sie schon.

Martin: Also, erinnern Sie sich, wie ich Ihnen über die Zeit erzählt habe, als ich 16 war und einem Mädchen ein Kind gemacht habe? Nun, was ich Ihnen damals nicht erzählt habe, war, daß ihr Vater, ein unheimlich brutaler Kerl, mich fast vollkommen zusammengeschlagen hat (wendet sich zum Therapeuten). Als Sie von Vorstellungen gesprochen haben, sind mir diese Schläge nur allzu deutlich wieder in den Sinn gekommen.

Neil: (scherzhaft) Wem haben Sie also diese Woche ein Kind gezeugt?

Martin: Es ist tatsächlich so, daß meine Freundin glaubt, daß sie schwanger ist. Kann es sein, daß mich das so aus der Fassung bringt?

Therapeut: Nun, was meinen Sie selbst dazu?

Martin: Es erscheint mir unsinnig!

Therapeut: Also, wenn Milly schwanger sein sollte, was wollen Sie dann machen?

Martin: Ich weiß es nicht.

Alice: Was meinen Sie damit, ich weiß es nicht?

Martin: Sie hat religiöse Skrupel. Ich weiß nicht, ob ich schon bereit bin, mich zu verheiraten, ob es eine gute Sache wäre oder nicht.

Bert: Und er fragt sich noch, warum er die ganze Zeit Angst hatte!

(Die Gruppe konzentrierte sich dann in ihrem Gespräch auf die verschiedenen Möglichkeiten, die Martin offenstehen, wobei gleichzeitig seine Gefühle näher erforscht wurden, die er hinsichtlich der Ehe, der Vaterrolle usw. hatte. Es wurde bald sehr deutlich, daß dies trotz seines Leugnens eine starke Quelle seiner Angst war. Daraufhin wendete man die Methoden der Verhaltenseinübung an, um die Wahrscheinlichkeit zu erhöhen, daß er mit seiner Freundin über seine echten Gefühle und Konflikte sprechen würde. Bei der nächsten Sitzung ergab sich folgendes Gespräch).

Therapeut: Nun, Martin, wie haben Sie sich in der letzten Woche gefühlt?

Martin: Es ist mir ein bißchen besser gegangen, aber ich fühle mich immer noch ein wenig ängstlich.

Betty: Was ist denn mit Ihrer Freundin?

Martin: Ach, übrigens, sie ist nicht schwanger.

(Diese Enthüllung stand für eine kurze Zeit im Mittelpunkt der Gruppendiskussion).

Therapeut: Martin, die letzte Woche, als Sie sich auf Ihre Empfindungen konzentrierten, sagten Sie, daß Sie zwei Vorstellungen hätten. Sie haben uns eine davon mitgeteilt, aber können Sie sich noch an die andere erinnern?

Martin: Ja, aber ich glaube nicht, daß sie irgendwelchen Wert besitzt. Die ist mir so zufällig durch den Kopf gegangen.

Bert: Was war es denn?

Martin: Ein Zug.

Mary: Ein Zug?

Therapeut: Erzählen Sie uns doch einmal mehr darüber.

Martin: Das ist wirklich lächerlich. Ich habe vor mir einen Zug in einem Bahnhof gesehen. Wie ich schon gesagt habe, ich bin sicher, wir sind auf der falschen Spur.

Therapeut: Na, wollen wir doch einmal bei dieser Sache ein wenig länger bleiben. Würden Sie bitte Ihre Augen schließen, sich wieder auf den Zug konzentrieren und uns sagen, was Sie in dieser Vorstellung am deutlichsten sehen?

Martin: (nach etwa 20 Sekunden) Es ist der Dampf. Sie wissen ja, die Züge haben diesen weißen Dampf, wenn sie an Bahnhöfen stehenbleiben.

Therapeut: Konzentrieren Sie sich auf den Dampf. Welche Vorstellungen kommen Ihnen noch in den Sinn?

Martin: (Pause) Der Kessel, der auf dem Herd kocht. Als ich mich von der Kinderlähmung erholte, saß ich immer in der Küche. Meine Mutter machte Tee, oder sie hatte einen Topf mit Kaffee, der auf dem Herd kochte.

Therapeut: Können Sie das in irgendeiner Weise mit Ihrer Angst in Verbindung bringen?

Martin: Kann es sein, daß ich meine ängstlichen Gefühle irgendwie mit körperlicher Krankheit in Verbindung bringe und daß ich davor Angst kriege, wieder krank zu werden?

Therapeut: Aha, fällt da nicht bei Ihnen ein Groschen?

Martin: Ich glaube ja. Ich müßte meine ängstlichen Gefühle von dem Gedanken trennen, daß ich krank werde. Ich glaube, diese Befürchtung macht die Angst nur noch schlimmer und verhindert, daß sie verschwindet.

Therapeut: Nun, warum versuchen wir zu Anfang mal nicht, uns geistig damit auseinanderzusetzen. Sagen Sie sich immer wieder und immer wieder: "Ich werde nicht vor Angst sterben. Die Angst wird mich nicht krank machen."

DISKUSSION DES PROTOKOLLS

Der Dialog, der sich ergab, bevor über die Vorstellung von dem Zug gesprochen wurde, ist einigermaßen typisch für "verhaltenstherapeutische Gruppen". Man verwendet die Zeit nicht darauf, "Einsicht in unbewußte Vorgänge zu fördern" oder eine "Verdrängung aufzuheben". Obwohl Martin sich anscheinend der Ursache seiner gegenwärtigen Angst nicht bewußt war, und obwohl die Gruppe sich hauptsächlich damit beschäftigte, Ereignisse von grundlegender Bedeutung aufzusuchen, handelt es sich hierbei nicht um Vorgänge, die gleichbedeutend mit dem "Eintauchen in das Unbewußte" sind. Ein Mann mit mehr Artikulationsvermögen würde eventuell geradeheraus gesagt haben, daß er Angst hätte weil seine Freundin wahrscheinlich schwanger sein könnte. Eine direkte Frage, wie etwa "Gibt es etwas, was Sie im Augenblick belastet?", hätte möglicherweise zu derselben Information geführt, obwohl Martin auf die meisten direkten Fragen in der Regel mit "Ich weiß es nicht" geantwortet hat. Die Anwendung von einfachen Verfahren, die sich auf die Sinne und die Vorstellungen konzentrierten, erwies sich als erfolgreich, um etwas ausfindig zu machen, was ganz offensichtlich eine zentrale Ursache der Angst war. Man beachte, daß die Auswahl der Techniken, mit denen man die problematischen Bereiche anging, sich nicht auf "subjektive Launen" gründete, sondern auf die Tatsache, daß es wohlfundierte Daten für die Wirksamkeit des 'Modeling', der Verhaltenseinübung und der kognitiven Strukturierung (oder Modifizierung von Selbstverbalisierungen) gibt.

Klienten, die sich selbst beobachten können und über ein ausgeprägtes Artikulationsvermögen verfügen, haben wenig Schwierigkeiten bei der Darstellung ihrer Beschwerden und benötigen dazu nicht die Sondierungsversuche des Therapeuten. "Ich habe mich die ganze Woche über äußerst ängstlich gefühlt. Ich glaube, es hängt damit zusammen, daß meine Freundin den Verdacht hat, sie sei schwanger und daß ich anscheinend meine Angstgefühle mit gefürchteten Krankheiten in Verbindung bringe - das kommt vielleicht daher, daß ich einmal Kinderlähmung gehabt habe". Es gibt aber wenige, die sich so artikulieren können; in der Regel muß der Therapeut mit Hilfe eines gewissen Aufwands an Fragen versuchen, mehr zu erfahren. Indem der Kliniker gezielte Fragen hinsichtlich des Verhaltens, der affektiven und der sensorischen Reaktionen, der Vorstellungen, des kognitiven Input und der Konsequenzen im zwischenmenschlichen Bereich stellt, läßt er nichts außer acht, was ihm bei seinen therapeutischen Bemühungen von Nutzen sein könnte. Diejenigen, die nur schwach verbalisieren können, und solche, die zu Überintellektualisierungen neigen, geben dem Therapeuten gewöhnlich wichtige Anhaltspunkte, wenn sie gebeten werden, sich auf die Empfindungs- und Vorstellungs-Modalität zu konzentrieren.

Das Gespräch über die Vorstellung von dem Zug veranschaulicht, wie assoziative Vorstellungen dazu benutzt werden können, um potentielle Angstquellen ausfindig zu machen. Es ist denkbar, daß die charakteristischen Merkmale der Forderungen dieses Verfahrens zusammen mit der Bereitschaft, zustimmende Reaktionen zu zeigen, zu falschen Ergebnissen führen könnten. Diese Methode scheint sich aber für den Kliniker in der Praxis so häufig als erfolgreich zu erweisen, daß es ein Fehler wäre, sie beiseite zu legen. Sicher kann man den Wert der assoziativen Vorstellungen experimentell verifizieren. Es ist natürlich so, daß Kliniker, die nicht verhaltenstherapeutisch orientiert sind, oft Verfahren anwenden, die dem Verfahren der "assoziativen Vorstellungen" ähnlich sind; eine in technischer Hinsicht eklektische Orientierung würde aber von vornherein jedes Eintreten für die mystischen und esoterischen Theorien ausschließen, die diesen Methoden in den Händen anderer Praktiker zugrundeliegen.

Aus den vorhergehenden Bemerkungen sollte deutlich geworden sein, daß viele Verhaltenstherapeuten sich zwar mit jeder Modalität beschäftigen, die im BASIC ID enthalten ist, aber daß sie nicht die Klarheit und die Intensität erreichen, mit der jede Modalität in der multimodalen Therapie erfaßt wird. Der gewöhnliche Verhaltenstherapeut schenkt den Techniken hinsichtlich des Vorstellungsbereichs nicht so viel Aufmerksamkeit, wie wir es für nötig halten (auch wenn er die Desensibilisierung in der Vorstellung und Verfahren mit verdeckter Verstärkung anwendet), und er ist bei der Beschäftigung mit den sensorischen Reaktionen und dem kognitiven Material nicht so peinlich genau, wie wir es für notwendig erachten. Vielleicht besteht vor allen Dingen die Tendenz, zweckmäßige philosophische Werte und ihre Beziehung zum Selbstwertgefühl eines Menschen zu vernachlässigen.

Für den Fall, daß es immer noch nicht klar sein sollte, wie - vom Standpunkt der Problemerfassung aus - das multimodale oder BASIC ID-Konzept über die umfassenden diagnostischen Verfahren zur Verhaltenserfassung von Kanfer und Saslow (1969) hinausgehen, sollen die folgenden Punkte hervorgehoben werden. Ein multimodal orientierter Therapeut würde sich an die sieben Richtlinien zur Erfassung und Identifizierung von Problemen halten, die Kanfer und Saslow mit Recht als wesentlich für eine gründliche funktionale Analyse erachten, und würde darüber hinaus - wann immer es sich durchführen läßt - jede Reaktion mit Hilfe des Rasters der sieben Modalitäten überprüfen. So würde er bei der Betrachtung von übersteigertem Verhalten und Verhaltensdefiziten oder bei der Überprüfung des Verhaltenspotentials eine sorgfältige Bestandsaufnahme machen: von den sichtbaren Verhaltensweisen, den Gefühlsreaktionen, den sensorischen Reaktionen, den (positiven und negativen) Vorstellungen, den kognitiven Komponenten, den interpersonalen Aktiva und Passiva sowie - wann immer es ihm wichtig erscheint - den organischen oder biochemischen Faktoren. Es muß auch betont werden, daß diese sieben Modalitäten nicht zufällig ausgewählt worden sind und auch keine Schöpfung *sui generis* darstellen. Sie repräsentieren getrennte, aber miteinander in Interaktion stehende Bereiche, die seit über 100 Jahren zu den wichtigsten Themen der Allgemeinen Psychologie zählen.

VERSCHIEDENE MÖGLICHKEITEN DER DURCHFÜHRUNG MULTIMODALER GRUPPENSITZUNGEN

Meine ersten multimodalen Gruppensitzungen neigten dazu, etwas rigide und stilisiert zu sein (Lazarus, 1975). Man verbrachte beträchtliche Zeit damit, detaillierte "Modalitätenprofile" für jedes Gruppenmitglied zu erstellen, und mehrere Sitzungen tendierten dazu, sich an ein festes Schema zu halten. In der letzten Zeit wurden zwei Serien von multimodalen Gruppensitzungen durchgeführt, bei denen es erhebliche Unterschiede gegenüber früheren Sitzungen und auch untereinander gab. In einer Gruppensitzung wurde jedwede Diskussion mit den Gruppenmitgliedern vermieden, die sich auf die Grundlagen des BASIC ID-Modells bezog; hingegen wendeten die Kotherapeuten systematisch die relevanten Modalitäten auf jeden problematischen Bereich an, der sich zur Diskussion stellte. In der zweiten Gruppensitzung diskutierte man mit den Mitgliedern über das BASIC ID-Modell; sie wurden gebeten, eine Aufstellung der Verhaltensweisen, Gefühle, Empfindungen, Vorstellungen und Gedanken zu machen, die sie

a) gern vermehren wollten, und die sie

b) gern vermindern wollten.

Das folgende ist eine recht typische Aufstellung, die von einem Klienten stammt:

Verhaltensweisen, die Sie gern vermehren möchten:

1. aktiv Gelegenheiten suchen, um vor der Öffentlichkeit zu sprechen;

2. mehr Zeit mit meinen Kindern verbringen und mehr Geduld mit ihren schwierigen und widerspenstigen Verhaltensweisen haben;

3. mehr Leibesübungen machen;

4. mich mit meinem Bruder besser verständigen, indem ich sehr persönliche Gedanken und Gefühle mit ihm austausche;

5. öfter Gitarre spielen.

Verhaltensweisen, die Sie gerne vermindern möchten:

1. weniger aggressiv sein, speziell wenn ich mit meiner Frau nicht einer Meinung bin;

2. weniger kritisch sein und nicht immer gleich anderer Leute Gedanken herabsetzen wollen;

3. damit aufhören, andere Leute zu meiden, nur weil sie mir nicht gefallen;

4. zu viel zu essen, besonders dann, wenn ich ausgehe;

Gefühle, die Sie gern vermehren möchten:

1. Gefühle der Selbstachtung und des Selbstvertrauens;

2. ein Gefühl der inneren Ruhe;

3. Gefühle, mit denen man Spaß am Leben und Lachen hervorrufen kann.

Gefühle, die Sie gern vermindern möchten:

1. Schuldgefühle, speziell solche, die sich darauf beziehen, daß ich manchmal selbstsüchtig bin;

2. Gefühle der Angst, wenn ich in der Öffentlichkeit sprechen muß;

3. Spannungsgefühle, die ich habe, wenn ich mit unbekannten Leuten zusammentreffe;

4. Gefühle der Angst, die sich auf Ärzte und Krankenhäuser beziehen.

Empfindungen, die Sie gern vermehren möchten:

Ich möchte in der Lage sein, mehr mit meinen Sinnen zu genießen - Kunst und was ich sehe, Musik und was ich höre, was ich schmecke, rieche und berühre.

Empfindungen, die Sie gern vermindern möchten:

1. gelegentliche Schwindelgefühle und das Gefühl, daß meine Gedanken manchmal durcheinander sind;

2. ein flaues Gefühl im Magen;

3. ein unangenehmes prickelndes Gefühl in meinen Füßen, wenn ich mich angespannt fühle.

Vorstellungen, die Sie gern vermehren möchten:

1. meine Frau und ich haben mehr körperlichen Kontakt;

2. Vorstellungen, bei denen es darum geht, daß ich mich um meine eigenen Geschäfte kümmere;

Vorstellungen, die Sie gern vermindern möchten:

1. Vorstellungen, in denen mein Vater betrunken ist;

2. der Anblick des Körpers meines Freundes, nachdem er ertrunken ist;

Gedanken, die Sie gern vermehren möchten:

1. ich bin jemand, der Fähigkeiten besitzt;

2. ich bin warm und liebevoll;

Gedanken, die Sie gern vermindern möchten:

1. ich bin unfähig;

2. ich bin minderwertig;

Der hier dargestellte Ansatz ähnelt dem Ansatz in der Psychiatrie, bei dem besonderer Wert auf "problemorientierte Aufzeichnungen" gelegt wird (Beispiele hierfür geben Hayes-Roth, Longabaugh und Ryback, 1972). Wenn man jeden Überschuß oder jedes Defizit an Gedanken, Gefühlen, Empfindungen usw. untersucht, wird deutlich, daß mehrere spezifische, aufgabenorientierte und zielgerichtete Verfahren zur Beseitigung jedes speziellen Problems entwickelt werden können. Die Auswahl der Techniken erfolgt wiederum weder nach Zufall oder nach subjektiven Erwägungen, sondern unter Berücksichtigung der Idiosynkrasien des Klienten und der objektiven Daten in der Literatur.

Die Klienten bringen ihre Modalitätsprofile ständig auf den neuesten Stand, indem sie neue Items hinzufügen, die ihnen bewußt werden; oft kann es so sein, daß Gruppenmitglieder oder der Gruppenleiter infolge von Gruppenprozessen neue Items vorschlagen.

Nebenbei soll erwähnt werden, daß bei 37 von 40 Klienten, die an 25 oder mehr Sitzungen mit multimodaler Gruppentherapie teilgenommen hatten, auffallende therapeutische Erfolge erzielt werden konnten. Dabei handelte es sich nicht nur um eine "symptomatische Erleichterung" (so konnten beispielsweise Agoraphobiker alleine reisen, impotente Männer hatten keine Potenzstörungen mehr, depressive Personen machten optimistische Äußerungen und schienen offenbar das Leben zu genießen, Personen mit Zwangshandlungen hatten ihre ritualisierten Verhaltensweisen unter Kontrolle); diese ehemaligen Gruppenmitglieder schienen sich darüber hinaus einen Umgang mit anderen Menschen zu eigen gemacht zu haben, der die zwischenmenschlichen Beziehungen förderte, sie schienen gelernt zu haben, das Leben nicht mit perfektionistischen Maßstäben zu betrachten, und sie schienen einen modus vivendi erreicht zu haben, der sie der - wie bestimmte "existenzialistische" Schriftsteller sagen würden - "Selbstverwirklichung" näher brachte.

Literatur:

Franks, C. M., & Wilson, G. T. Annual review of behavior therapy: Theory and practice. Vol. 2. New York: Brunner/Mazel, 1974.

Hayes-Roth, F., Longabaugh, R., & Ryback, R. The problem-oriented medical record and psychiatry. British Journal of Psychiatry, 1972, 27 - 34.

Kanfer, F. H., & Saslow, G. Behavioral diagnosis. In C. M. Franks (Ed.) Behavior therapy: Appraisal and status, pp. 417 - 444, New York: McGraw-Hill, 1969.

Lazarus, A. A. Group therapy of phobic disorders by systematic desensitization. Journal of Abnormal and Social Psychology, 1968, 63, 505 - 510.

Lazarus, A. A. Behavior therapy in groups. In G. M. Gazda (Ed.), Basic approaches to group psychotherapy and group counseling, pp. 149 - 175. Springfield, Ill. : Charles C. Thomas, 1968.
Lazarus, A. A. Behavior therapy and beyond. New York: McGraw-Hill, 1971.
Lazarus, A. A. Multimodal behavior therapy: Treating the "BASIC ID." Journal of Nervous and Mental Disease, 1973, 156, 404 - 411.
Lazarus, A. A. Multimodal therapy: BASIC ID. Psychology Today, 1974, 7, 59 - 63.
Lazarus, A. A. Understanding and modifying aggression in behavioral groups. In A. Jacobs and W. Spradlin (Eds.), The group as agent of change, pp. 87 - 99. New York: Behavioral Publications, 1974 (a).
Lazarus, A. A. Wanted: A multimodal theory of personality. Fields within Fields, 1974, 13, 67 - 72. (b)
Lazarus, A. A. Multimodal behavior therapy in groups. In G.M. Gazda (Ed.) Basic approaches to group psychotherapy and group counseling (2nd edition), pp. 150 - 174. Springfield, Ill: Charles C. Thomas, 1975.

Kapitel 13:

MULTIMODALE THERAPIE BEI SPASTISCHER KOLITIS UND LÄHMENDER ANGST: EINE FALLSTUDIE

Dan W. Briddell und Sandra R. Leiblum[+]

Kliniker suchen oft - aus Gründen der praktischen als auch der begrifflichen Ökonomie - vereinfachte Lösungen für sehr komplexe Probleme. Es ist deshalb verständlich, warum viele Therapeuten es vorziehen, einen bestimmten Aspekt (eine bestimmte Modalität) psychologischen Funktionierens hervorzuheben und ihn als die einzige Grundlage für die Probleme anzusehen, die sie bei den Klienten vorfanden. Die eher traditionellen Therapeuten dürften ihre Aufmerksamkeit beispielsweise ausschließlich der Einsicht (der kognitiven Modalität) widmen, wohingegen andere Kliniker die Bedeutung warmer, offener und einer Atmosphäre der Unterstützung betonender familiärer bzw. sozialer Beziehungen (interpersonale Modalität) unterstreichen. Im Gegensatz dazu stützt sich der Verhaltenstherapeut vor allen Dingen auf den beobachtbaren Prozeß - auf die Verhaltensmodalität. Es ist aber oft nachgewiesen worden, daß Bedingungen, die in den meisten therapeutischen Systemen als notwendig und hinreichend für dauerhafte therapeutische Veränderungen betrachtet werden, tatsächlich nicht notwendig sind oder nicht ausreichen (Jurjevich, 1973; Lazarus, 1969).

Der vorliegende Bericht gibt ein Beispiel für die erfolgreiche Anwendung des multimodalen Systems auf einen komplexen klinischen Fall, den vorhergehende Therapeuten für unbehandelbar hielten.

[+] Anmerkung:
Dan W. Briddell hat bei der therapeutischen Behandlung dieses Falles die Leitung übernommen. Sandra R. Leiblum übernahm während der Therapie eine kontinuierlich beratende Funktion.

FALLDARSTELLUNG

Herr M., ein 27jähriger Einkäufer für eine große Firma, die elektronische Teile herstellte, war kurz zuvor von seiner Frau geschieden worden. Er wurde uns von seinem Hausarzt wegen verschiedener somatischer Beschwerden überwiesen, bei denen kein (körperlicher) Krankheitsprozeß festgestellt worden war. Trotz der voneinander unabhängigen Bemühungen mehrerer Ärzte und Spezialisten konnten keine Behandlungserfolge erzielt werden. Zuerst hatte der Klient 1969 unter immer wiederkehrenden Infektionen der Blase und unter Prostatis gelitten, die auf medizinische Behandlung wenig ansprachen. Diese Komplikationen wurden von gelegentlich (alle zwei bis drei Monate) auftretenden inneren Blutungen (im gastro-intestinalen Bereich) abgelöst. Nachdem die inneren Blutungen abgeklungen waren, folgte eine chronische spastische Kolitis, welche in diesem Fall das aktuelle Problem darstellte. Herr M. hatte oft starke Beschwerden: Er litt unter abdominalen und rektalen Krämpfen vor und empfand brennende Schmerzen nach der Ausscheidung. Diese Schmerzen bei der Defäkation als auch der fast ausschließlich aus Schleim bestehende Stuhlgang belasteten den Klienten mehr als die unbequeme Tatsache, daß er am Tag acht- bis zehnmal eine Toilette aufsuchen mußte. Herr M. berichtete auch, daß er in den letzten vier Jahren unter chronischer Angst gelitten hatte und daß es bei ihm im Laufe des letzten Jahres während der Arbeitszeit zu mehreren schweren Angstanfällen gekommen war (mit Muskeltremor, innerem Zittern, übermäßigem Rauchen und Panikgefühlen). Der Klient glaubte, daß seine starke Angst und Angespanntheit sowie die daraus resultierende Beeinträchtigung seiner Funktionen zu dem Bruch seiner Ehe beigetragen hätten und gegenwärtig seine Stellung bedrohten, da er in der letzten Zeit gezwungen gewesen war, verschiedene "Urlaubstage" zu nehmen, um seine "Probleme zu bereinigen".

Herr M. berichtete weiter, daß er sich Frauenkleider angezogen hätte. Kurz nach der Heirat hatte er angefangen, sich während des Vorspiels zum Sexualakt Frauenkleider (die Unterwäsche und das Nachthemd seiner Frau) anzuziehen. Er gab an, daß seine Frau mit Vergnügen reagiert hätte und ihn tatsächlich - aus Neugier darüber, wie er aussehen würde - dazu ermutigt hätte, ihre Kleider anzuprobieren. Wenn er sich während des Vorspiels Frauenkleider angezogen hatte, folgte fast immer ein befriedigender Sexualakt, was uns zu der Vermutung veranlaßte, daß seine erotischen Gefühle und seine nachfolgenden Orgasmen -

zusätzlich zu den verbalen Ermunterungen seiner Frau - dazu dienten, dieses Verhalten zu verstärken. Er gab an, daß er sich nach dem Geschlechtsverkehr befriedigt und entspannt gefühlt hätte (wobei er immer noch die Kleider seiner Frau trug); das Tragen dieser Kleider wurde also durch die angenehmen Empfindungen der postorgasmischen Entspannung bekräftigt. Er fing schließlich an, sich unabhängig von geschlechtlichen Begegnungen mit seiner Frau Frauenkleider anzuziehen; wie er feststellte, half ihm das, sich zu entspannen. Seine Frau begann allmählich, die Angemessenheit seines Verhaltens in Frage zu stellen, besonders da er sich immer häufiger Frauenkleider anzog, was sich oft nicht mit "ihren" (gemeinsamen) Plänen vertrug, ausgehen zu wollen. Herr M. meinte, daß seine Ehe nicht auf Grund der Tatsache in die Brüche gegangen wäre, weil er sich Frauenkleider anzog, gab aber zu, daß dieses Verhalten möglicherweise Auswirkungen auf bereits bestehende Probleme gehabt hätte. Es machte ihm Spaß, sich Frauenkleider anzuziehen (dieses Verhalten hatte sowohl sexuell befriedigende als auch Angst reduzierende Komponenten), aber er betrachtete dieses Verhalten insofern als ein Problem, als er nachher Schuldgefühle empfand, Angst vor Entdeckung hatte und sich nicht sicher war, welche Bedeutung sein Verhalten in zukünftigen Beziehungen mit Frauen haben könnte.

VERHALTENSERFASSUNG

Eine eingehende multimodale Verhaltenserfassung (siehe Zusammenfassung in Tabelle 1) deckte die komplexen und miteinander in Wechselbeziehung stehenden Probleme des Klienten auf. So rief er bei sich oft entspannende Phantasien hervor, in denen er als Frau verkleidet war (Vorstellungsmodalität), um innere Unruhe und Krämpfe im Bereich des Darms zu bekämpfen (Empfindungsmodalität), die sich daraus ergaben, daß er unfähig war, sich in angemessener Weise gegen einen überaus fordernden Vorgesetzten zu behaupten (Verhaltensmodalität). In der Tabelle 1 sind auch die therapeutischen Maßnahmen zusammengefaßt, die im Laufe der Zeit bei jedem identifizierten Teilproblem innerhalb der verschiedenen Modalitäten angewendet wurden.

Die drei Hauptprobleme (wie sie der Klient anfänglich zeigte) wurden operational definiert und im Laufe der Therapie kontinuierlich im Auge behalten, um die Auswirkungen der gezielten Interventionen innerhalb jeder einzelnen Modalität auf das klinische Gesamtbild abschätzen zu können. Dabei wurden folgende Eingrenzungen vorgenommen:

1. Angst im Zusammenhang mit der beruflichen Tätigkeit;
Merkmale:

a) raucht mehr als zwei Packungen Zigaretten am Tag;

b) ist dazu gezwungen, seinen Schreibtisch oder sein Büro zu verlassen, um mit seiner "Angst fertig zu werden";

c) leidet unter subjektiven Panikgefühlen.

Wenn sich von diesen drei Komponenten während eines Arbeitstages zumindest zwei - egal welche - bemerkbar machten, wurde dies als ein "Tag mit Angst" registriert.

2. Kolitis - wenn innerhalb von 24 Stunden viermal oder öfter Stuhl gelassen werden mußte bzw. jedes Ablassen von Stuhl, das von Schmerzen oder intensiven unangenehmen Empfindungen begleitet wurde.

3. Fetischistisches Tragen von Frauenkleidern - wenn er sich irgendwelche Frauenkleider anzog.

Die gleichzeitige Rückmeldung mehrerer Problembereich (multiple Grundkurvenmessung) sollte nicht ein experimentelles Vorgehen darstellen, um die "aktiven Bestandteile" der einzelnen voneinander unabhängigen therapeutischen Interventionen isolieren zu können; die Absicht dieses Vorgehens bestand vielmehr darin, die einzelnen Veränderungen in den klinisch relevanten Verhaltensweisen quantitativ zu erfassen, d. h. Veränderungen, die auf die verschiedenen gleichzeitig durchgeführten Maßnahmen zurückzuführen waren, die eine "multimodale Verhaltenstherapie" charakterisieren.

BEHANDLUNG

Obwohl die Tabelle 1 eine Zusammenfassung der Erfassungs- und Behandlungsmethoden wiedergibt, sollen ausgewählte Phasen der Therapie mit Beispielen gezielter Interventionen herausgegriffen und weiter unten beschrieben werden, um die Anwendung des multimodalen Systems bei der Behandlung von Herrn M. zu veranschaulichen.

Tabelle 1: Modalitäts- Profil

Modalität	Problem	Behandlung
Verhalten	Mangel an Selbstbehauptung	Desensibilisierung, Verhalteneinübung, Hausaufgaben zur Übung der Selbstbehauptung in vivo
	Anziehen von Frauenkleidern	Selbstüberwachung, Wegwerfen von Frauenkleidern, Entspannungstraining
	Übermäßiges Rauchen	Selbstüberwachung, Erledigung von inkompatiblen Aufgaben (Material auf seinem Schreibtisch im Büro ordnen), Vorstellungen friedlicher Szenen
Gefühle	Angst- und Panikanfälle	Entspannungstraining, Konzentrationsaufgaben (Durchführung leichter Routineaufgaben, die mit Angst unvereinbar sind), Vorstellungen, in denen die Angst bewältigt wird
	Leichte Depressionen	Zeitlich festgelegte Aktivitäten, die belohnend sind, Beruhigung
	Chronische Angst vor Ablehnung	rational-emotionales Denken, Implosion
Empfindungen	Kopfschmerzen	Entspannung des Frontalismuskels
	Starke innere Unruhe, Schmerzhafte intestinale Krämpfe, rektales Brennen, Herzklopfen	Autogenes Training, hypnotische Entspannung, bei der Empfindungslosigkeit des Dickdarms und des Unterleibs suggeriert wird
Vorstellungen	Wird vom Chef beschimpft	Gegenvorstellungen, in denen sich der Chef in einer lächerlichen oder verwundbaren Situation befindet
	Ist innerlich verfault	Hypnotische Gegensuggestionen
	Seine Mutter entdeckt die Frauenkleider	Frauenkleider wegwerfen

	Hat Phantasien, in denen er sich als Frau verkleidet	'Fading' der Kleider bei Rückkonditionierung an Frauenkörper
Kognitionen	Irrationale Selbstverbalisierungen: "Ich bin physisch krank" "Ich bin sexuell unangepaßt" "Ich bin ein unfähiger Angestellter" "Meine Situation ist hoffnungslos" "Mein Chef hat immer Recht"	korrigierende Selbstinstruktionen, rationale Auseinandersetzungen (RET)
Zwischenmenschliche Beziehungen	Gibt seinem Chef fast immer recht	Selbstbehauptungstraining
	Hat wenig Kontakt mit Arbeitskollegen	Rollenspiel (trifft andere)
	Wird übermäßig von der Mutter beherrscht	Klient bekommt sekundären Lerngewinn erklärt; Training konfrontierenden Verhaltens
	Hat wenig Kontakt, trifft sich selten mit weiblichen Personen	Desensibilisierung, systematische Ermutigung und Exploration der Möglichkeiten zu Begegnungen in sozialer und sexueller Hinsicht
Physiologie	Kolitis, beklagt sich über körperliche "Begleitstörungen"	Ergebnisse früherer medizinischer Untersuchungen werden rekapituliert, keine pathologische Organveränderungen, keine medizinische Behandlung angezeigt, bekommt Beziehungen zwischen somatischen Komplikationen und "emotionalen Zuständen" erklärt, Bibliotherapie

Man beschloß, die therapeutischen Bemühungen zu Anfang auf die Beseitigung der mit der beruflichen Tätigkeit zusammenhängenden Angstanfälle zu richten, da Herr M. Gefahr lief, in allernächster Zeit seine Stellung zu verlieren. Die Beseitigung der Angst wurde auch als eine notwendige Bedingung für die erfolgreiche Behandlung der Kolitis aufgefaßt.

Die Erfassung der kognitiven Modalität ließ erkennen, daß die unangepaßten Einsichten von Herrn M. (bezüglich seines Chefs und seiner beruflichen Situation) sich grundsätzlich auf die Angstanfälle während der Arbeitszeit bezogen und vielleicht weniger direkt auf die spastische Kolitis. M. s Bürovorsteher war dafür berüchtigt, daß er unmäßige Forderungen an seine Untergebenen stellte; auf Herrn M. hatte er es - da der Klient noch relativ jung war - besonders abgesehen. Unglücklicherweise neigte der Klient dazu, sich selbst für wertlos und unfähig zu halten, wenn er nicht in der Lage war, den Anforderungen zu entsprechen, egal wie zügellos und unmäßig diese auch waren. "Ich muß eine wirkliche Niete sein, wenn ich die Bestandsaufnahme vom Fabrikinventar nicht bis zum Mittagessen abschließen kann". Man sprach mit dem Klienten eingehend über die Beziehungen zwischen der kognitiven Modalität und dem Angstgefühl (affektive Modalität). Er wurde mit dem rational-emotionalen Therapiemodell von ELLIS (1962) gründlich vertraut gemacht und dazu ermutigt, auf die Situationen zu achten, in denen er sich ängstlich fühlte - die Kognitionen und Feststellungen über sich selbst zu analysieren und irrationale Gedanken durch angepaßtere Denkweisen zu ersetzen.

Dieser anfängliche Versuch erwies sich als unwirksam. Herr M. gab an, daß er sich von Angst- und Panikgefühlen vollkommen überwältigt fühlte, noch ehe er mit den korrigierenden rationalen Selbstinstruktionen beginnen konnte. Als er über sein V e r h a l t e n bei den Angstanfällen befragt wurde, berichtete er, daß er dann im allgemeinen seinen Schreibtisch verlassen würde, in seinem Büro hin- und herginge und versuchen würde, sich von seinen quälenden Gefühlen dadurch abzulenken, daß er in zwanghafter Weise mit verschiedenen Elektronikteilen herumspielte und immer wieder Laufzettel für die Angestellten durchlesen würde. Man beschloß, sich intensiver um eine kognitive Umstrukturierung mit einem mehr " therapeutischen" Ritual zu bemühen. Herr M. erhielt die Instruktion, sich eine "Ausrüstung" anzufertigen, um sich die "ABCs" rational-emotiven Denkens einzuschärfen. Er wurde aufgefordert, ein Plakat mit dem Buchstaben "A" zu malen und es an eine Wand seines Büros zu hängen; ein zweites Plakat ("B") und ein drittes("C") wurden ebenfalls an den anderen Wänden des Büros angebracht. Das Plakat mit dem Buchstaben "A" sollte alle a n t e z e d e n t e n E r e i g n i s s e repräsentieren, die bei ihm zu Angstreaktionen führten (z. B. Telefonanrufe, Anweisungen von Vorgesetzten usw.). Das Plakat mit dem Buchstaben "C" symbolisierte die Gefühle, die sich ("C" für das englische "consequent feelings") aus den die Angst provozierenden Ereignissen ergaben (z. B. Gefühle der Wertlosigkeit, Depressionen usw.). Das vermittelnde System von Überzeugungen mit seinen begleitenden irrationalen Kognitionen (z. B. "Ich sollte in der Lage sein, diese Arbeit zu beenden", "Mein Chef hat das Recht, das von mir zu erwarten" etc.) wurde durch das Plakat mit dem Buchstaben "B" ("B" für das englische "belief system") repräsentiert.

In der vierten Woche der therapeutischen Behandlung erhielt Herr M. die Instruktion, jeden Arbeitstag damit zu beginnen, daß er 100 Papierkügelchen (aus Papier und Speichel) herstellte und sie strategisch günstig in der mittleren Schublade seines Schreibtischs verteilte. Wenn irgendetwas sich ereignete, was vordem mit Angst- und Panikgefühlen verknüpft war, sollte Herr M. die Tür zu seinem Büro schließen, hinter seinen Schreibtisch in Stellung gehen und dann das Plakat mit dem Buchstaben "A" mit mindestens zwei oder drei Papierkügelchen bombardieren; daraufhin sollte er in Form eines inneren Monologs eine Beschreibung des Ereignisses geben, das sich zugetragen hatte (und das ihn früher in Angst und Panik versetzt hatte), etwa: "Mein Chef hat mich eben mit der folgenden Feststellung lächerlich gemacht." Nachdem er das Plakat mit dem Buchstaben "C" mit Papierkügelchen beworfen hatte, sollte der Klient seine affektiven Reaktionen auf das Ereignis bestimmen und wie zuvor beschreiben. Wenn auch das Plakat mit dem Buchstaben "B" bombardiert worden war, sollte die irrationale Kognition identifiziert und durch eine rationalere Feststellung oder einen rationaleren Gedanken über sich selbst ersetzt werden, die oder den er sich lautlos mindestens dreimal hersagen sollte. Für den Fall, daß sich zu irgendeinem Zeitpunkt in dieser Abfolge Panikgefühle einstellen sollten, erhielt Herr M. die Anweisung, die Treffgenauigkeit des Bombardements mit den Papierkügelchen mit zehn Übungswürfen zu erhöhen (ein ablenkendes und mit Angst unvereinbares Verhalten) und sich wieder an die zeitlich festgesetzte Reihenfolge der kognitiven Umstrukturierung zu halten, wenn er etwas entspannter war.

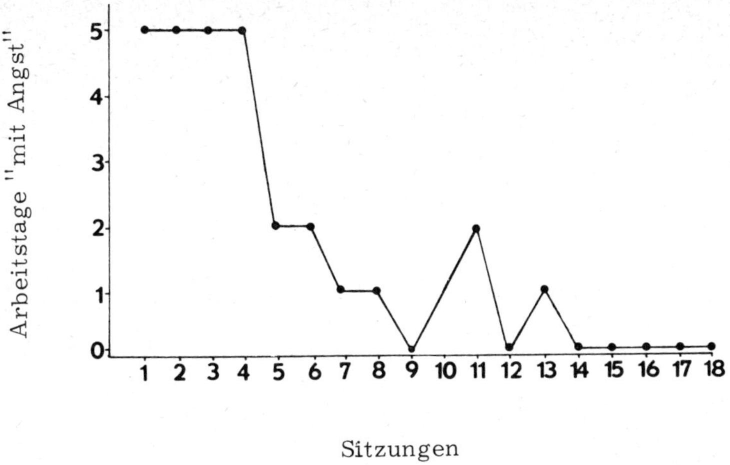

Abb. 1: Anzahl der Arbeitstage pro Woche, die der Klient als Arbeitstage "mit Angst" einstufte

Was die Anzahl der Tage "mit Angst" pro Woche anging, so ließ sich eine ganz erhebliche Verringerung beobachten (Abb. 1). Das ABC-Ritual wirkte vermutlich dadurch, daß der Klient seine Aufmerksamkeit aktiv auf die verschiedenen Komponenten seiner kognitiven und affektiven Funktionen richten mußte. Dieses Verfahren half dem Klienten beim Abbau seiner hochgradigen Angstzustände, die früher auf andere Formen der Selbstkontrolle und kognitiver Umstrukturierung eine destruktive Wirkung ausgeübt hatten. Nach zwei Wochen war er in der Lage, auf seine irrationalen Kognitionen selbst zu achten und die notwendigen korrigierenden Selbstinstruktionen ohne die Zuhilfenahme von Plakaten und Papierkügelchen vorzunehmen.

Die Erfassung der Verhaltensmodalität und der interpersonalen Modalität führte zu der Erkenntnis, daß es Herrn M. an der Fähigkeit mangelte, sich selbst zu behaupten. Wie zu erwarten, war er nicht in der Lage, unmäßige Forderungen abzulehnen. Sogar nach drei Sitzungen mit Verhaltenseinübung und zwei Sitzungen mit Entspannungstraining und Desensibilisierung war er immer noch nicht fähig, "Hausaufgaben" auszuführen, bei denen er sich in vivo durchsetzen sollte (ein Treffen mit seinem Chef). Eine erneute Untersuchung der Faktoren, die dazu geführt hatten, daß Herr M. seine Selbstbehauptungsaufgaben nicht ausführen konnte, ergab, daß sich vor und während dieses Versagens bei ihm die Vorstellung übermäßig stark ins Bewußtsein gedrängt hätte, wie sein Chef ihn beschimpfte und ihm befahl, in die Lohnabteilung zu gehen und sich eine Abfindung abzuholen. Wir "verschrieben" ihm eine Gegenvorstellung, in der sein Chef "Befehle" austeilte, während er auf dem Sitz der Bürotoilette festsaß; diese Vorstellung half Herrn M. weiter. Wenn er - wie aus seinen Äußerungen hervorging - diese Vorstellung, in der sein Chef lächerlich gemacht wurde, bei seinen Versuchen, selbstsicher aufzutreten, im "Hinterkopf" behielt, ließ ihn das seinen Vorgesetzten weniger furchterregend erscheinen und verhalf ihm dazu, die (ursprüngliche) quälende Vorstellung zu beseitigen. In der achten Woche hatte der Klient weniger Mühe, die im Schwierigkeitsgrad abgestuften "Hausaufgaben" durchzuführen, mit denen sein Durchsetzungsvermögen trainiert werden sollte. In der zwölften Sitzung berichtete er, daß sein Chef weniger unmäßige Forderungen an ihn zu stellen schien und Herrn M. jetzt um seine "informierte Meinung" bitten würde.

In der achten Sitzung gab der Klient an, daß er sich im allgemeinen weniger ängstlich fühlen würde, und er bemerkte, daß die Kolitis an Intensität abgenommen hatte (keine starken Schmerzen mehr hervorrief), aber immer noch eine tägliche Unbequemlichkeit darstellte (er mußte acht- bis zehnmal am Tag Stuhlgang lassen). Man beschloß nun, die Behandlung auf die somatischen Aspekte der Angstkontrolle zu konzentrieren sowie damit fortzufahren, dem Klienten die Bewältigung von streßerzeugenden Ereignissen zu erleichtern. Zu Beginn der Sitzung erwähnte Herr M., daß er vor kurzem einen Bericht im Fernsehen gesehen hätte, in dem Hypnose bei der Behandlung eines "nervösen Problems" erfolgreich angewendet worden war. Herr M. erhielt eine rationale Grundlage für die "Macht der tiefen Entspannung und der Hypnose", um seiner verhohlenen Frage und seinen Erwartungsmustern hinsichtlich der Wirksamkeit von Hypnose zu begegnen. Es wurde betont, daß es vor allen Dingen darum ginge, Kontrolle über die körperlichen Empfindungen zu erlangen, die im Zusammenhang mit der Kolitis standen. Nachdem der Klient vorbereitet worden war (Hartland 1971), wurde ein formales Verfahren zur Versetzung in den hypnotischen

Zustand angewendet, wobei man sich der Technik der Augenfixierung bediente sowie mehrerer Induktions-Suggestionen, die der Klient selbst (im einleitenden Gespräch) als "besonders wirksam" bezeichnet hatte. Herr M. erhielt gezielte Suggestionen, die zusätzlich zielorientierte Vorstellungen (Spanos, 1971) von Empfindungslosigkeit im Bereich des Dickdarms und des Bauchs enthielten. Man sagte ihm dann, er solle sich die Empfindungen vorstellen, die er im Erlebniszusammenhang der Kolitis hatte; daraufhin solle er wiederum den Zustand der Schmerzlosigkeit und das Verschwinden der lästigen Empfindungen erleben. Er erhielt die Anweisung, sich auf den Unterschied zwischen den beiden Empfindungen zu konzentrieren und sich dessen bewußt zu sein, daß er es lernen könne, sogar im "wachen Zustand" die mit der Kolitis auftretenden Empfindungen "einzuschalten und abzuschalten" . Man suggerierte ihm, daß er bei weiterer Übung zunehmend Kontrolle über seine Körperreaktionen erlangen würde. Es wurde noch einmal besonders auf die Bedeutung der weiteren Verwendung der früher gelernten Methoden hingewiesen, mit denen er seine Angst bewältigen konnte. Am Schluß der Sitzung sagte der Therapeut: "Ich würde mich wundern, wenn sich die spastische Kolitis bis zur nächsten Sitzung nicht etwas gebessert hätte".

In der folgenden Sitzung berichtete Herr M., daß er die ganze Woche über frei von Symptomen gewesen sei; er mußte täglich nicht häufiger als dreimal Stuhlgang lassen und hatte dabei auch keine Schmerzen. Man setzte die Therapie fort, indem man mit dem Klienten Selbsthypnose und autogenes Training übte, und indem man andere Methoden entwickelte, mit denen der Klient Entspannung und die Beseitigung aversiver Empfindungen selbst handhaben und steuern konnte.

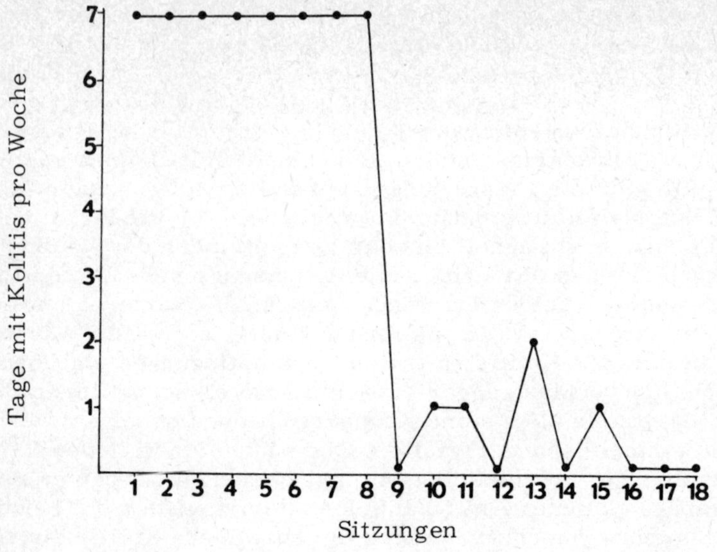

Abb. 2: Anzahl der Tage pro Woche, an denen der Klient unter Kolitis litt

Obwohl die Erzählungen von Herrn M., die die Episoden betrafen, in denen er Frauenkleider anzog, wohl die "sensationellsten" und "am meisten provozierenden" Probleme enthielten, die sich hier dem Therapeuten darboten, beabsichtigte man am Ende der Therapie nicht, dieses Verhalten zu modifizieren. Es war deutlich, daß dieses Verhalten Herrn M. erotische Befriedigung und Entspannung verschaffte, und der Klient war sich nicht sicher, ob "es ihn so stark beunruhigen würde, daß er davon loskommen wollte". Hätte der Therapeut darauf bestanden, daß die Behandlung darauf ausgerichtet werden müßte, dieses Verhalten zu beseitigen, so wäre dieses Vorgehen nicht angemessen gewesen und hätte ohne Zweifel dazu geführt, daß Herr M. die Therapie vorzeitig abgebrochen hätte. Nachdem aber in anderen Bereichen wesentliche Fortschritte erzielt worden waren und nachdem man mit Herrn M. ein Gespräch geführt hatte, das sich darauf bezog, welche zwischenmenschlichen Beziehungen er unterhielt und welche Ziele und Erwartungen er von zukünftigen Beziehungen und sexuellen Begegnungen hatte, fing der Klient spontan damit an, sein "problematisches" Verhalten neu einzuschätzen. Er sprach offen über seine Empfindungen, die er hatte, wenn er sich Frauenkleider anzog und gestand, daß dieses Verhalten nicht mehr notwendig wäre und nicht mehr länger als ein Mittel diene, um mit seiner generalisierten Angst fertig zu werden (die bis zu diesem Zeitpunkt bedeutend geringer geworden war). Herr M. zog darüber hinaus die realistische Schlußfolgerung, daß das Anziehen von Frauenkleidern eventuell seine gegenwärtigen und zukünftigen heterosexuellen Beziehungen komplizieren könnte. Zu Beginn wurde Herr M. einfach gebeten, schriftlich festzuhalten, wie häufig er sich Frauenkleider anzog. In einer darauffolgenden Sitzung gab er zu erkennen, daß er "sich komisch vorkäme", wenn er über dieses Verhalten Aufzeichnungen machen würde; weiter bemerkte er, daß diese "Hausaufgabe" die Phantasien störte, die sich einstellten, wenn er Frauenkleider anzog. In dieser Sitzung geschah es auch, daß der Klient ausdrücklich den Wunsch äußerte, damit aufzuhören, Frauenkleider anzuziehen. Herr M. wurde gebeten, zusätzlich zu den Aufzeichnungen, die er sich bereits machte (wenn er den Drang verspürte, sich Frauenkleider anzuziehen), aufzuschreiben, welche Kleidungsstücke genau er sich anziehen wollte. Er wurde auch aufgefordert, die Farbe und die Fabrikation zu notieren und im Detail aufzuführen, in welcher Reihenfolge er sich schmücken würde und in welchem Zusammenhang dieses Verhalten auftreten würde. Wie erwartet, erwies sich diese Form der Selbstüberwachung und Konzentration der Aufmerksamkeit als unvereinbar mit den erotische Gefühle hervorrufenden Vorstellungen und Phantasien, die sich einstellten, bevor und während er Frauenkleider anzog. Dieses Verhalten, das ursprünglich drei- bis viermal pro Woche aufgetreten war, wurde immer weniger problematisch und Herr M. unterhielt mit gestärktem Selbstvertrauen weiter heterosexuelle Beziehungen.

Am Ende der Behandlung (Sitzung 18) waren beim Klienten erhebliche Besserungen zu verzeichnen, da er nicht länger unter nahezu lähmender Angst litt, eine dramatische Verringerung seiner psychosomatischen Beschwerden erreicht hatte und keine Frauenkleider mehr anzog. Was noch wichtiger war, der Klient zeigte die Fähigkeit, seine

Besserungen beizubehalten, indem er von sich aus die verschiedenen Techniken zur Angstbewältigung einsetzte. In den letzten drei Sitzungen war mit ihm trainiert worden, Probleme vorauszusehen und eigene Strategien zur Lebensbewältigung und Selbstbehandlung zu entwerfen. Genauer gesagt lehrten wir Herrn M., das multimodale System bei seiner "Selbstanalyse" anzuwenden, und ermutigten ihn, kontinuierlich auf das Funktionieren innerhalb der sieben Modalitäten zu achten.

KATAMNESE

Sechs und zwölf Monate nach Beendigung der therapeutischen Behandlung riefen wir bei Herrn M. an. Er berichtete, daß sich seine Kolitis nach der Behandlung stabilisiert hätte und daß sie nur alle drei bis vier Wochen ein- oder zweimal zum Problem würde. Der Klient gab an, daß er sich unter anderem sehr viel entspannter fühlte; bei unserem zweiten Anruf nach zwölf Monaten erzählte er, daß er eine neue Stellung übernommen hatte und vor kurzem in die Position des Leiters der P e r s o n a l a b t e i l u n g aufgestiegen war. Er habe auch bei keiner Gelegenheit mehr Frauenkleider angezogen.

DISKUSSION

Die unter multimodalen Gesichtspunkten durchgeführte Verhaltenserfassung, Therapie und ununterbrochene Kontrolle der Ergebnisse erwiesen sich bei Herrn M. als besonders hilfreich, der - wie die meisten Klienten - eine große Anzahl verschiedener unangepaßter Verhaltensweisen zeigte. Ein Überblick über alle Modalitäten ließ erkennen, daß die Probleme miteinander verbunden waren und in einem Interaktionsverhältnis standen. So zeigte sich beispielsweise, daß die quälenden E m p f i n d u n g e n (Kopfschmerzen, Krämpfe in den Därmen und Herzklopfen) eine Funktion des Verhaltens in der k o g n i t i v e n und in der V o r s t e l l u n g s -Modalität waren und von seinen ihn einschüchternden visuellen Vorstellungen und seinen irrationalen Selbstanweisungen abhingen. Eine kontinuierliche und gründliche Überprüfung der psychischen Funktionen innerhalb der sieben Modalitäten ermöglichte es, daß die Behandlung an mehreren "Fronten" Fortschritte machte. Mit einem solchen Ansatz kann die Wahrscheinlichkeit von Rückfällen insofern verringert werden, als die Aufmerksamkeit des Therapeuten auf zahlreiche Bereiche der psychischen Funktionen gerichtet ist, die, wenn in ihnen keine Behandlung erfolgt, letzten Endes zu neuen Problemen beitragen könnten. Das multimodale System läßt den Kliniker verstärkt auf solche Bereiche aufmerksam werden, in denen es potentiell zu Schwierigkeiten kommen kann, und es fördert Behandlungsansätze, die sich durch Kreativität und Flexibilität auszeichnen. Im vorliegenden Fall wurden zahlreiche und verschiedene Strategien angewendet. Erweist sich ein bestimmtes therapeutisches Verfahren als wenig wirksam, oder werden allgemein nur langsame Fortschritte erzielt, ist es oft möglich, auf Grund einer erneuten Erforschung der anderen Modalitäten Bereiche aufzudecken, die bisher vernachlässigt wurden. Die sich daraus ergebende Umorientierung bei den therapeutischen Bemühungen wird in der Regel weitere Fortschritte erbringen. Schließlich ist es mit Hilfe der Analyse und der Bearbeitung der verschiedenen Modalitäten nicht nur möglich, die zahlreichen Mängel genau darzustellen, sondern man ist auch in der Lage, die Stärken des einzelnen Klienten zu identifizieren, die bei der Behandlung wirksam eingesetzt werden können.

Literatur:

Ellis, A. Reason and emotion in psychotherapy. New York: Lyle Stuart, 1962.

Hartland, J. Medical and dental hypnosis: And its clinical applications. Baltimore: Williams and Wilkins, 2nd Edition, 1971.

Jurjevich, R.R. Direct psychotherapy. Coral Gables, Fla.: University of Miamy Press, 1973.

Lazarus, A.A. Relationship therapy: Often necessary but usually insufficient. The Counseling Psychologist, 1969, 1, 25 - 27.

Lazarus, A.A. Multimodal behavior therapy: Treating the "BASIC ID." The Journal of Nervous and Mental Disease, 1973, 156, 404 - 411.

Spanos, N.P. Goal-directed phantasy and the performance of hypnotic test suggestions. Psychiatry, 1971, 34, 86 - 96.

Kapitel 14:

EIN MULTIMODALER ANSATZ BEI DER BEHANDLUNG VON FETTSUCHT

William L. Mulligan

HINTERGRUNDINFORMATIONEN

Die Klientin, die hier als Frau G. bezeichnet werden soll, war eine 43jährige alleinstehende Weiße, die in therapeutische Behandlung kam, weil sie abnehmen wollte. Vor der ersten Sitzung übersandten wir ihr einen Fragebogen zur biographischen Anamnese (siehe Anhang 1). Aus dem ausgefüllten Fragebogen ging hervor, daß sie niemals verheiratet gewesen war und mit ihren Eltern zusammenlebte. Sie hatte einen "masters degree" erreicht und arbeitete als Lehrerin an einer Grundschule. Frau G. war schon seit vielen Jahren übergewichtig, aber in den zwei Jahren vor der Therapie hatte sie noch bedeutend zugenommen. Zu dem Zeitpunkt, als sie in therapeutische Behandlung kam, wog sie etwa 95 Kilogramm bei einer Körpergröße von 1. 68. Obwohl ihr Gewicht sie seelisch belastete, hatte sie vorher noch keine fachkundige Hilfe gesucht. Einmal hatte sie etwa 10 Kilogramm abgenommen, nachdem sie an Treffen einer "Weight Watchers"-Vereinigung teilgenommen hatte.

Beide Eltern von Frau G. lebten noch. Ihr Vater war 65, ihre Mutter 63 Jahre alt. Sie hatten zwar beide ebenfalls beträchtliches Übergewicht, aber sie erfreuten sich bester Gesundheit und führten ein außergewöhnlich aktives Leben. Die Klientin beschrieb ihre Mutter als eine Frau mit sehr starkem Willen, die oft die Märtyrerrolle spielte und versuchte, Schuldgefühle bei ihr hervorzurufen. In Satzergänzungsaufgaben gab die Klientin folgende Antworten:

a) eine Sache, bei der ich mich schuldig fühle, ist ... "sind meine früheren Gefühle gegenüber meiner Mutter";

b) die Mutter war immer ... "böse und unsensibel";

c) was ich von meiner Mutter brauchte und was ich niemals von ihr erhielt war ... "Verständnis und ein offenes Ohr".

Die Beziehungen zwischen Frau G. und ihrer Mutter waren oft sehr gespannt. Diese Spannungen zeigten sich am deutlichsten, als Frau G. noch jünger war, weil sie damals nicht immer die passive und nachgiebige Tochter war. Obwohl Frau G. meinte, daß ihr Vater zugänglicher war und mehr Verständnis als ihre Mutter zeigte, hatte sie nicht das Gefühl, daß sie richtig verstanden wurde.

Die Frage "Vor welchen fünf Dingen fürchten Sie sich am meisten?" beantwortete sie wie folgt:

1. Abhängigkeit von anderen im Alter;
2. unzureichende Geldmittel im Alter;
3. eine Krankheit, die im Alter zu völliger Hilfsbedürftigkeit führt;
4. ihre Eltern werden in den letzten Jahren ihres Lebens chronisch krank;
5. wie ich auf den Tod meiner Eltern reagiere.

Als sie gefragt wurde, welche von einer großen Anzahl vorgegebener Probleme sie belasten würde, antwortete sie "Gefühle von Anspannung", "Konflikte", "Strapazen" und "Mangel an Zuversicht(in bestimmten Situationen)". Als wir ihr die Frage stellten, ob sie jemals die Kontrolle über sich verloren hätte, erwiderte sie: "Ich würde sagen, daß ich eine sehr kontrollierte Person bin. Ich habe aber in der letzten Zeit (in den letzten zwei Jahren) in emotionalen Situationen zu weinen angefangen, sogar in solchen Situationen, die einen wirklich nicht so sehr belasten". Als sie eine Selbstbeschreibung geben sollte, wählte sie folgende Adjektive aus "wertvoll","mitfühlend", "intelligent" und "rücksichtsvoll". Im allgemeinen schien die Klientin ängstlich zu sein und auch verborgene Depressionen zu haben, aber sie war in der Lage, ein ausreichendes Selbstwertgefühl aufrechtzuerhalten.

Frau G. schien auch eine fürsorgliche Person zu sein, die mit ihren eigenen Worten "tief mit anderen Menschen fühlte". Sie gab an, daß sie mehrere Freundinnen besaß, aber sie hatte keine männlichen Freunde und es war offensichtlich, daß sie sich davor fürchtete, von anderen abhängig zu werden. Bei einer anderen Satzergänzungsaufgabe schrieb sie: was ich von einem Mann brauche und was ich noch nie von einem Mann erhalten habe, ist ... "Liebe".

Die Fragebogendaten schienen im wesentlichen eine Frau zu beschreiben, die in vielen Bereichen ihres Lebens tüchtig war, bei der es aber auch wichtige Bereiche gab, die von Angst und Frustrationen belastet wurden. Sie selbst aber betrachtete die Tatsache, daß sie zuviel aß, als ihr einziges Problem und wollte von einem Verhaltenstherapeuten behandelt werden. Sie hoffte, daß die Therapie nicht länger als drei bis vier Sitzungen dauern würde. Sie leugnete, daß sie mit ihrem Leben in irgendeiner anderen Hinsicht unzufrieden war. Sie hatte viele Hobbies und betätigte sich aktiv in der Gemeinde. Sie sagte, daß sie leicht Freunde gewinne, die sie auch behalten würde. Bei keiner ihrer Reaktionen gab es deutlich auffallende Anzeichen für neurotische oder psychotische Prozesse. Andererseits gab es aber Faktoren, die zu einer weniger optimistischen Prognose beitrugen: sie war alleinstehend und lebte bei ihren Eltern; beide Eltern hatten beträchtliches Übergewicht; ihr Übergewicht stellt ein ernstes Problem dar, unter dem sie schon lange Zeit litt. Es gab Grund zu der Annahme, daß sie zusätzlich zu einer strikt verhaltenstherapeutischen Behandlung ihrer Fettsucht davon profitieren würde, wenn man sich mit der Exploration folgender Bereiche beschäftigen würde:

a) mit ihrer emotionalen Labilität;
b) mit ihrer Abhängigkeit von ihren Eltern;
c) mit ihren Gedanken und Gefühlen, die sich auf den unvermeidlichen Tod ihrer Eltern bezogen; und
d) mit ihrem sozialen Leben, insbesondere mit dem Mangel an dauerhaften Beziehungen zum männlichen Geschlecht.

BEHANDLUNG

Frau G. nahm an 40 Einselsitzungen teil, die einmal pro Woche stattfanden; anschließend besuchte sie noch 10 Gruppentherapiesitzungen.

In den ersten Sitzungen beschäftigte man sich damit, ihre Antworten auf den Anamnesefragebogen zu überprüfen und zu klären und eine funktionale Verhaltensanalyse durchzuführen. Dabei wurden die Daten ermittelt, die zur Formulierung des multimodalen Profils nötig waren, das in Tabelle 1 dargestellt ist. Dieses Profil erwies sich insofern als hilfreich, als es spezifische Problembereiche abgrenzte, die mit therapeutischen Mitteln bearbeitet werden konnten. Ich hatte nicht den Eindruck, daß in diesem Fall psychologische Tests nötig waren - weder für die Diagnose noch für die Therapie. Während der psychotherapeutischen Behandlung suchte Frau G. periodisch einen Arzt auf, der ihre körperliche Verfassung kontrollierte.

Tabelle 1: Multimodales Profil von Frau G.

Modalität	Problem
Verhalten	Übermäßiges Essen Situationsgebundene Passivität
Gefühle	Emotionale (tränenreiche)Episoden, subdepressiv Emotionale Einengung Gelegentlich Angst
Empfindungen	Körperliche Gespanntheit im Zusammenhang mit Angst
Vorstellungen	Hat eine negative Beziehung zum eigenen Körper
Kognitionen	Irrationale Selbstverbalisierungen a) "Ich bin verrückt" b) "Ich bin unattraktiv" c) "Es ist eine Schande, nicht verheiratet zu sein" d) "Ich bin zu alt, um mich zu ändern" Falsche Sexualaufklärung Puritanische Einstellung hinsichtlich Arbeit und Spiel
Zwischenmenschliche Beziehungen	Mangel an engen Freundschaften mit Personen der gleichen Altersgruppe, besonders mit Männern Spielt in ihrer Familie die Rolle eines Kindermädchens Passivität in Beziehungen zu anderen
Medikamente	Nicht erforderlich

Ich leitete mein Behandlungskonzept vom multimodalen Ansatz ab. In diesem Fall konzentrierte sich die Therapie zu Beginn auf die Verhaltensmodalität, weil dies für die Klientin am wenigsten bedrohlich war und weil in dieser Modalität ihre Eßgewohnheiten enthalten waren, die die Klientin als ihr Hauptproblem betrachtete.

VERHALTEN

In jeder Sitzung (einschließlich der ersten) wurde das Gewicht von Frau G. festgestellt. Vor dem ersten Treffen mit dem Therapeuten wog sie etwa 95 Kilogramm. Wie schon erwähnt, wurde eine funktionale Verhaltensanalyse durchgeführt, um die Umweltfaktoren zu bestimmen, die die Eßgewohnheiten beeinflußten. Im folgenden ist ein Teil der Ergebnisse aufgeführt, die man mit Hilfe dieser Verhaltensanalyse erzielte, sowie die entsprechenden Empfehlungen für die Behandlung, die sich aus diesen Ergebnissen herleiteten:

1. Sie hatte die Gewohnheit, abends zu Hause ein paar Cocktails zu trinken. Diese Getränke, so sagte sie, würden bei ihr einen Zustand der Entspannung hervorrufen, aber sie schienen auch wahre Freßorgien auszulösen, indem sie nämlich ihre Hemmungen abbauten und ihre Selbstkontrolle einschränkten. Deshalb wurde mit Frau G. systematisch tiefe muskuläre Entspannung trainiert (Empfindungsmodalität). Sie willigte auch ein, mit dem Trinken aufzuhören, da das Programm der "Weight Watchers"-Vereinigung jeglichen Alkohol verbot (siehe unten).

2. Es hatte den Anschein, als ob es an Wochenenden für sie schwieriger wäre, ihr Eßverhalten zu kontrollieren (z. B. wenn sie allein war und nicht durch ihre berufliche Tätigkeit abgelenkt wurde). Wir besprachen Möglichkeiten, wie sie sich konstruktiver und mit angenehmen Dingen beschäftigen könnte, wenn sie nicht arbeitete.

3. Man sagte Frau G. , daß sie ihre Eßgewohnheiten auf die Dauer - und nicht nur vorübergehend - werde ändern müssen. Sie erhielt die folgenden Empfehlungen:

   a) nur zu essen, wenn sie gerade am Küchentisch saß;
   b) sich kurz vor dem Essen alles aufzuschreiben, was sie zu sich nehmen wollte;
   c) nach jedem Bissen im Mund das Besteck auf den Tisch zu legen, und
   d) das Essen vor dem Schlucken 25 - 30 mal zu kauen.

Diese Maßnahmen zielten darauf ab, die Häufigkeit zu verringern, mit der sie Nahrungsmittel zu sich nahm, und das Eßverhalten von einer automatischen Gewohnheit zu einem bestimmten Verhaltensmuster werden zu lassen, über das Frau G. allmählich bewußte Kontrolle erlangen konnte.

4. Sie war damit einverstanden, an Treffen der "Weight Watchers"-Vereinigung teilzunehmen und sich an deren empfohlene Diät zu halten. Im Zusammenhang mit ihrer Diät schlossen wir den folgenden Vertrag ab: Sie würde mich anrufen - zu jeder Tages- und Nachtzeit - , wenn sie das Gefühl hatte, daß sie kurz davor war, von den Diätvorschriften abzukommen. Dieser Vertrag war eine Vereinbarung, die auf Vertrauen beruhte, und ich sagte ihr, ich würde es von ihr erwarten, daß sie ihr Versprechen einlösen würde. Während der therapeutischen Behandlung erinnerte ich sie mehrere Male an diesen Vertrag.

Nach 25 Einzelsitzungen wog Frau G. nunmehr etwa 59 Kilogramm; das bedeutete, daß sie etwa 36 Kilogramm abgenommen hatte. Sie war in dieser Anfangsphase der Therapie konsequent geblieben und hatte mit überraschender Gleichmäßigkeit an Gewicht verloren. Als sie bei etwa 59 Kilogramm angelangt war, richteten wir unsere Bemühungen darauf, das Gewicht in dem Bereich zwischen 59 und 61 Kilogramm zu halten. In den folgenden Monaten, vor Beendigung der Therapie, waren Schwankungen des Gewichts festzustellen. Gelegentlich kam Frau G. auf etwa 63 Kilogramm, aber die meiste Zeit gelang es ihr, das Gewicht unter 61 Kilogramm zu halten. Bei vielen Gelegenheiten, wenn sie mit kulinarischen Versuchungen konfrontiert wurde, zeigte sie bemerkenswerte Zurückhaltung. Immer, wenn sie von solchen Situationen sprach, wurde sie von mir reichlich gelobt. Die ganze Therapie über hielt ich mich mit Lob und Komplimenten nicht zurück, wenn sich im Verhalten von Frau G. positive Veränderungen nachweisen ließen. Darüber hinaus hatte der Gewichtsverlust verstärkende Wirkung, da andere anfingen, ihr Komplimente zu machen und sie wegen ihrer neuen Figur zu loben. Zwei Monate lang berichtete sie in jeder Sitzung über neue Beispiele von positiver Bekräftigung, die sie von anderen wegen ihres Gewichtsverlusts erhielt. Glücklicherweise freute Frau G. sich sehr über die sozialen Verstärkungen, die ihr von ihren Freunden und Arbeitskollegen zuteil wurden, im Gegensatz zu manchen Klienten, die Beachtung und Komplimente nicht mögen.

GEFÜHLE

In den ersten Sitzungen war Frau G. emotional angespannt und verhielt sich bei Gesprächen, die sich nicht direkt auf ihr Problem mit dem Essen bezogen, sehr ambivalent. Sie sagte, daß sie über die Menge der von ihr geforderten Informationen und den intimen Charakter der Fragen im Anamnesebogen schockiert gewesen sei, da sie eine verhaltenstherapeutische Behandlung erwartet hätte, die sich in einem sehr engen Rahmen halten würde. Dennoch hatte sie ihre übermäßige Emotionalität (z.B. das unerwartete Ausbrechen in Tränen) als ein "ärgerliches Problem" bezeichnet. Es schien so, als ob es noch andere Probleme im affektiven Bereich (siehe den Abschnitt über Hintergrundinformationen) geben würde, die vom Therapeuten beachtet werden sollten.

Ich beschränkte mich zu Anfang darauf, unpersönliche Bereiche anzusprechen, um bei Frau G. nicht ein Gefühl der Bedrohung hervorzurufen. Unter Verwendung von Standardtechniken nach Rogers ermutigte ich sie nach und nach und mit Vorsicht, über weitere Themen zu sprechen, die für sie in emotionaler Hinsicht problematisch zu sein schienen. Als sie sich lockerte und immer mehr sagte, kam sie immer wieder auf eine ganze Reihe dieser Bereiche zu sprechen. Es war leicht, die Probleme zu identifizieren, die für Frau G. emotional besetzt waren. Ihre Augen wurden rot und füllten sich mit Tränen, wenn wir uns solchen Problemen näherten. Der Therapeut unternahm dabei keine unbarmherzigen Vorstöße, um in ihr Inneres zu dringen, sondern ermutigte sie, sich auszusprechen, war mitfühlend und wies sie auf die Gefühle hin, die man von ihrem Gesicht ablesen konnte und leistete Beistand, wenn sie ihre Gefühle ausdrückte, weinte usw. Wie schon erwähnt, betrachtete Frau G. anfänglich ihre "emotionalen Ausbrüche" als ein "ärgerliches und bestürzendes Problem". Der Ausdruck von Gefühlen vertrug sich nicht mit dem Bild der überlegenen, starken und unabhängigen Person, das sie von sich hatte. In den ersten Sitzungen ärgerte sich Frau G. maßlos über sich selbst, wenn sie sich so emotional verhielt und Kontrolle über sich verlor. Ich begegnete diesen irrationalen und von Selbstablehnung gekennzeichneten Kognitionen, indem ich sie fragte, warum sie so hart gegen sich selbst wäre und was daran so Schreckliches sei, wenn sie weinte und ihre Gefühle zeigte. In diesen Sitzungen wurde es Frau G. möglich, viele aufgestaute Emotionen abzureagieren und ihre Kognitionen so zu ändern, daß sie ihre Gefühle als einen legitimen und wertvollen Teil ihres Selbst akzeptieren konnte.

Die Art und Weise, wie ich sie sanft dazu ermutigte, über ihre Probleme zu sprechen und ihre Gefühle auszudrücken, sowie die akzeptierende Haltung, die ich ihr gegenüber an den Tag legte, spielten in der Therapie unzweifelhaft eine bedeutende Rolle. Es läßt sich nicht feststellen, ob diese Faktoren für ihren Gewichtsverlust (und die Tatsache, daß dieser Gewichtsverlust beibehalten wurde) wesentlich waren oder nicht. Ich bin der Meinung, daß sie entscheidend zu der Entwicklung einer starken positiven Beziehung zwischen Frau G. und mir beigetragen haben. Es fiel ihr leichter, mit mir über persönliche Probleme zu sprechen und dieses Gefühl der Erleichterung übertrug sich ein wenig auf ihre Interaktionen mit anderen Personen. Ihre Stimmung hob sich und sie gewann an Selbstvertrauen. Die übermäßige emotionale Empfindlichkeit, über die sie sich vor der Therapie beklagt hatte (z.B. das plötzliche und unerwartete Ausbrechen in Tränen), ließ nach.

EMPFINDUNGEN

Wie schon erwähnt, berichtete Frau G., daß sie sich gelegentlich angespannt und ängstlich fühlte, wenn sie von der Arbeit nach Hause kam. Bei solchen Gelegenheiten trank sie dann einige Cocktails. Die andere Methode, mit der sie gewöhnlich ihre Angespanntheit bekämpfte, bestand darin, sich schlafen zu legen. Ich legte ihr nahe, daß es für sie besser sein dürfte, ihre Spannungen teilweise mit Hilfe tiefer muskulärer Entspannung (Jacobson, 1964) abzubauen. In mehreren Sitzungen wurde ein Teil der Zeit darauf verwendet, Frau G. Entspannungsübungen zu lehren, die sie zu Hause praktizieren konnte.

VORSTELLUNGEN

Nach ihren Angaben hatte Frau G. keine Vorstellungen, die sie quälten, mit Ausnahme der realistischen Vorstellung von sich selbst, daß sie eine fettleibige Frau war. Sie berichtete von sich aus, daß dieses negative Bild ihr dabei half, nichts zu essen, was sie nicht essen sollte. Ich ermutigte sie, diese Technik weiter anzuwenden, da sie selbst sie als hilfreich empfand. Immer wenn sie mit Nahrungsmitteln konfrontiert wurde, die sich nicht mit ihrer Diät vereinbaren ließen, rief sie bei sich die Vorstellung von sich selbst hervor, wie sie vor der Therapie ausgesehen hatte. Als sie dann dem "verbotenen" Essen widerstand, ersetzte sie die aversive Vorstellung durch eine positive Vorstellung von sich selbst, in der sie als schlanke Frau in einem Badeanzug auftrat, die von anderen bewundert wurde.

KOGNITIONEN

Bei der Auseinandersetzung mit den Kognitionen der Klientin übernahm ich die Techniken und Gedanken, die sich in den Publikationen zur rational-emotionalen Psychotherapie von Albert Ellis (Ellis, 1962; 1973; Ellis und Harper, 1961) finden. Glücklicherweise war Frau G. frei von den am meisten deprimierenden, irrationalen Kognitionen, die sich um die Gefühle der Wertlosigkeit, um Selbstverleugnung und um negative Selbstkritik drehen. Frau G. vertrat allerdings eine Reihe miteinander verbundener Einstellungen, deren Richtigkeit ich entschieden in Frage stellte und herausforderte. So vermittelte ich ihr beispielsweise auf verschiedenen Ebenen der Kommunikation, daß ich es allgemein für wünschenswert hielt, Gefühle zu zeigen, und daß der Ausdruck von Emotionen nicht ein Zeichen von Schwäche oder Unzulänglichkeit sei. Ich vertrat auch die Ansicht, daß der Sinn des Lebens nicht nur darin besteht, hart zu arbeiten, sich selbst zu verleugnen und sich ohne Rücksichtnahme auf die eigene Person nur um andere zu kümmern. Ich versuchte, einige ihrer puritanischen (religiös begründeten) Ansichten durch eine Lebensauffassung zu ersetzen, die den Wert von Glück und Genuß genau so hoch einschätzt wie den Wert der Arbeit und des Beitrags für die Gemeinschaft.

Im Laufe der Therapie erteilte ich einige Ratschläge in sexueller Hinsicht. Ich gab Frau G. mehrere Bücher, die sie lesen sollte, und wir besprachen verschiedene Fragen, die sich mit Sexualität und Masturbation beschäftigten.

Frau G. glaubte, daß sie ungewöhnlich häßlich sei. Ich teilte ihr meine Meinung mit, daß sie ein guter und wertvoller Mensch sei und daß dies wichtiger wäre als die äußere Erscheinung. Ich sagte ihr auch, daß zwar jeder attraktiver aussieht, wenn er nicht zu dick ist, aber daß sie meiner Ansicht nach ein sehr hübsches Gesicht habe. Ich gab ihr immer wieder meine wahre Meinung zu erkennen, daß sie eine attraktive Frau sei.

In einer Sitzung fragte ich Frau G., warum sie abnehmen wollte. Sie gab die folgenden Gründe an:

a) es ist für mich gesünder, wenn ich kein Übergewicht habe;
b) ich fühle mich körperlich besser;
c) ich sehe besser aus und
d) ich denke besser über mich.

Die ersten drei Gründe hörten sich sehr rational an, aber als ich sie fragte, in welcher Hinsicht sie in ihrer Selbstachtung steigen würde, wenn sie schlanker wäre, antwortete sie, daß sie, wenn sie Übergewicht hätte oder von ihrer Diät abkäme, von sich meinte, sie sei eine wertlose Kreatur, eine totale Niete und vollkommen unattraktiv. Ich sagte ihr, daß sie früher oder später etwas essen würde, was sie nach ihren Diätvorschriften nicht essen sollte, und daß sie aber dadurch nicht zu einer wertlosen Kreatur würde. Ich betonte weiter, daß es das wichtigste sei, etwas bei sich zu unternehmen und sich wieder an die Diätvorschriften zu halten, anstatt sich über sich selbst zu ärgern und sich über sich selbst lustig zu machen, was ebenso irrational wie destruktiv sei. Eine weitere irrationale Kognition von Frau G. war, daß sie ihre Chance für ein aufregenderes und aktives Leben verpaßt habe. Sie meinte, bestimmte wesentliche Entscheidungen in ihrem früheren Leben nicht getroffen zu haben, so daß es jetzt zu spät sei, den Lauf der Dinge zu verändern. Ich betonte, daß es nie zu spät sei, wünschenswerte Änderungen zu treffen, und daß es keinen kritischen Lebensabschnitt für Entscheidungen gäbe.

Ein letztes Problem, das auf der kognitiven Ebene behandelt wurde, betraf die Schwierigkeit von Frau G., Frustrationen zu ertragen. Sie hatte jahrelang immer wieder zu sich selbst gesagt, daß sie es nicht leiden könne, ängstlich zu sein, und daß sie etwas (Alkoholisches) zu sich nehmen bzw. sich vollstopfen müßte, um ihre ängstliche Anspannung abzubauen. Auf der Grundlage dieser Kognitionen ergaben sich zwei Probleme, wo vorher nur eins existiert hatte: sie bekam Übergewicht und wurde ängstlich. Sie wiederholte sich im Hinblick auf ihre Unfähigkeit, ihr übermäßiges Essen unter Kontrolle zu bringen, dieselben Dinge, die sie sich zuvor über ihre Unfähigkeit gesagt hatte, Angst zu ertragen: "Ich möchte diese Sache jetzt essen und ich kann mich nicht zurückhalten; es würde mir allzu unangenehm sein, mich nach den Diätvorschriften zu richten". Nachdem therapeutische Interventionen erfolgt waren und sie sich ihrerseits beträchtliche Mühe gegeben hatte, war sie schließlich in der Lage, die Richtigkeit dieser Feststellungen, die verhinderten, daß sie sich gegen ihre Probleme erfolgreich zur Wehr setzte, in Frage zu stellen.

ZWISCHENMENSCHLICHE BEZIEHUNGEN

In der Therapie wurde beträchtlich viel Zeit darauf verwendet, mit Frau G. über ihre Beziehungen zu anderen Personen zu sprechen. Aus den Antworten im Anamnesefragebogen ging deutlich hervor, daß sie sich sehr viel Gedanken über den Tod ihrer Eltern machte und daß sie sehr viel darüber nachgrübelte, wie sie auf das Ableben ihrer Eltern reagieren würde. In den ersten Sitzungen berichtete Frau G., daß im Jahr vor Beginn der therapeutischen Behandlung mehrere stressreiche Ereignisse eingetreten waren:

a) sie hatte am 25. Treffen ihrer ehemaligen High-School-Klasse teilgenommen und viele frühere Klassenkameradinnen gesehen, die geheiratet und eine eigene Familie gegründet hatten;
b) ein sozialer Verein, in dem sie 10 Jahre lang Mitglied gewesen war, sollte aufgelöst werden, und
c) ihre Schwester und deren Familie waren außer Landes gezogen, wodurch ihre sehr innige Beziehung zu ihrer Schwester faktisch vollkommen abgebrochen war.

Hinter den Reaktionen auf diese Ereignisse stand die allgemeine Befürchtung, enge Freunde oder geliebte Personen zu verlieren, bzw. jedes Ereignis führte dazu, daß sie sich ihres Alleinseins verstärkt bewußt wurde. Wir verbrachten viel Zeit damit, über ihre Entscheidung zu sprechen, mit ihren Eltern zusammenzuleben, wie das Zusammenleben mit ihren Eltern aussah und wie sich ihr Leben ohne ihre Eltern gestalten würde.

Es wurde bald offensichtlich, daß sie ein Selbstbehauptungstraining benötigte. Die Frage, die ich ihr wiederholt stellte, war die: "Wenn sie Ihre Gefühle und Bedürfnisse - im Vergleich zu den Bedürfnissen der anderen - erkannt haben, wie können Sie sich dann ruhig, aber bestimmt durchsetzen?" Wir wendeten die Methode der Verhaltenseinübung an, um neue Möglichkeiten der Interaktion mit bestimmten Personen zu praktizieren. So verfiel Frau G.`s Mutter, wenn etwas nicht nach ihrem Kopf ging, in frostiges Schweigen, anstatt ihre Gefühle und Gedanken in angemessener Weise laut mitzuteilen. Wir besprachen Wege, wie Frau G. ihrer Mutter begegnen und wie sie ihr helfen könnte, ihre Gefühle auszudrücken. Wir betonten nachdrücklich, daß Frau G. nicht das Schmollen ihrer Mutter verstärken sollte, sondern daß sie nur auf vernünftige Anforderungen reagieren sollte, die in einem freundlichen Ton vorgetragen wurden.

In ihren Beziehungen zu Männern war Frau G. am wenigsten in der Lage, sich selbst zu behaupten. Die Frage, die besprochen wurde, war wiederum die, wie man anderen gegenüber gefällig sein sollte und gleichzeitig seine eigenen Bedürfnisse befriedigen könnte. Wir verwendeten auch Zeit darauf, uns zu überlegen, auf welche Weise es sich ermöglichen ließe, daß Frau G. neue Freundschaften mit Männern und Frauen schließen konnte. Ich lud Frau G. ein, an Gruppensitzungen teilzunehmen, da diese hervorragende Bedingungen schaffen würden, um angemessenere zwischenmenschliche Beziehungen zu entwickeln.

MEDIKAMENTE

Immer, wenn ich es mit einem Klienten oder einer Klientin zu tun habe, die Medikamente zu benötigen scheinen, überweise ich ihn oder sie zu einem Psychiater, der die Rolle eines ärztlichen Ratgebers übernimmt. Ich war der Meinung, daß Frau G. keine Medikamente benötigte, obwohl ich ihr den Rat erteilte, sich medizinisch untersuchen zu lassen, um sicherzugehen, daß mit ihrem Gewichtsverlust keine physischen Komplikationen verbunden waren.

DISKUSSION

Es ist einleuchtend, daß man unmöglich die kritischen Bestandteile einer therapeutischen Behandlung in irgendeinem Fall bestimmen kann, ohne die katamnestische Methode oder andere Kontrolltechniken anzuwenden. Im vorliegenden Fall lassen sich aber eindeutig positive Veränderungen feststellen. Frau G. nahm um etwa 36 Kilogramm ab und zeigte auch andere Fortschritte, vor allem im affektiven und im interpersonalen Bereich. Am Ende der therapeutischen Behandlung reagierte sie nicht mehr übermäßig emotional und brach nicht mehr sofort in Tränen aus, und sie empfand die normalen Frustrationen des Alltags auch nicht mehr als extrem belastend. Obwohl sie weiterhin mit ihren Eltern zusammenlebte, gewann sie eine Reihe neuer Freunde. Sie berichtete, daß sie sich jetzt stärker durchsetzen konnte und daß sie mehr Gefühle gegenüber ihren Eltern, Kollegen und Freunden äußern würde. Zwei, sechs und neun Monate nach Beendigung der Therapie fanden mehrere Sitzungen statt, in denen die Dauerhaftigkeit der therapeutischen Erfolge überprüft wurde. Bei jeder Sitzung wog Frau G. etwa 61 Kilogramm oder weniger. Meiner Meinung nach ist es unwahrscheinlich, daß solche Änderungen "spontan" - ohne eine therapeutische Behandlung - aufgetreten wären.

Die Tatsache, daß Frau G. motiviert war, Gewicht zu verlieren, war selbstverständlich eine notwendige Voraussetzung für den Erfolg. Viele Klienten können nicht abnehmen, weil sie sich nicht persönlich dazu entschließen wollen. Statt dessen hoffen sie auf eine Wunderpille oder eine magische Technik, die es ihnen ermöglichen, die notwendigen Opfer und die einsichtige Anwendung von Selbstkontrolltechniken zu vermeiden.

Nach etwa zehn Sitzungen berichtete Frau G., was ihrer Meinung nach der kritische Faktor sei, der für den Erfolg verantwortlich wäre. Sie erzählte, daß sie, als sie mich zum ersten Mal bei unserer ersten Sitzung sah, zu sich gesagt hätte: "Ach du liebe Zeit, wenn das mal gut geht, er ist ja viel zu jung". Sie hatte auf einen älteren Mann gehofft, von dem sie hätte abhängig werden können und mit dem sie über ihre Gefühle der Unzulänglichkeit und Unfähigkeit hätte sprechen können. Es machte sie verlegen, daß sie jemanden um Hilfe bei ihren "persönlichen Problemen" bat, der jünger war als sie selbst (und der, was ihrer Meinung nach zu der Rolle eines Therapeuten gehörte, selber keine Probleme hatte). Sie behauptete, daß sie keine unangenehmen Gefühle gehabt hätte, wenn sie über ihre eigenen Grenzen und Probleme mit einem Therapeuten gesprochen hätte, der älter als sie selbst gewesen wäre. Deshalb hatte sie ihr Übergewicht nicht beibehalten und nicht nur über die negativen Gefühle gesprochen, die mit ihrer Fettleibigkeit zusammenhingen (dies zu tun hätte sie zu Anfang der Therapie und in Gegenwart eines jungen Therapeuten in allzu große Verlegenheit gebracht), sondern sie überzeugte sich selbst davon, daß sie abnehmen müsse, um ihr Gesicht zu wahren.

So ist es sehr gut möglich, daß die verhaltenstherapeutischen Techniken, die bewußt angewendet wurden, auf keinen Fall die einzigen aktiven Bestandteile der Therapie gewesen sind. Eine zentrale Rolle spielten komplexe "Faktoren im zwischenmenschlichen Bereich", die zwischen Frau G. und mir selbst wirksam waren, sowie die Kognitionen, die sich auf ihr Bedürfnis bezogen, das Selbstwertgefühl aufrecht zu erhalten. Die verhaltenstherapeutische Technik, die mir in diesem Fall die wichtigste zu sein scheint, war der Vertrag, den Frau G. (in der zweiten Sitzung) einging, nämlich daß sie mich anrufen würde, wenn sie kurz davor wäre, ihre Diätvorschriften zu mißachten. Es ist wahrscheinlich, daß der Erfolg bei Frau G. zum größten Teil auf die Interaktion zwischen ihrer persönlichen Verpflichtung (die darin bestand, daß sie das Bedürfnis hatte, vor einem als zu jung wahrgenommenen Therapeuten ihr Selbstwertgefühl aufrecht zu erhalten) und der Vereinbarung über das Verhalten zurückzuführen ist, die ausdrücklich zwischen uns getroffen wurde. In dem Verhaltensvertrag stellte ich klar, daß ich über jeden einzelnen "Verstoß" gegen die Vertragsregeln unterrichtet werden wollte. Darüber hinaus machte die ausdrückliche Feststellung, daß es sich um ein "Abkommen auf Vertrauensgrundlage" handelte, es für sie sehr schwer, mich nicht anzurufen. Von wesentlicher Bedeutung waren auch die Bemühungen, die sich auf die affektive Modalität konzentrierten, sowie die von beiden Seiten positiv empfundenen Beziehungen, die sich zwischen uns entwickelten. Frau G. brauchte ganz deutlich jemanden, auf den sie sich verlassen und dem sie genug Vertrauen schenken konnte, um ihre zahlreichen aufgestauten Gefühle zu zeigen. Sie brauchte jemanden, der ein guter Zuhörer war und der ihr Verständnis entgegenbringen konnte. Die Klientin war in der Lage, eine enge Beziehung mit mir aufzubauen, und meine Gefühle und Meinungen über ihre Person wurden für sie sehr wichtig. Im Anamnesefragebogen hatte sie geschrieben, daß sie noch nie jemanden - insbesondere einen Mann - geliebt hätte, und daß es ihr Schwierigkeiten bereiten würde, ihre Zuneigung auszudrücken. Ich würde nicht so weit gehen zu behaupten, daß das Essen für Frau G. einen symbolischen Ersatz für Liebe darstellte. Aber ich bin der Meinung, daß die Tatsache, daß sie mit mir eine enge therapeutische Beziehung aufbauen konnte, ein bedeutsamer Faktor war, auf den sich die therapeutischen Erfolge zurückführen lassen. Die Entwicklung unserer Beziehung wurde für Frau G. zu einer entscheidenden Lernerfahrung, die sich auf die Entwicklung von Beziehungen zu anderen Männern förderlich auswirkte.

ABSCHLIESSENDE BEMERKUNGEN

Dieser Fall demonstriert die Gründlichkeit eines multimodalen Ansatzes bei der Behandlung eines scheinbar monosymptomatischen Problems. Indem wir die Modalitäten des BASIC ID erforschten, stießen wir auf mehrere getrennte und miteinander zusammenhängende Probleme, die hinter den aktuellen Beschwerden standen, und nahmen die therapeutische Korrektur dieser Probleme vor. Die Chancen für Frau G. ihr reduziertes Gewicht beizubehalten, wurden dadurch erheblich erhöht.

Literatur:

Ellis, A. Reason and emotion in psychotherapy. New York: Lyle Stuart, 1962.

Ellis, A. The no cop-out therapy. Psychology Today, Juli 1973.

Ellis, A., & Harper, R. A guide to rational living. No. Hollywood, Calif: Wilshire Book Co., 1961.

Jacobson, E. Anxiety and tension control: A psychobiological approach. Philadelphia: Lippincott, 1964.

Lazarus, A. A. Behavior therapy and beyond. New York: McGraw-Hill, 1971.

Lazarus, A. A. Multimodal behavior therapy: Treating the BASIC ID. Journal of Nervous and Mental Disease, 1974, 156, 404 - 411.

Lazarus, A. A. Multimodal therapy: Basic ID. Psychology Today, March 1974.

Kapitel 15:

KLINISCHE ANMERKUNGEN ZUR PARADOXEN THERAPIE

Allen Fay

Therapeuten werden oft mit Personen konfrontiert, bei denen sie auf Probleme stoßen, die sich scheinbar nicht ändern lassen (z. B. feste Wahnvorstellungen, nicht beeinflußbare zwanghafte Grübeleien, rigide Charakterzüge); diesen Problemen gegenüber scheint man machtlos zu sein, auch wenn man über ein umfangreiches Inventar an Techniken verfügt. Viele Kliniker mußten schon die Erfahrung machen, daß sie in solchen Fällen trotz jahrelanger Bemühungen keinen oder nur partiellen Erfolg hatten. Wenn man sich mit solchen Fällen befaßt, die sich einer Therapie gegenüber als widerspenstig erweisen, dann sind oft ungewöhnliche Methoden dringend notwendig. Ein sehr bekanntes Beispiel ist Rosens Anwendung der Direktanalyse (1962) bei der Behandlung von Psychotikern.

Anhand des hier dargestellten klinischen Materials wird eine Technik beschrieben, die darin besteht, daß der Therapeut oder jeder "signifikante andere" seine Übereinstimmung mit den irrationalen Äußerungen des Patienten ausdrückt ("für den Widerstand Partei ergreift") (Sherman, 1961) und seine Verzerrungen übertreibt. Das hat oft ein konkretes oder bizarres Eingreifen zur Folge. Es ist einleuchtend, daß die Anwendung der Technik der paradoxen Übertreibung nur Teil eines therapeutischen Programms sein darf, das sich aus multimodalen Behandlungstechniken zusammensetzt. Bezeichnenderweise sprechen scheinbar widerspenstige Probleme in vielen Fällen auf therapeutische Bemühungen mehr an, nachdem eine oder mehrere "absurde" Interventionen vorgenommen worden sind. Ich habe mehr als 30 Fälle mit diesen Methoden behandelt, und ich konnte keinen Fall beobachten, bei dem sich diese Methoden nachteilig auf die weitere Therapie ausgewirkt hätten.

Paradoxe Methoden gehen über jede therapeutische Orientierung und über diagnostische Begrenzungen hinaus. Therapeuten verschiedenster Richtungen und Überzeugungen haben sie als nützlich angesehen: Psychoanalytiker, Verhaltenstherapeuten, Hypnotherapeuten, Therapeuten, die existenzialphilosophisch orientiert sind und solche, die von der Kommunikationstheorie kommen. Von denjenigen, die paradoxe Techniken angewendet haben, sind vor allem zu erwähnen: Coleman und Nelson

(1957), Dunlap (1932), Frankl (1960), Haley (1963), Erickson (Haley, 1973) und Whitaker (1973). Es gibt auch eine Anzahl verhaltenstherapeutischer Techniken, bei denen die Symptome des Patienten übertrieben werden: z. B. die negative Übung (Dunlap, 1932), die "Vergrößerung" ("blowup") (Lazarus, 1971) und die Implosion (Stampfl und Levis, 1967). Sogar der Begriff "Übertreibungstherapie" (van den Aardweg, 1972) wurde schon verwendet.

Viele, wenn nicht die meisten Therapeuten, machen von der paradoxen Übertreibung zumindest intuitiv Gebrauch, und in der Tat entspricht sie einem Kommunikationsstil, den wir auch von unserem gesunden Menschenverstand her kennen. So wurde ein 12jähriger Junge von seiner überaus behütenden Mutter ständig mit besorgten Fragen über seine Gesundheit gequält; er äußerte lautstarken Protest, aber ohne Erfolg. Es gelang ihm aber, das unerwünschte Verhalten seiner Mutter faktisch zu löschen, indem er bei mehreren Gelegenheiten, wenn sie ihn mit ihrem "Geht es dir gut?" verrückt machte, sich an seinen Bauch faßte und antwortete: "Nein, mir geht es nicht gut. Ich bin furchtbar krank und ich glaube nicht, daß ich es noch lange machen werde". Therapeuten, die paradoxe Techniken einsetzen, erleben manchmal unmittelbare positive Wirkungen. Der folgende Dialog ergab sich bei der Behandlung einer chronisch schizophrenen Frau, die dazu neigte, über Selbstmordabsichten zu sprechen:

<u>Patientin:</u> Ich möchte sterben. Ich wünschte, Sie würden mich erstechen.

<u>Therapeut:</u> (steht von seinem Stuhl auf und geht auf ein Pult zu) Mal sehen, ich glaube nicht, daß ich ein Messer habe, aber vielleicht habe ich eine Schere. Nein, ich finde sie auch nicht, aber hier ist ein Schraubenzieher. Wie wäre es denn damit?

<u>Patientin:</u> (erschrickt, zeigt danach Zeichen von Verärgerung) Ach, hören Sie doch auf.

<u>Therapeut:</u> (fährt unbeirrt fort) Sagen Sie mir jetzt noch, wie Sie es am liebsten haben möchten und an welcher Stelle ich Sie erstechen soll; ich werde tun, was Sie mir sagen. Sie wissen, ich habe Anatomie studiert und kann Ihnen gute Arbeit garantieren.

<u>Patientin:</u> (lacht) Nein, danke. Ich habe es mir anders überlegt.

In jahrelangen Bemühungen, bei denen Fachleute und auch die Familienmitglieder konventionelle Methoden verwendet hatten - beispielsweise: Interpretation, Reflexion, Unterstützung, Nichtbeachtung, Ablenkung, Vorwürfe, Pharmakotherapie etc. - war es nicht gelungen, die unangepaßten Herausforderungen dieser Patientin zu vermindern. Nach der oben beschriebenen Sitzung sprach sie zu anderen nie mehr über das Sterben, sich Umbringen oder umgebracht werden; auch in anderen Bereichen zeigten sich Fortschritte.

Therapeuten können auch ihren Klienten anraten, die paradoxe Übertreibung bei ihren eigenen Interaktionen anzuwenden. So fuhr eine junge Frau ihren Freund an, der - beim Versuch, ihr zu helfen - etwas Salat auf ihren Teller tat: "Laß das, ich nehme mir den Salat selbst!", wobei sie noch eine Reihe von Schimpfwörtern hinzufügte. Weil er durch diesen Vorfall außer Fassung geraten war, gab ich ihm die Anweisung, auf ihre zukünftigen Ausbrüche wie folgt zu antworten: "Es tut mir schrecklich leid, ich hatte wirklich nicht die geringste Ahnung, was ich da Entsetzliches angerichtet habe. Ich hätte dich ja töten können. Kannst du es über's Herz bringen, mir jemals wieder zu verzeihen?"

Die folgenden kleinen Beispiele dienen zur Veranschaulichung der Möglichkeiten, hartnäckige pathologische Kommunikationsmuster aufzubrechen.

FALL I

Bei dem ersten Fall handelt es sich um einen 30jährigen Mann, der seit 15 Jahren nachweislich unter paranoider Schizophrenie litt, mehrere Krankenhausaufenthalte hinter sich hatte und mehrere Male mit Elektroschock, Pharmakotherapie und Phenothiazinen behandelt worden war. Dieser Mann fragte andere immer danach, ob er den Eindruck mache, daß er "in Ordnung" sei. Wie er berichtete, hatte er das Gefühl, daß man ihn anstarre, daß er den Eindruck machte, er wäre anders, daß jedermann von seiner Krankheit wüßte und daß er demnächst einen Rückfall erleiden werde. Die Angst wurde dann besonders heftig, wenn ihn jemand fragte: "Wie geht es Ihnen?" Obwohl es ihm nach einjähriger Therapie (einschließlich Pharmakotherapie mit Phenothiazinen) allgemein sehr viel besser ging, blieb das erwähnte Symptom in abgeschwächter Form bestehen. Hier begann ich die Behandlung des Patienten mit mehreren "Übertreibungstechniken":

1. Ich ermutigte den Patienten, auf die Frage "Geht es Ihnen gut?" folgendermaßen zu antworten: "Nein, ich komme gerade vom Arzt und habe einige schlechte Neuigkeiten. Er hat gesagt, ich hätte Leukämie."

2. Wenn der Patient mich fragte, ob er wieder krank werden würde, antwortete ich ihm: "Da besteht kein Zweifel! Es wäre in der Tat besser, wenn wir sofort ein Zimmer im Krankenhaus reservieren ließen."

3. Die Frau des Patienten erhielt die Anweisung, auf seine zwanghaften Grübeleien in ähnlicher Weise zu reagieren.

4. Ich ermutigte den Patienten, mit seiner Familie ganz bewußt übersteigert und widersprüchlich umzugehen; seine Familie behandelte ihn nämlich als eine Person mit einem Defekt, die jederzeit Gefahr lief, einen Nervenzusammenbruch zu erleiden. Obwohl er bei der Ausführung dieser Anweisungen gewisse Schwierigkeiten hatte, ließ sich bei ihm ein signifikanter Rückgang seiner Neigung zum Grübeln feststellen.

FALL II

Beim zweiten Fall handelt es sich um einen 22jährigen Mann, der seit früher Kindheit schwer gestört war. Er wurde uns von einem Psychiater aus einer anderen Stadt überwiesen und sollte eine umfassende stationäre Behandlung in einem strukturierten Milieu erhalten. Der Patient litt seit langem unter starker Angst und Depressionen und drohte oft sich selbst und anderen Gewalt an. Zwar hatte man versucht, ihn mit Psychotherapie und allen möglichen psychotropen Medikamenten - in kleiner bis übermäßiger Dosierung - zu behandeln, hatte aber keinen Erfolg erzielt. In den vergangenen zwei Jahren war er zweimal in ein Krankenhaus eingeliefert worden. Als wir ihn zum ersten Mal sahen, war er äußerlich vernachlässigt, desorganisiert, erregt, ging unruhig hin und her, schnitt in einer auffallenden Weise Grimassen und hatte eine gepreßte Sprechweise. Er konnte nicht bei einem Thema bleiben. Er trug zwei Schlagwaffen bei sich und war vollgestopft mit paranoiden Gedanken, obwohl sich eine klar definierte Denkstörung nicht nachweisen ließ. Seine Eltern, mit denen er zusammenlebte, konnten nachts nicht schlafen, weil sie Angst hatten, daß er sie umbringen würde. Er sprach zwar davon, daß er andere und sich selbst töten würde, zeigte aber keine ernsthaften Anstalten, seine Gedanken in die Tat umzusetzen. Mehrere Monate nach Beginn der Behandlung hatte seine Angst nachgelassen und er konnte mit den anderen im Krankenhaus besser in Kontakt treten, aber einer Entlassung standen einige Schwierigkeiten im Wege. Er verlangte von uns, daß wir ihn nicht länger im Krankenhaus behielten, und daß wir für ihn einen Ort ausfindig machen sollten, an dem er leben könnte. Wenn wir für ihn eine Wohnung, eine Schule oder eine "halfway house"-Unterkunft+ besorgt hatten, zeigte er sich ganz begeistert; diese enthusiastische Reaktion dauerte aber immer nur bis zu dem Tag, an dem er entlassen werden sollte; dann wehrte er sich mit geballten Fäusten und zähneknirschend dagegen, das Krankenhaus zu verlassen. Der folgende Dialog, der sich in den letzten Wochen seines Krankenhausaufenthalts ergab, dient zur Veranschaulichung der Technik, die gewünschte Reaktion hervorzurufen, indem man sie frustriert (Haley, 1973):

Patient: Sie müssen was für mich finden, damit ich hier raus kann.

Therapeut: Nun, ich weiß ein Reha-Zentrum, aber ich glaube nicht, daß Sie daran interessiert sind.

Patient: Ich möchte mehr darüber wissen.

Therapeut: (erzählt ihm mehr darüber)

Patient: Würden Sie mich dafür vormerken?

Therapeut: Wenn Sie wollen, aber es ist reine Zeitverschwendung.

Therapeut: (ein paar Tage später) Wie ich sehe, sind Sie am Rehabilitations-Zentrum nicht wirklich interessiert und das ist ganz gut so.

Patient: Was meinen Sie damit?

Therapeut: Letzten Donnerstag haben Sie den Eindruck gemacht, daß Sie versessen darauf wären, daß ich die Sache für Sie festmache, und heute haben wir Dienstag und Sie haben es noch nicht einmal erwähnt. Aber ich glaube, es hätte Ihnen sowieso nicht gefallen.

Patient: Haben Sie die Sache für mich festgemacht?

Therapeut: Ja.

+Anmerkung:
"halfway house" ist der Name eines amerikanischen Rehabilitierungsprogramms, in dem u. a. Unterkünfte für ehemalige Patienten, Sträflinge etc. bereitgestellt werden.

Patient: Ab wann?

Therapeut: Ab Freitag, aber ich werde es rückgängig machen. Das ist kein Problem.

Patient: Augenblick mal. Vielleicht sollte ich sowieso gehen.

Therapeut: Also worauf wollen Sie jetzt hinaus?

Die Unterredung im Rehabilitations-Zentrum verlief reibungslos, und kurze Zeit später nahm er an dem Programm teil. Direkt nach seiner Entlassung kam es zu folgendem Gespräch. Der Patient war eine echte Leseratte und hatte eine Anzahl Bücher über Sex studiert, einschließlich solcher, die gespickt waren mit falschen Informationen. Den Einstellungen seiner Familie zur Sexualität gegenüber vertrat er seltsame Ansichten. Als wir einmal in meinem Büro über Selbstbefriedigung sprachen, sagte er: "Ich onaniere dreimal am Tag. Glauben Sie, daß das zu viel ist, ich meine, kann das zu irgendwelchen Schäden führen?" Wir hatten über dieses Thema schon viele Male gesprochen, und er wußte sehr wohl, daß es dadurch zu keinen Schädigungen kommen konnte. Als ich mich aber wieder wohlwollend verhielt, ihn korrigierte und ihm Informationen zu diesem Thema gab, fragte er: "Wie ist es mit viermal?" Da ich an diesem Punkt erkannte, daß er die Antwort genau wußte, antwortete ich: "Nein, aber ich kann ihnen versichern, daß es bei fünfmal am Tag zu den schlimmsten Folgen kommen kann, einschließlich Blindheit, Geisteskrankheiten, vollständiger Desintegration der Persönlichkeit ..." Er fing an zu lachen, und es wurde ihm unmittelbar bewußt, wie er sich verhalten hatte. Eines Tages kam er in mein Büro und sagte: "Ich habe keinen Mut mehr und ich habe es satt, es noch weiter zu versuchen. Ich glaube nicht daran, daß es klappen wird, und ich bin im Begriff, das Handtuch zu werfen". Ich sagte ihm, daß ich einen großartigen Einfall hätte und brachte sofort zwei Handtücher aus dem Badezimmer. Ich nahm den Papierkorb, stellte ihn zwischen uns auf, gab ihm ein Handtuch und wir fingen an, unsere Handtücher in den Papierkorb zu werfen. Dies führte wiederum dazu, daß sich seine Stimmung aufhellte, und es ermöglichte uns, über andere Themen zu sprechen. Bei einer anderen Gelegenheit sagte er: "Ich glaube, daß ich einen Rückfall haben werde". Ich erwiderte ihm sofort: "Augenblick mal. Das können Sie nicht eher tun, als bis wir das geplant haben". Ich nahm meinen Terminkalender und fragte ihn, wann er seinen Rückfall haben wollte. Im ersten Augenblick war er erschrocken, aber er plante, daß er in einem Monat einen Rückfall haben würde. Nachdem ich das Datum in meinen Kalender eingetragen hatte, sagte ich: "Alles klar, jetzt brauchen wir uns mit dieser Situation nicht mehr zu befassen".

Bei mehreren darauffolgenden Gelegenheiten erinnerte ich ihn daran, daß am 29. Oktober sein Rückfall fällig wäre. Es überrascht nicht, daß er keinen Rückfall hatte, und eine Woche nach dem festgesetzten Termin sagte er: "Wissen Sie, mir ist erst gestern eingefallen, daß es schon mehrere Wochen her ist, seitdem ich auch nur den geringsten Gedanken an Selbstmord gehabt habe". Ich antwortete ihm: "Ja, und jetzt ist es zu spät, Sie haben Ihre Chance verpaßt. Die letzte Woche war die Woche, in der Sie Ihren Rückfall haben sollten". Einmal sah er jemanden auf der Straße, der offensichtlich ganz massiv gestört war, und er fragte mich: "So schlimm kann es mit mir nicht werden, oder?" Daraufhin antwortete ich: "Ich sehe keinen Hinderungsgrund dafür, wenn Sie es wirklich wollen". Zu diesem Zeitpunkt hatte er bereits eine eigene Unterkunft, nahm an einem Rehabilitationsprogramm teil und arbeitete halbtags. Nach zwei Monaten zog er in ein eigenes Hotelzimmer um, damit er sexuelle Beziehungen unterhalten konnte; früher hatte er gedacht, daß ihm dies niemals möglich sein würde. Kurz danach arbeitete er ganztags.

FALL III

Bei diesem Fall handelt es sich um einen 61jährigen Mann, der seit 40 Jahren unter leichten paranoiden Vorstellungen litt. Wenige Monate bevor er die Therapie aufsuchte hatte er vollständig dekompensiert. Nachdem er seinen Job als Einkäufer verloren hatte, versuchte er, als Verkäufer in einem großen Warenhaus zu arbeiten, wo er aber nach wenigen Wochen wieder wegging. Als wir ihn sahen, befand er sich in einer voll entwickelten paranoiden Psychose. Er war davon überzeugt, daß das Kaufhaus Agenten auf ihn angesetzt hatte, die ihm nachspionierten, und daß gegen ihn gerichtliche Schritte eingeleitet werden sollten, weil ihm bei einer Abrechnung einmal drei Dollar gefehlt hatten. Er war krankhaft ängstlich, sprach gepreßt und stellte wiederholt Fragen, die sich auf diese Themen bezogen. Am Ende der ersten Sitzung sagte er mir, daß er unseren nächsten gemeinsamen Termin nicht einhalten könnte, weil er dann eingesperrt werden sollte. Ohne auf diese düsteren Voraussagen einzugehen bat ich ihn, bei der nächsten Sitzung seine Frau mitzubringen.

Es zeigte sich, daß seine Frau am Rande ihrer Kräfte war, weil sie sich ständig bemühte, mit ihm vernünftig zu reden. Ihre Bemühungen entsprachen der traditionellen Methode, den Patienten zu unterstützen (Realitätsprüfung).

Patient: Sie sind hinter mir her.

Ehefrau: (wohlwollend) Nein, Louie, sie sind es nicht. Warum sollte sich eine so große Organisation wegen dir soviel Ärger machen. Die haben ganz was anderes zu tun, als sich mit dir zu beschäftigen. Wenn sie wirklich vorgehabt hätten, dich zu schnappen, dann hätten sie schon längst etwas unternommen ...

Ich schlug der Frau in Gegenwart ihres Mannes vor, wie folgt zu antworten:

Patient: Sie sind hinter mir her.

Ehefrau: Das sind sie ganz bestimmt. Nicht nur, daß die von diesem Kaufhaus hinter dir her sind, sie haben auch noch andere Kaufhäuser in der Stadt benachrichtigt. In der Stadt hat man eine Großfahndung nach dir eingeleitet. Die Polizei ist benachrichtigt worden und mittlerweile hat sich auch noch das FBI eingeschaltet. Im ganzen Land gibt es Agenten, die auf dich angesetzt sind und die dich zu fassen versuchen. Die Verschwörung ist nicht nur auf unser Land begrenzt, Scotland Yard und andere internationale Polizeiorganisationen interessieren sich für diesen Fall. Es gibt keinen Zweifel, daß sie dich sehr bald einsperren werden.

Eine Woche später gab der Patient an, daß er sich sehr viel besser fühle. Es schien ihm ganz gut zu gehen, und er äußerte auch nicht mehr seine wahnhaften Gedanken, obwohl er sagte, daß er gelegentlich paranoide Einfälle hätte. Bei der vierten Sitzung fühlte er sich sehr gut, und dies wurde von seiner Frau voll bestätigt, die mir sagte, daß sie nicht mehr meinen Anregungen folgte, da die Paranoia sich aufgelöst hatte, nachdem ich ihr die Anweisungen gegeben hatte. Bei Nachuntersuchungen stellte sich heraus, daß seine Besserung anhielt. In mehreren anderen Fällen erfolgte eine Abschwächung der Symptome allein schon auf Grund der Tatsache, daß die (paradoxe) Technik beschrieben wurde.

FALL IV

Eine 30jährige Patientin war auf ihren Ehegatten eifersüchtig. Wenn das Telefon klingelte und der unbekannte Anrufer einhängte, bezichtigte sie ihren Mann, daß er eine Geliebte hätte. Ich schlug dem Ehemann im Beisein der Patientin vor, daß er es immer, wenn sie solche Äußerungen machte, vermeiden sollte, sich auf eine Auseinandersetzung einzulassen und sich nicht mit Worten zu verteidigen wie: "Ich weiß nicht, was mit dir los ist, ich habe mit niemandem ein Verhältnis, ich bin doch die ganze Zeit hier, du bist verrückt, ich kann deine Eifersucht nicht ertragen". Als Alternative wurde ihm empfohlen: "Weißt du, ich habe mir schon lange überlegt, ob ich es dir gestehen soll. Du hast vollkommen recht. Das am Telefon war meine Geliebte und wir hatten vor, heute abend auszugehen, aber ich habe ihr gesagt, daß sie einhängen soll, wenn du antwortest. Ich habe nicht nur eine Geliebte, sondern fünf. Erinnerst du dich daran, wie du mich letzte Woche gefragt hast, wo ich war? Ich bin mit einer meiner Freundinnen von acht bis neun ausgegangen und mit einer anderen von neun bis zehn". Auf diese Weise gibt der Partner den ihm entgegengebrachten Vorwürfen recht und verstärkt sie noch. Das deutliche Ergebnis war in diesem Fall - wie in den anderen Fällen, bei denen diese Methode angewandt wurde - , daß destruktive "Spiele" beseitigt und Kanäle für echte Kommunikation geöffnet wurden.

FALL V

Lucy suchte mich wegen einer therapeutischen Behandlung auf, als sie schon längere Zeit eine High School besucht hatte. Sie war nicht dumm, aber sie lernte nie und fiel bei ihren Prüfungen unweigerlich durch. Sie hatte die Public School verlassen müssen und die Gemeindeschule, die sie dann besuchte, versetzte sie, obwohl sie wiederholt versagt hatte. Ihre leistungsorientierte Familie war nicht gewillt zu unseren Sitzungen zu kommen und bedrängte sie weiterhin, entweder eine Ausbildung als Krankenpflegerin zu absolvieren oder aufs College zu gehen. Meine Empfehlung war, sie sollte eine Arbeit annehmen, aber ihre Familie wehrte sich dagegen und setzte sich gegen meine Empfehlung durch. Als sie mit dem College anfing, sagte ich ihr, daß es nicht so schlimm werden würde, da sie im voraus wüßte, daß sie in ihren Prüfungen durchfallen würde. Tatsächlich konnten wir uns darauf verlassen und wir planten es sogar. Ich besprach dieses Thema so hartnäckig und riet ihr auchheftig vom Studium ab, weil sie sich sonst selbst untreu würde, daß sie anfing, verärgert zu werden und Widerstand zu zeigen. Sie bestand die Prüfungen in allen Fächern. Der Widerstand weitete sich nicht aus, und wir hatten weiterhin eine sehr positive Beziehung.

DISKUSSION

Nachdem ich mehr als 30 Patienten mit paradoxen Methoden behandelt habe, ist bei mir der klinische Eindruck entstanden, daß diese Interventionen therapeutisch wirkungsvoll sind. Ich weiß nicht, in welchem Ausmaß mein persönlicher Stil dabei eine Rolle spielt, aber es scheint wichtig zu sein, daß man über eine Bereitschaft zur Einfühlung in den Patienten hinaus einen guten Sinn für Humor hat. Wenn es die paradoxen Techniken sind, die die Veränderungen bewirken, dann erhebt sich die Frage, auf Grund welcher Mechanismen diese Veränderungen hervorgerufen werden. Eine Möglichkeit, diese Frage zu beantworten wird durch den folgenden Dialog mit einem 19jährigen Patienten aufgezeigt, der ein Leben lang als schizophren diagnostiziert worden war und der seit früher Kindheit eine auffallende Beeinträchtigung seiner allgemeinen Funktionsfähigkeit aufwies:

<u>Patient:</u> Ich bin wirklich nichts wert.

<u>Therapeut:</u> Ja, das stimmt.

<u>Patient:</u> (ohne böse zu sein) Ich weiß, was Sie hier versuchen wollen. Es ist ein Trick, aber der wird nicht funktionieren.

<u>Therapeut:</u> Das ist wirklich interessant: wenn *Sie* sagen, daß Sie nichts wert sind, klingt es nicht lächerlich oder nach einem Trick, aber wenn ich es sage, dann klingt es so.

Viele können ihre eigene "Irrationalität" (wie sie durch die Gemeinschaft definiert wird) nicht anerkennen, aber wenn ihnen ihre irrationalen Äußerungen - gelegentlich mit wohlwollender Miene - wie durch einen Spiegel reflektiert werden, dann reagieren sie so, als ob diese Äußerungen unangemessen wären. Indem man der Abweichung zustimmt und sie übertreibt, regt man die Patienten dazu an, gegen die Irrationalität des Imitators Stellung zu nehmen. Das stimmt mit dem Gedanken von Haley (1963) überein, daß die Änderung des vorhersagbaren Verhaltens bei dem Beteiligten eines Spiels zwischen zwei Personen eine Änderung des Spiels hervorruft und die andere Person dazu zwingt, ihr Verhalten zu ändern. In der Sprache der Verhaltenstherapie ausgedrückt könnte man sagen: Die unangepaßten Reaktionen werden nicht durch endlose "Realitätsprüfungen" verstärkt. Dadurch, daß in ein starres System eine Verzerrung eingeführt wird, kann sich dieses System unter angepaßteren Gesichtspunkten neu bilden, und dieser Gedanke scheint mit der Vorstellung von der Psychose als Wachstumserlebnis verknpüft zu sein. Die Tatsache, daß man ein begrenztes psychotisches Verhalten ermutigt, an dem der Therapeut teil hat, könnte dem Patienten dazu verhelfen, seine Angst, die Kontrolle zu verlieren, zu bewältigen und das starre Muster von Persönlichkeitseigenschaften zu modifizieren. Die Vorstellung, daß der Therapeut eine dramatisierende Rolle spielt, erinnert an den Hofnarren, der die Irrationalität seiner Umgebung durch paradoxe Kommunikationen reflektiert. Es klingt provokativ, wenn man sagt, daß ein Hofnarr in dieser Hinsicht ein Therapeut ist (Rose, 1969).

Die Anwendung paradoxer Techniken geht oft mit einer Verhaltensänderung des Patienten einher; darüber hinaus kann das Leben für andere in seiner Umgebung (den Therapeuten mit eingeschlossen) erträglicher gemacht werden, während sie gleichzeitig sein Schicksal miterleben und versuchen, seine seelischen Nöte zu verringern.

Die Einwände, die man gegen die oben besprochenen Methoden anführen kann, sind von anderen Autoren zusammengefaßt worden (Coleman und Nelson, 1957) und scheinen sich auf drei Punkte zu konzentrieren: Die Infragestellung der Auffassung, daß der Therapeut ein "Botschafter der Realität" sein soll; die Untergrabung des Vertrauens, weil der Therapeut nicht "aufrichtig" ist und den Patienten faktisch täuscht; und der Einwand, daß die Anwendung dieser Techniken zu dem Zweck erfolgt, daß damit der Therapeut seine sadistischen Impulse abreagieren kann. Auf diese Kritik kann folgendes erwidert werden:

1. Es gibt in zwischenmenschlichen Beziehungen (einschließlich der Therapie) viel mehr als nur konkrete, wörtlich zu nehmende und vorhersagbare Kommunikationen. Das heißt, daß für den Therapeuten kein Grund besteht, beim Gebrauch von Übertreibungen und humorvollen Bemerkungen mehr Beschränkungen als andere unterworfen zu werden. In der Tat sind die therapeutischen Interventionen für den Patienten oft akzeptabler, wenn sie humorvoll und nicht stereotyp vorgenommen werden.

2. Die Ehrlichkeit des Therapeuten ist mehr eine Frage der Einstellung und läßt sich nicht auf eine Reihe von tatsächlich getroffenen Feststellungen oder Interpretationen reduzieren, die sich auf den Patienten und sein Verhalten beziehen. Besteht die Motivation des Therapeuten darin, den Patienten zu täuschen, oder will er etwas in seinen Äußerungen dramatisieren? Es läßt sich sehr gut mit der erfolgreichen Anwendung dieser Techniken vereinbaren, dem Patienten seine Absicht mitzuteilen. Wenn diese Absicht nicht dargestellt worden ist, sollte die Kommunikation in einer Form ablaufen, die es deutlich macht, daß der Therapeut nicht beim Wort zu nehmen ist. Wenn der Patient diese Tatsache nicht wahrnimmt, dann ist die Technik, nach der Ansicht des Autors, in einer nicht korrekten Weise angewendet worden. Ist es "ehrlich" und "aufrichtig", dem Patienten wiederholt etwas zu erzählen, was er bereits "weiß" und was ihm sowieso schon hundertmal erzählt worden ist, z. B. "Nein, Louie, sie sind nicht hinter dir her", oder ist das nicht eher eine gönnerhafte Art der Behandlung?

3. Der dritte Einwand wiegt wahrscheinlich in der Hinsicht am schwersten, daß eine Nachahmung des Patienten und die Tatsache, daß man seine Probleme unter humoristischem Aspekt betrachtet, leicht in einer destruktiven Weise verwendet werden kann. Aber das gilt für jede Modalität, jede Technik und jeden Stil. Ob einige Vorsichtsmaßregeln genügen oder ob man paradoxe Methoden ganz unterlassen soll, hängt vom einzelnen Therapeuten ab.

Die konventionelle Therapie und die "absurde" Therapie schließen sich keineswegs gegenseitig aus; in der Tat ergänzen sie einander, so daß das grundlegende ernsthafte Anliegen des Therapeuten deutlich wird. Haley (1963) hat die Therapie als "eine eigentümliche Mischung aus Spiel und tödlichem Ernst" (S. 187) beschrieben. Der Autor hat die Erfahrung gemacht, daß eine humorvolle Haltung im allgemeinen und die hier erwähnten Kommunikationsmuster im besonderen tatsächlich dazu führen, daß sich zwischen Patient und Therapeut eine engere, freiere und spontanere Beziehung entwickelt. Ein wichtiges Ziel, das jemand innerhalb einer Therapie erreichen kann, besteht oft darin, daß er es gelernt hat, über sich selbst zu lachen. Wir betrachten es als konstruktiv, wenn sich jemand mit einem Therapeuten identifiziert, der über seine eigene Irrationalität und die des Patienten lachen kann. Gelegentlich kann man beobachten, daß der Patient ganz bewußt paradoxe Feststellungen gegenüber dem Therapeuten macht.

Abschließend kann man sagen, daß die angemessenste Form therapeutischer Intervention diejenige ist, die funktioniert. Für viele scheint sich eine solche Methode von dem abgenutzten Ausspruch herzuleiten: "Eine dumme Frage verdient eine dumme Antwort".

Literatur:

Coleman, M. L., & Nelson, B. Paradigmatic psychotherapy in borderline treatment. Psychoanalysis, 1957, 5, 28.

Dunlap, K. Habits, their making and unmaking. New York: Liveright 1932.

Frankl, V. E. Paradoxical intention. American Journal of Psychotherapy, 1960, 14, 520.

Haley, J. Strategies of psychotherapy. New York: Grune and Stratton, 1963.

Haley, J. Uncommon therapy: The psychiatric techniques of Milton H. Erickson, M. D. New York: W. W. Norton, 1973.

Lazarus, A. A. Behavior therapy and beyond. New York: McGraw-Hill, 1971.

Rose, Gilbert, J. King Lear and the use of humor in treatment. Journal of the American Psychoanalytic Association, 1969, 17, 927.

Rosen, J. N. Direct psychoanalytic psychiatry. New York: Grune and Stratton, 1962.

Sherman, M. H. Siding with the resistance in paradigmatic psychotherapy. Psychoanalysis und the Psychoanalytic Review, 1961, 48, 43.

Stampfl. T. G., & Levis, D. J. Essentials of implosive therapy: A learning theory-based psychodynamic behavioral therapy. Journal of Abnormal Psychology, 1967 , 72, 496.

Van Den Aardweg, G. J. M. A grief theory of homosexuality: American Journal of Psychotherapy, 1972, 26, (1), 52.

Whitaker, C. A. The psychotherapy of aggression: A special emphasis on psychotherapy of the absurd. Talk given at Northshore Hospital, January, 1973.

Kapitel 16:

MULTIMODALE THERAPIE UND GEISTIGE BEHINDERUNG

Carole Pearl und Vito Guarnaccia

Viele Fachleute meinen, daß geistig behinderte Menschen nicht in der Lage sind, menschliche Gefühle in ihrer ganzen Vielfalt und in ihrer vollen Intensität zu erleben. Ihrer Meinung nach ist es nicht sinnvoll, bei geistig behinderten Menschen die gleichen therapeutischen Techniken anzuwenden wie bei geistig nicht behinderten. Wie Slivkin und Bernstein (1970) gezeigt haben, neigen viele Personen mit einer gewissen Bildung dazu, geistig retardierte Menschen als von Natur aus minderwertig zu betrachten, weil sie nicht so schnell lernen können wie andere. Weiter trifft man sogar bei Psychiatern und bei Psychologen auf die Einstellung, daß nur intelligente und sprachgewandte Personen gute Kandidaten für eine Psychotherapie sind. Viele unserer Kollegen (einschließlich Erzieher, Berater, Sozialarbeiter und Eltern) waren überrascht, als sie erfuhren, daß unsere Methode zur Behandlung von geistig retardierten Menschen darin besteht, multimodale Techniken anzuwenden, die solchen sehr ähnlich sind, die bei geistig nicht retardierten Menschen benutzt werden.

In einem Arbeitskreis mit dem Thema "Sexualität und der geistig behinderte Mensch" begannen wir unsere Darstellung damit, daß wir eine Tonbandaufnahme mit den Antworten vorspielten, die Lisa, ein 17jähriges geistig leicht behindertes Mädchen mit einem Down-Syndrom, in einem projektiven Test gab. Dieses Tonband war ausgesucht worden, um den Teilnehmern am Arbeitskreis die Erfahrung zu vermitteln, wie eine geistig behinderte Person über ihre Gefühle und Meinungen zu solchen Themen spricht wie Sexualität und Ehe sowie darüber, daß sie geistig behindert und anders als andere ist und das Bedürfnis nach Unabhängigkeit und Freiheit hat. Wir haben dieses Tonband in verschiedenen Vorlesungen und Seminaren benutzt, um veraltete und irrige Einstellungen abzubauen. Die Aufnahme ist besonders wirkungsvoll gewesen, wenn man mit Therapeuten übte, mit geistig behinderten Menschen zu arbeiten. Es folgen einige Ausschnitte aus Lisas Test, damit Leser, die wenig über geistig Behinderte wissen, sehen können, daß sie dieselben Gefühle, Bedürfnisse und Wünsche haben wie "normale Menschen".

Untersucher: Nun schau dir mal dieses Bild an, Lisa. Erzähle mir eine vollständige Geschichte mit einem Anfang, einer Mitte und einem Schluß. Erzähle mir, was die Leute denken und was sie fühlen.

Lisa: Die Frau schläft gerade und der Mann weint, weil er unglücklich ist, weil er nicht richtig gehen und nicht richtig sprechen kann. Er ist halb gehandikapt und halb geistig behindert.

Untersucher: Wie ist er denn so geworden?

Lisa: Er ist schon so geboren worden. Ich bin auch so geboren worden.

Untersucher: Wie?

Lisa: Ich bin schon als geistig Behinderte geboren worden und deswegen gehe ich auch auf eine Sonderschule. Die Leute in der Schule sagen das, und sie machen sich lustig über mich.

Untersucher: Wer?

Lisa: Die Leute in der Schule.

Untersucher: Die Kinder?

Lisa: Ja, die Kinder.

Untersucher: Sind sie geistig behindert?

Lisa: Nein, nicht so wie ich. Sie sagen, ich sei gehandikapt und ich weiß nicht, was das heißt. Ich weiß, was behindert heißt.

Untersucher: Was heißt es denn?

Lisa: Ich lerne langsam. Ich kann nicht so schnell wie andere lernen. Ich kann nicht schnell laufen. Ich kann nicht richtig lesen und sprechen. Geistig behindert heißt dumm und blöde, und so nennen sie mich auch.

Untersucher: Geistig behindert? Was fühlst du denn, wenn du so genannt wirst?

Lisa: Ich mag es nicht.

Untersucher: Was sagst du?

Lisa: Mit Stöcken und Steinen kann man mir die Knochen brechen, aber mit so Bezeichnungen kann man mir niemals weh tun. Aber sie sagen es immer wieder, um mich wütend zu machen, und sie sagen es jeden Tag. Immer wieder sagen sie es.

Untersucher: Du kannst sie also nicht dazu bringen, daß sie aufhören? Welche Gefühle hast du denn dabei?

Lisa: Ich fühle mich schrecklich.

Untersucher: Könntest du dir eine Möglichkeit vorstellen, wie du sie dazu bringen kannst, daß sie aufhören?

Lisa: Wenn ich so eine Büchse mitnehme, in der das Essen drinnen ist, dann könnte ich sie ihnen auf den Kopf schlagen, und das würde sie dazu bringen, daß sie aufhören.

Untersucher: Was würde denn geschehen, wenn du das tun würdest?

Lisa: Ich weiß nicht, aber sie würden auf mich wütend werden und würden mich weiterhin so rufen.

Untersucher: Hört sich wie ein großes Problem an. Ich kann verstehen, daß du wütend bist.

Lisa: Sie sagen immer wieder, daß sie Probleme haben. Sie kriegen Anfälle, und sie werden krank und nehmen Medizin, und einige Leute können nicht richtig gehen; so sind sie schon geboren worden. Wie ich.

Untersucher: Einige von den Kindern sind wie du?

Lisa: Da ist ein anderer Junge, der ist so wie ich. Er heißt Mike. Er kann nicht richtig gehen. Einige Leute sind taub, und sie können nicht richtig sprechen und nicht hören.

Untersucher: Was denkst du denn, wenn du andere Leute siehst, die Probleme haben?

Lisa: Ich fühle mich so komisch, aber ich gehe zu ihnen, weil ich geistig behindert bin. Und genauso fühlt er sich. Er fühlt sich schrecklich, weil er geistig behindert ist und weil ihn die Leute so nennen. Manchmal wünsche ich mir, ich wäre ein Junge, dann würde ich nicht meine Periode kriegen. Letzten Monat habe ich sie zweimal gehabt.

Untersucher: Zweimal!

Lisa: Ja, einmal am Anfang und einmal am Ende. Ich habe sie jetzt. Sie hat gestern in der Schule angefangen.

Untersucher: Paßt du da selbst auf dich auf?

Lisa: Ja, weil ich gewöhnlich Blutflecken auf meiner Unterhose bekomme und ich muß mir eine Monatsbinde nehmen und ich fühle mich schrecklich, wenn ich sie trage. Sie saugt alles auf, und man muß eine Dusche nehmen. Kann ich die Geschichte beenden?

Untersucher: Ja. Wie hört sie denn auf?

Lisa: Er weint, weil er unglücklich ist, weil er geistig behindert ist.

MULTIMODALE BEHANDLUNG VON GEISTIG RETARDIERTEN KINDERN

In diesem Kapitel werden wir einige typische multimodale Methoden beschreiben, die anläßlich eines gruppentherapeutischen Programms in einem Institut für geistig Behinderte angewandt wurden.[+] Das Programm war so eingerichtet, daß man 40 Kinder mit einer Vielzahl von Problemen und mit den verschiedensten Eigenarten - einschließlich extremes Sich-Zurückziehen - lehren konnte, sozial angemessene Verhaltensweisen - einschließlich Durchsetzungsvermögen - zu zeigen. Viele dieser Kinder wurden als sprachunfähig eingestuft.

[+] Anmerkung:
Die Entwicklung und Durchführung des gruppentherapeutischen Programms, auf das wir uns hier beziehen, erfolgte am Mental Retardation Institute of New York Medical College, Valhalla, New York.

Die Gestaltung des Programms ging zurück auf frühere Erfahrungen, die wir mit der multimodalen Therapie sowohl bei retardierten als auch bei nicht retardierten Kindern gewonnen hatten; diese therapeutischen Bemühungen hatten zu bedeutenden Veränderungen im emotionalen Bereich und im Verhaltensbereich geführt. Obwohl sich unsere Erfahrungen auf Individualtherapien beschränkten, waren wir der Meinung, daß die Techniken der multimodalen Therapie, die sich durch Variabilität und Flexibilität auszeichnen, ganz besonders für eine Gruppentherapie geeignet sind.

Dadurch, daß wir uns bei unserem therapeutischen Vorgehen am multimodalen Ansatz orientierten, konzentrierten wir uns systematisch auf eine Reihe verschiedener Probleme, ohne außer acht zu lassen, daß Menschen sich selbst und ihre Existenz in vielen verschiedenen, aber miteinander zusammenhängenden Modalitäten erfahren.

Das Buch über geistige Behinderung von Menolascino (1970) enthält einige Aufsätze, die die Ansicht stützen, daß eine Psychotherapie bei geistig behinderten Menschen bemerkenswerte Fortschritte in der emotionalen Entwicklung und in der Fähigkeit zur sozialen Anpassung bewirken kann. Menolascino weist darauf hin, daß gut strukturierte und balancierte Gruppen notwendig seien, die von aktiven und wachsamen Therapeuten geführt werden müssen und präsentiert einen breitgefächerten und eklektischen Ansatz, der wahrscheinlich den meisten Erfolg haben dürfte. Dabei kann jede Technik verwendet werden, die der Therapeut für den einzelnen Patienten als effektiv betrachtet. Die Techniken, die vorgeschlagen werden, sind verschiedenster Art: u. a. werden therapeutische Erziehungsprogramme, operantes Konditionieren (Verhaltensmodifikation) und Psychodrama genannt. Zusätzlich zum psychotherapeutischen Vorgehen können auch Medikamente therapeutisch eingesetzt werden. Wenn man sich bei der Therapie an diesem breitgefächerten und eklektischen Ansatz orientiert, zeigen sich bei geistig behinderten Personen aller Altersklassen die folgenden Ergebnisse: "Anpassung im institutionellen Rahmen, Motivation zum Lernen, Anschluß an die Gruppe der Gleichaltrigen, familiäre Beziehungen, die Kontrolle unakzeptablen Verhaltens, die Lösung von Konflikten mit Autoritäten, die Rückkehr ins Heim und zur Gemeinschaft und eine Modifikation der Persönlichkeit; schließlich können geistig behinderte Personen auf diese Weise für mehr Beschäftigungen befähigt werden" (Menolascino, 1970, S. 245). Die multimodale Orientierung führt aber zu einer besseren Strukturierung, zu größerer Präzision und zu einem Behandlungsplan, der sich durch mehr Gründlichkeit auszeichnet und die allgemeine Orientierung von Menolascino zuspitzt. Bevor wir aber präzise multimodale Verfahren aufzeigen, müssen zahlreiche allgemeine Punkte herausgehoben werden.

DIE ZUSAMMENSTELLUNG DER GRUPPEN

Was die Auswahl der Gruppenmitglieder anbelangt, so ist es ratsam, Kinder auszusuchen, bei denen Alter, Intelligenz, Grad der sozialen Anpassung und "Persönlichkeitstypus" annähernd homogen sind. Innerhalb dieses Rahmens betrachten wir es als nützlich, Gruppen mit Kindern, die sich zurückziehen, von Gruppen mit solchen Kindern zu trennen, die sich gewohnheitsmäßig "nach außen abreagieren". In jeder Gruppe sollten aber beide Geschlechter gleich verteilt sein, und was die Kommunikationsfähigkeit der Kinder, ihr Ausmaß an Durchsetzungsvermögen, ihre Aktivität und Passivität angeht, so sollte man ebenfalls auf Heterogenität achten. Wir empfehlen die Teilnehmerzahl so niedrig zu halten, daß man sich jedem einzelnen Gruppenmitglied ausgiebig widmen kann. Jede unserer Gruppen bestand aus sechs bis acht Kindern und zwei Therapeuten. Wir haben es oft als vorteilhaft angesehen, zusätzliche Therapeuten in die Gruppe mit hinein zu nehmen, die einzeln mit den Kindern arbeiten sollten, die spezielle Schwierigkeiten hatten und eine gesonderte Beachtung benötigten. So war beispielsweise der dritte Therapeut in einer Gruppe ein Verhaltenstherapeut, der operante Techniken anwandte, um die störenden und destruktiven Verhaltensweisen eines bestimmten Kindes zu kontrollieren, das noch nicht an einer Gruppe sinnvoll teilnehmen konnte. Obwohl wir das Kind aus der Gruppe herausnehmen und nach einem streng verhaltenstherapeutisch orientierten Programm hätten behandeln können, glaubten wir, dauerhaftere Resultate zu erzielen, wenn die Behandlung innerhalb des größeren Rahmens des multimodalen Programms vorgenommen würde. Bei dem Kind waren tatsächlich Erfolge zu verzeichnen und allmählich machte sich eine Verbesserung der Fähigkeit bemerkbar, an Gruppeninteraktionen teilzunehmen.

DIE ROLLE DES THERAPEUTEN

Die wohl wichtigste Funktion des Therapeuten, der mit geistig retardierten Kindern arbeitet, ist die eines "Rollenmodells". Dadurch, daß der Therapeut als Modell für sozial angemessenes Verhalten fungiert, erhalten die Kinder die Gelegenheit, Verhaltensweisen direkt zu beobachten, die sie später kopieren und selbst praktizieren können, und für deren Nachahmung sie von anderen belohnt werden. So kann der Therapeut in der Gegenwart einiger Kinder mit einem Kind in Interaktion treten und Verbalisierungen wie "bitte" oder "danke" demonstrieren, er kann andere um Hilfe bitten, oder er kann an allem, was die Kinder schätzen, auf betont kooperative und freundliche Weise Teilnahme bezeugen. Wenn zwei Therapeuten anwesend sind, können beide als Modellpersonen dienen, indem sie miteinander auf konstruktive und angemessene Weise interagieren. Es schien uns am wirksamsten zu sein, wenn in jeder Gruppe ein Therapeut und eine Therapeutin arbeiteten und in einer solchen Form in Interaktion traten, daß sie als Modelle fungierten für Zusammenarbeit, Freundlichkeit, gegenseitigen Respekt, friedliche Beilegung von Streitigkeiten, konsequentes Verhalten, gegenseitige Sympathiebezeugungen usw. Dadurch, daß die Therapeuten Modellpersonen darstellen und die Nachahmung erleichtern, übernehmen sie in vielerlei Hinsicht die Funktion von Elternfiguren.

Die therapeutische Konsequenz spielt eine entscheidende Rolle, wenn es darum geht, die Grenzen für das aggressive Verhalten der Kinder festzulegen. Es ist ganz besonders wichtig, daß es den Kindern nicht gelingt, ihre beiden Therapeuten zu manipulieren, besonders indem sie einen gegen den anderen ausspielen. (Wenn die Kinder zu Hause mit ihren tyrannischen Verhaltensweisen oft Erfolg haben, suchen die Eltern zumeist Zuflucht zu Ausreden, oder das Kind fängt an zu glauben, daß es mit einem Elternteil einen bestimmten Vertrag abgeschlossen hat. Die Ausübung einer solchen Art von Macht nimmt das Kind in der Regel zu stark in Anspruch. Die Konsequenzen, die sich hier ergeben, überwiegen jeden nur denkbaren Gewinn, den ein solches Kind erwartet haben könnte). Die Therapeuten müssen während der Sitzungen miteinander in offenem und direktem Kontakt stehen, damit sie ihre eigenen Interaktionen überwachen und in ihrem Verhalten gegenüber den Kindern konsequent sein können.

METHODEN, DIE IN DER GRUPPE ANGEWENDET WERDEN

Bei dem Aufbau der Kindergruppen ließen wir uns von zwei grundlegenden Annahmen leiten:

1. Viele Techniken, die sich bei einer Individualtherapie als nützlich erweisen, können auch im Rahmen einer Gruppe verwendet und ausgebaut werden.

2. Die multimodale Therapie, die bei nicht-retardierten Kindern, Heranwachsenden und Erwachsenen eingesetzt wird, läßt sich auch mit Erfolg bei retardierten Personen anwenden.

Wir waren allerdings der Ansicht, daß bei der Arbeit mit geistig behinderten Kindern einige wichtige Unterschiede gemacht bzw. zumindest in Erwägung gezogen werden müssen. Sternlicht (1964) hat darauf verwiesen, daß ein Therapeut, der eine Gruppensitzung erfolgreich strukturieren kann, sehr aktiv sein muß, besonders wenn es darum geht, mit hyperaktiven Kindern zu arbeiten. Unsere erste Überlegung bestand ebenfalls darin, daß der Therapeut in einer Gruppensitzung mit retardierten Kindern mehr Aktivitäten in Gang setzen muß, als es bei einer Gruppe mit nicht retardierten Kindern notwendig sein dürfte. Weiter erkannten wir, daß für den Therapeuten, der mit geistig behinderten Kindern arbeitet, die Notwendigkeit besteht, sehr viel mehr zu wiederholen und Instruktionen zu geben, mehr zu verbalisieren, wann immer möglich, einfache Aufgaben zu erfinden, um mühelos Erfolge zu sichern, und sowohl spezifische Einschränkungen als auch solche in Betracht zu ziehen, die auf eine normale Funktionsfähigkeit hinweisen.

Slivkin und Bernstein (1970) haben vorgeschlagen, daß geistig retardierte Kinder lernen müssen, sich verbal auszudrücken. Wenn man aber die ihnen auferlegten Beschränkungen berücksichtigt, ergibt sich für den Therapeuten, daß er mehr direktiv vorgehen und nicht nur vermitteln muß, wie, sondern auch was genau in zwischenmenschlichen Situationen kommuniziert werden soll. Die folgende kurze Begegnung zwischen zwei Jungen, die an einer unserer multimodalen Gruppensitzungen teilnahmen, dient dazu, diesen Punkt zu veranschaulichen.

Beide Jungen waren aggressiv und hatten Schwierigkeiten in ihren Beziehungen mit Gleichaltrigen. David, der jüngere von beiden, konnte sich sprachlich ausdrücken und verfügte über eine Intelligenz, die einer leichten geistigen Behinderung entsprach. Richard hingegen konnte als "nichtverbal" bezeichnet werden; er kommunizierte nur mit Lauten und Gesten und war geistig stärker behindert. Die Situation war die, daß beide Jungen gleichzeitig zu einem Schießbudenspiel rannten, das nur von einer Person bedient werden konnte. Jeder von ihnen wollte der erste sein; so kam es dazu, daß sie zu raufen anfingen und sich bemühten, sich gegenseitig vom Spiel wegzuzerren. Dabei sprachen beide kaum.

Wir als Kotherapeuten stellten dann Modellpersonen dar, indem wir das "andere Ich" jedes Jungen spielten. Zuerst stand jeder von uns hinter einem der beiden Jungen und verbalisierte die Frustration, die jeder empfand, weil es ihm nicht möglich war, daß Spiel für sich alleine zu haben und den anderen vom Spiel fernzuhalten. Unser Dialog klang ungefähr so:

(für Richard): "Ich bin wütend, David, weil du das Spiel haben willst. Ich will spielen und du sollst wegbleiben. Warum tust du nicht das, was ich von dir verlange. Ich bin wütend, weil ich es dir nicht so mit Worten sagen kann, daß du das tust, was ich von dir verlange".

(für David): "Richard, ich bin so wütend, ich möchte dich stoßen und schlagen, ich will, daß du von mir weggehst. Ich bin böse auf dich, weil du nicht von mir weggehst und das Spiel mir überläßt. Das Spiel soll jetzt mir gehören, weil ich es haben will. Ich werde sehr böse und zornig, weil ich nicht die Dinge haben kann, die ich haben will und ich möchte dich am liebsten schlagen und wegstoßen".

Nachdem wir diese und ähnliche Äußerungen mehrere Male wiederholt hatten, während die Jungen zuhörten, machten wir ihnen einen Vorschlag, wie man das Problem lösen und einen Weg finden könnte, sich das Spielzeug zu teilen oder sich zumindestens die Zeit einzuteilen, in der man damit spielte. Unsere Unterhaltung klang ungefähr so:

(für Richard): "Okay, David, wir wollen einen Weg suchen, wie wir beide das Spielzeug benutzen können, ohne uns zu schlagen, weil ich mich wohler fühlen würde, wenn wir zusammen spielen und einander besser verstehen könnten. Warum spielen wir nicht abwechselnd mit dem Spiel, und wir können Carole und Vito bitten, uns dabei zu helfen, so daß es für dich und für mich fair ist".

(für David): "Okay, Richard, ich bin zufrieden, wenn wir beide abwechselnd spielen können und uns nicht um das Spielzeug schlagen müssen; Carole und Vito können uns dabei helfen".

Wir machten ihnen dann weitere Vorschläge, wie sie mit dem Schießbudenspiel in kooperativer Weise spielen könnten, was sie auch innerhalb der von uns auferlegten Einschränkungen taten. Es war im therapeutischen Sinn ganz besonders wichtig, daß wir für sie die Angelegenheit völlig übernahmen, Instruktionen gaben und ihre Gefühle in Worten ausdrückten. Wir führten auch in einem Rollenspiel angemessene Verhaltensweisen vor und verwendeten Techniken zur Verhaltenseinübung, um den Erfolg und die Dauerhaftigkeit dessen, was sie gelernt hatten, zu sichern. Als sie sich dann kooperativ verhalten konnten, wurden die Jungen von uns häufig mit Ermutigung und verbalem Lob verstärkt.

Bei unseren Gruppen waren wir immer skeptisch gegenüber der Etikettierung "nichtverbales Kind", mit der mehrere Gruppenmitglieder versehen worden waren. Viele Kinder können verbales Material verstehen, obwohl sie Schwierigkeiten haben, sich auszudrücken. Es ist wichtig zu wissen, ob ein Kind nicht sprechen k a n n oder nicht sprechen w i l l . Häufig hat man es - sowohl was Auffassungsgabe als auch verbale Ausdrucksfähigkeit anbelangt - mit mehreren Problemen gleichzeitig zu tun. Daraus ergibt sich, daß es bedenklich ist, sich gegenüber dem Kind verbal auszudrücken und anzunehmen, daß das, was man sagt, auch verstanden wird; wenn die Worte nicht verstanden werden, so doch die Gesten, Tätigkeiten und der Gesichtsausdruck. Es ist auch eine Hilfe, sich daran zu erinnern, daß Kinder nicht nur Worte benutzen, um sich auszudrücken. Der Therapeut kann sich der nicht-verbalen Kommunikationsformen bedienen, die er bei den Kindern bereits antrifft und die in verschiedenen Modalitäten angesiedelt sein können.

VERBALE TECHNIKEN

Die Tatsache, daß der Therapeut die Freiheit hat, Fragen zu stellen, ist von entscheidender Bedeutung, egal ob es darum geht, geistig retardierte oder geistig nicht retardierte Kinder zu behandeln. Die besten Fragen sind in der Regel nicht die, auf die man "ja" oder "nein" erwidert, oder die allzusehr nach einer Antwort drängen. Um einem Patienten zu helfen, sich sozial besser anzupassen, sollte der Therapeut sich nicht scheuen,allgemeine Feststellungen über Personen und Ereignisse zu machen. Er soll zu Vorschlägen bereit sind und verbal Grenzen setzen. Die Festlegung von Grenzen kann durch solche Äußerungen erfolgen wie: "Ich will nicht, daß du irgendjemandem wehtust, weder dir und mir noch einem anderen".

Der Therapeut sei auch dazu ermuntert, einem Kind gegenüber Äußerungen zu machen, aus denen hervorgeht, daß er versteht, was das Kind im Augenblick erlebt und fühlt, etwa: "Ich weiß, daß du jetzt ärgerlich bist, aber ich kann es nicht zulassen, daß du das tust". So mußte beispielsweise ein Kind in einer Gruppensitzung physisch daran gehindert werden, mit voller Absicht ein Plastikspielzeug zu zerstören, weil ein anderes Kind sich geweigert hatte, mit ihm zu spielen. Als die Therapeutin in dieser Form eingriff, half sie ihm dabei, seine ärgerlichen Gefühle zu verbalisieren, die es empfand, weil es von dem anderen Kind offensichtlich zurückgewiesen worden war. Es wurde darauf aufmerksam gemacht, daß es seine Frustration und seinen Ärger durch einen direkten aggressiven Akt ausdrücken würde. Die Therapeutin schlug dann vor, daß es - falls es sich noch immer ärgern würde - seinen Ärger an einem Medizin-Ball auslassen sollte; wenn es sich dann besser fühlte, würde die Therapeutin dabei helfen, die Angelegenheit mit dem anderen Kind direkt zu bereinigen. Entsprechend verfährt man in der Situation, daß ein Kind in der Position eines Fötus auf dem Fußboden liegt; der Therapeut würde dann etwa sagen: "Ich glaube, du willst mir zeigen, daß du dir im Augenblick wie ein Baby vorkommst". Wenn ein Kind, das die Farben kennt, ein rosafarbenes Klötzchen als blau bezeichnet, dann kann eine anerkennende und dennoch realitätsorientierte Atmosphäre geschaffen werden, indem man ihm sagt: "Okay, du kannst dieses rosafarbene Klötzchen als blau bezeichnen, wenn du willst".

Wie schon weiter oben erwähnt, besteht eine andere wichtige Technik darin, die angemessenen Verhaltensweisen im Modell darzustellen (das andere Ich zu spielen): diese Technik kann bei Kindern mit beschränkter sprachlicher Kommunikationsfähigkeit besonders effektiv sein. Es geht im wesentlichen darum, daß der Therapeut für das Kind spricht. Wenn beispielsweise ein Kind einem anderen Kind das Spielzeug wegnimmt, könnte der Therapeut sagen: "Gib mir das zurück. Ich habe gerade damit gespielt" oder "Das kann ich nicht leiden". Insbesondere wenn man mit "nicht-verbalen" Kindern arbeitet, können solche Bemerkungen wie "Ich glaube, Johnny möchte gern mit dir zusammen spielen" die soziale Interaktion in einer produktiven Weise fördern und dem Kind die Notwendigkeit abnehmen, seine Gefühle zu verbalisieren. Allerdings muß daran erinnert werden, daß das letzte Ziel für uns Therapeuten darin besteht, das Kind zu lehren, seine eigenen Gefühle selbst zu verbalisieren.

Allgemein können Therapeuten direkte Äußerungen über sich selbst machen und gleichzeitig sozial erwünschte Verhaltensweisen lehren. Sie können als positive Verstärker für angemessenes soziales Verhalten auftreten und sie können unerwünschte Verhaltensweisen ignorieren oder bestrafen. Es braucht keinen Punkt zu geben, an dem der Therapeut seine persönliche Integrität kompromittiert, indem er unangemessene Verhaltensweisen zuläßt. Im wesentlichen müssen Therapeuten als warmherzige, sich sorgende, starke und konsequente Personen auftreten, die selbst sozial gesinnt sind.

FÖRDERUNG DER INTERAKTION IN DER GRUPPE

Bei Kindern, die Richtlinien brauchen und Schwierigkeiten haben, Gruppenaktivitäten von sich aus in Gang zu bringen, ist es äußerst wichtig, in einer Gruppe auf Strukturierung zu achten. Eine Möglichkeit, geschickt vorzugehen, besteht darin, daß der Therapeut eine Tätigkeit mit einem Kind oder mehreren Kindern beginnt, und dann, wenn der Anstoß einmal da ist, andere Kinder miteinbezieht, während er gleichzeitig seine Teilnahme fortsetzt oder stufenweise abbaut. Beispielsweise kann ein Therapeut mehrere Kinder dazu veranlassen, sich an den Händen anzufassen und einen Kreis zu bilden, andere darum bitten, mitzumachen, indem er direkt ihre Hände nimmt und sie zusammenführt, und sich dann aus dem Kreis entfernen. Der Therapeut kann die Gruppeninteraktion weiter strukturieren, indem er vorschlägt oder darauf besteht, daß die Kinder sich abwechseln, oder indem er ein Kind dem anderen helfen läßt. Eine Struktur kann ebenso hergestellt werden, indem man die Kinder bittet, dem Therapeuten bei einem Projekt zu helfen, wobei jedes Kind für einen anderen Aspekt oder Teil der Aufgabe verantwortlich sein soll.

Die soziale Interaktion kann direkt durch Rollenspiel und solche Phantasie-Techniken gefördert werden, bei denen die Kinder angewiesen werden, verschiedene Situationen darzustellen, wie etwa das Einkaufen in einem Laden, aggressives Handeln, die Ereignisse in der Schule, das Hinlaufen zu einem Feuer, die Beteiligung an einer familiären Auseinandersetzung oder den Besuch bei einem Arzt. Während die einzelnen Kinder verschiedene Rollen spielen, beobachten die anderen, was gespielt wird. Dabei können Hilfen wie Masken, Marionetten, Spielzeuggewehre und Puppen verwendet werden.

EINSATZ VON AUSRÜSTUNGSGEGENSTÄNDEN, SPIELEN UND SPORTLICHEN BETÄTIGUNGEN

Je aktiver, lebhafter und anregender die therapeutischen Sitzungen sind, desto mehr Erfolg wird sich einstellen. Wir möchten dazu ermuntern, Spiele mit und ohne Wettbewerbscharakter und sportliche Aktivitäten einzusetzen, bei denen mehr als eine Person mitmachen muß, insbesondere solche, die Zusammenarbeit im Team erfordern und bei denen abgewechselt wird. Der Therapeut kann zusätzlich Situationen herbeiführen, um zu einer allseitigen Beteiligung zu ermuntern. Indem er ein Kind in eine Aktivität einspannt, die unterhaltsam und optisch reizvoll ist, kann er ein anderes Kind zum Mitmachen stimulieren. Ein hervorragendes Mittel zur Anregung von Interaktionen besteht darin, die Menge des verfügbaren Spielmaterials einzuschränken oder Spiele aufzuteilen, so daß ein Kind sich an ein anderes wenden muß, wenn es mehr Spielzeug oder fehlende Teile eines Spiels haben will. Am besten ist es, Aktivitäten in Gang zu bringen, auf die die Kinder aktiv und ähnlich reagieren, z. B. Singen, Tanzen und Instrumentenspiel (Trommeln, Zimbeln, Klangstäbe, Harfen usw.). Wenn ausreichende Anweisungen gegeben werden und für einen genügend hohen Strukturierungsgrad gesorgt wird, werden die Kinder in der Regel mit einer Gruppenbildung reagieren.+

GESTALTEN UND WERKEN

Man sorge für Gestaltungs- und Werkmaterial (Knetmasse, Fingerfarben (nicht für aggressive Kinder), Bauklötzchen, Papier und Kleister etc.); das Material soll auf dem Tisch so verteilt werden, daß die Kinder sich dazu ermuntern lassen, sich so zusammenzusetzen, daß sie sich während der Arbeit anblicken können. Dadurch werden die Kinder nicht nur zur Interaktion und Kooperation angeregt und Erfolgserlebnisse bei ihnen hervorgerufen, sondern ihre Schöpfungen gewähren Einblicke in ihr Phantasieleben und fördern den Ausdruck ihrer Gedanken und Gefühle. Die Ergebnisse ihres Schaffens liefern wertvolle Anhaltspunkte für die Konflikte, die die Kinder eventuell täglich erleben, die sie aber nicht verbalisieren können. So benutzte ein Junge durchweg und in zwanghafter Weise die Bauklötzchen, um damit immer wieder ein Haus zu bauen. Als wir ihn dazu ermutigten, seine Gefühle, die er beim Hausbauen empfand, in Worten auszudrükken, wurde offensichtlich, daß er wegen der bevorstehenden Scheidung seiner Eltern eine starke Angst um sein eigenes Zuhause hatte. Es schien so, als ob er den Wunsch ausdrücken wollte, die Dinge zusammen und die Situation - zumindest symbolisch - unter Kontrolle zu halten.

+ Anmerkung:

Diese Vorschläge müssen modifiziert werden, wenn mit Kindern gearbeitet wird, die ganz bestimmte Probleme haben. Passive Kinder z. B. werden manchmal durch Spielzeug erschreckt, das einen aggressiven Aufforderungscharakter besitzt. Wenn solches Spielzeug Kindern überlassen wird, die sich nach außen abreagieren, ist eine sorgfältige Überwachung erforderlich, um einen Mißbrauch des Spielzeugs zu verhindern. Hyperaktive und ablenkbare Kinder werden manchmal überreizt, wenn sie mit zu vielen Spielsachen konfrontiert werden.

FOTOGRAPHIEREN

Es wirkt sich positiv aus, wenn man die Kinder Fotographien von sich selbst und den anderen namentlich identifizieren läßt, die Bilder aufhängt oder an die Wand klebt und sie da hängen bzw. kleben läßt. Durch den Einsatz von Videobändern wird den Kindern direkte visuelle Rückmeldung ermöglicht. Das erweist sich dann als besonders hilfreich, wenn die Techniken des Modellspiels und der Verhaltenseinübung verwendet werden, insbesondere bei solchen Kindern, die ein erhebliches Ausmaß an Wiederholung und Übung benötigen.

PUNKTE VON BESONDERER BEDEUTUNG

1. Es ist notwendig, immer zu verbalisieren.
   Auch wenn ein Kind anfangs seine Gefühle nicht korrekt bezeichnen kann - wenn der Therapeut sie ausreichend oft verbal zum Ausdruck bringt - wird das Kind die Verbindung schließlich herstellen und ab einem bestimmten Punkt die Verbalisierung als ein neues Kommunikationsmittel verwenden.

2. Man darf sich von den Kindern nicht manipulieren lassen.
   Es wird ganz sicher der Fall sein, daß die Kinder versuchen, die Konsequenz des Therapeuten auf die Probe zu stellen, um sich ihres Gefühls der Sicherheit zu vergewissern und um ihre Erwartungen zu bestätigen, daß destruktive oder sich isolierende Tendenzen nicht toleriert werden. Andererseits muß der Therapeut immer die Individualität der Erfahrung eines jeden Kindes zu einem bestimmten Zeitpunkt respektieren; es ist weder notwendig noch wünschenswert, daß ein Kind sich jederzeit gesellig gibt, wenn es gerade Gefühle hat, die sich mit einem geselligen Verhalten nicht vereinbaren lassen. Es sollten dem Kind aber Einschränkungen und Bedingungen - so weit es geht - in verbaler Form deutlich gemacht werden. Dazu gehört die verbale Vermittlung von Regeln und Anweisungen und die Erklärung von Bedingungen, Erwartungen, Gefühlsäußerungen und Begründungen. Obwohl das Verhalten der Kinder mit den traditionellen operanten Konditionierungstechniken geformt werden kann, läßt sich nach Bandura (1969) der Lernprozeß beschleunigen, wenn man zusätzlich zum Konditionierungsprogramm den verbal-kognitiven Input miteinbezieht, wie etwa die Formulierung von Bedingungen, die in einem bestimmten Fall vorliegen.

Unsere Bemühungen, uns innerhalb jeder Modalität mit den individuellen Bedürfnissen jedes einzelnen Kindes systematisch auseinanderzusetzen, wurden durch die Anwendung des multimodalen Profils von Lazarus (1973) erleichtert. Dieses Profil ist im wesentlichen ein Arbeitspapier, daß der Therapeut dazu benutzt, um die besonderen Probleme des einzelnen Patienten zu identifizieren und einen detaillierten Behandlungsplan aufzustellen. Wir haben das Originalprofil so erweitert, daß es nicht nur die Modalitäten, Probleme und vorgesehenen Behandlungspläne enthält, sondern auch die Ausprägungsgrade der einzelnen Probleme, die Häufigkeit, mit der die problematischen Verhaltensweisen auftreten und einen Bericht über die Fortschritte, die bei den einzelnen Problemen zu beobachten sind. Für die Häufigkeit des Auftretens wird eine 5-Punkte-Rating-Skala benutzt; den einzelnen Stufen entsprechen folgende Bezeichnungen:

konstant (5),
häufig (4),
gelegentlich (3),
selten (2),
nie (1).

Um den Ausprägungsgrad eines Problems zu charakterisieren, bitten wir die Lehrer und die Eltern, jedes Problem auf einer 3-Punkte-Skala einzuordnen, wobei 3 bedeutet, daß das Problem sehr stark, 2, daß es weniger stark und 1, daß es nur schwach ausgeprägt ist. Dieses Einschätzungsverfahren erweist sich bei der graphischen Darstellung der Fortschritte bei einem jeden Kind als überaus wertvoll; eine solche Darstellung wird vorgenommen, um das Ausmaß des Erfolgs nach einer Behandlung zu bestimmen und um den Therapeuten dabei zu helfen, die Probleme auszusuchen, auf die er sich konzentrieren will.

Die im Profil enthaltenen Informationen und Daten stammen aus sechs grundlegenden Quellen: Aus der allgemeinen Beobachtung der Kinder in ihren Klassenräumen; aus Interviews und Gesprächen mit Lehrern; aus Interviews und Gesprächen mit Eltern; aus Informationen, die von verfügbaren diagnostischen Materialien und Aufzeichnungen herrühren; aus Interviews mit den Kindern und aus den laufenden Beobachtungen und Eindrücken während der eigentlichen therapeutischen Sitzungen. Obwohl die Informationen über den Ausprägungsgrad, die Häufigkeit und die Fortschritte subjektiver Natur sind, glauben wir, daß subjektive Erfahrungen richtig sein können, besonders wenn die Kinder in der selben

Umgebung bleiben. Man kann sagen, daß unsere Version des multimodalen Profils die Funktion eines Arbeitspapiers besitzt, in dem nicht nur die problematischen Bereiche beschrieben sind, sondern auch ein vollständiges Behandlungsprogramm mit einer Bewertung der Ergebnisse.

FALLDARSTELLUNG

Um die Verwendung des multimodalen Profils zu verdeutlichen, wollen wir den folgenden Fall darstellen:

An unserem gruppentherapeutischen Programm nahm etwa acht Monate lang ein 16jähriges, geistig stark behindertes Mädchen mit dem Namen Susan teil. Sie konnte als sehr depressiv und wenig durchsetzungsfähig beschrieben werden, führte Selbstgespräche, verfiel gelegentlich in Wutausbrüche und machte verbale Äußerungen, aus denen hervorging, daß sie psychoseähnliche Halluzinationen hatte. Trotz dieser und anderer Schwierigkeiten, die in ihrem Profil aufgeführt sind, verfügte Susan über eine Reihe von Stärken. Sie verhielt sich beispielsweise in der Regel nicht aggressiv, sie hatte eine lange Aufmerksamkeitsspanne, sie zeigte keine Hyperaktivität, sie konnte verbale Anweisungen verstehen und sich selbst auch verbal ausdrücken und die meisten der Fähigkeiten, die im Rahmen des alltäglichen Lebens notwendig sind, waren entwickelt. Mit Ausnahme der gelegentlichen überreaktiven Ausbrüche waren ihre emotionalen Reaktionen bereits im Ansatz und in der Qualität angemessen. Obwohl sie nicht von sich aus mit anderen Kontakt aufnahm, schien sie an physischem Kontakt, der von anderen initiiert wurde, Gefallen zu finden. Susan spielte gern mit Puppen und Miniaturhäusern; in ihrem Spiel ließen sich gewöhnlich Zusammenhänge und Orientierung an der Realität erkennen. In ihrem Intelligenzniveau befand sie sich auf der Stufe eines etwa siebenjährigen Kindes. Sie hatte eine gute zeitliche und räumliche Orientierung und ein gutes Gedächtnis für alltägliche Ereignisse. Was den zwischenmenschlichen Bereich anbelangte, zeigte Susan kooperative Verhaltensweisen, und gelegentlich zeigte sie anderen, daß sie positive Gefühle für sie empfand. Unter Berücksichtigung ihrer Stärken sowie ihrer Probleme und Einschränkungen erstellten wir für sie ein multimodales Profil (Tabelle 1).

Bei Susan waren nicht nur die im Profil dargestellten Fortschritte zu verzeichnen; weitere Erfolge wurden dadurch erzielt, daß man mit ihrer Mutter und ihrer Schwester arbeitete, die an einer multimodalen Elterngruppe teilnahmen. Diese Gruppe bestand aus den Eltern, deren Kinder im Rahmen unseres gruppentherapeutischen Programms behandelt wurden. Die gleichzeitigen therapeutischen Bemühungen bei ihrer Mutter und ihrer Schwester konzentrierten sich auf die Schwierigkeiten, die beide mit Susan hatten, wenn sie zu Hause ihre Gefühle ausdrückte, insbesondere wenn sie Reaktionen zeigte, die damit zusammenhingen, daß ihr Vater sich von der Familie getrennt und sie "im Stich" gelassen hatte. Sowohl die Mutter als auch die Schwester reagierten positiv auf die Vorschläge des Therapeuten, der ihnen nahelegte, Susan dazu zu ermuntern, sich frei auszudrücken; sie sollten auch Susan respektvoller behandeln, indem sie ihr die nötigen Informationen nicht vorenthielten.

Susan führte oft Selbstgespräche, wenn ihr Vater - ohne vorherige Erklärung und ohne vorher anzurufen - sein Versprechen brach, sie an Wochenenden zu besuchen. Früher hatten Mutter und Schwester sein Verhalten gewöhnlich entschuldigt und versucht, ihre negativen emotionalen Reaktionen zu zerstreuen. Nachdem sie an der Elterngruppe teilgenommen hatten, wurden sie ehrlicher zu ihr und zeigten dieselben Gefühle wie sie und gaben vor ihr zu, daß sie ähnlich fühlten. Bei solchen Gelegenheiten hörte Susan damit auf, Selbstgespräche zu führen, weil sie sich in ihren Beziehungen zu anderen wohler fühlte.

Gegenwärtig bekommt Susan Verhaltensweisen beigebracht, die ihrem Alter angemessener sind. Ihre Familie verhält sich ihr gegenüber nich mehr überfürsorglich wie früher und behandelt sie auch nicht mehr wie ein unmündiges Kind.

MULTIMODALE THERAPIE BEI ÄLTEREN RETARDIERTEN PERSONEN

Die multimodale Therapie, die sich schon bei der Behandlung von geistig retardierten Kindern als effektiv erwiesen hat, kann ebenso bei geistig retardierten Heranwachsenden und Erwachsenen angewendet werden. Die Techniken, die hier empfohlen werden, stimmen mit denen überein, die bei normalen Menschen zu therapeutischem Erfolg führen. Allerdings muß man auf mehr Wiederholungen, direkte Anweisungen, Modellieren und verbale Verknüpfungen achten. Der Therapeut muß sichbesonders den Problemen im Bereich der psychosexuellen Entwicklung widmen - ein Gebiet, das bei der Behandlung von geistig behinderten Personen häufig übersehen worden ist, aber für den geistig behinderten Menschen zahlreiche kritische Fragen aufwirft. Schließlich kann der Therapeut eine geistig retardierte Person, die dazu neigt, die Ansichten ihrer Eltern oder anderer Autoritäten im Wert zu überschätzen und unkritisch zu übernehmen, lehren, anders zu denken und sich bei Entscheidungen auf seine eigenen Urteile zu

Tabelle I: Multimodales Profil der 16jährigen Susan

Modalität		Probleme	Behandlungsplan	Ausprägungsgrad	Häufigkeit	Fortschritte (8 Mon. später)
Verhalten	B 1	Schaukeln	Einsatz alternativer Stimulation, um das Schaukeln zu beheben; Aus-Zeit, wenn das Schaukeln äußerst störend wird; andere angemessene Verhaltensweisen werden Gegenstand gezielter Zuwendung	Mäßig	Häufig (4)	Gelegentlich (3)
	B 2	Führt Selbstgespräche, als ob sie Halluzinationen hätte	Durchführung eines Interviews, um mehr Informationen zu erzielen; verbale Umsetzung dessen, wovon man glaubt, daß sie es ausdrücken will; die verschiedenen Gesprächspartner werden in Form eines Rollenspiels dargestellt; kognitive Umstrukturierung (Erklärungen über den Realitätsgehalt geben, speziell was die Konsequenz dieses Verhaltens anbelangt)	Mäßig	Gelegentlich (3)	Gelegentlich (3)

Modalität		Probleme	Behandlungsplan	Ausprägungsgrad	Häufigkeit	Fortschritte (8 Mon. später)
Gefühle	A 1	Extreme Wutanfälle (verhält sich bockig und zieht sich zurück)	Kognitive Umstrukturierung (RET), Änderung des Systems von Überzeugungen (Verpflichtungen und Forderungen); aggressive Reaktionen werden durch selbstsichere Reaktionen ersetzt; nach Gefühlen fragen; Hilfe bei der Verbalisierung und positive Verstärkung für den angemessenen Ausdruck von Gefühlen; Alternativen lehren mit Hilfe von Modellieren und didaktischen Anweisungen	Schwach	Gelegentlich (3)	Gelegentlich (3)
	A 2	Depressionen	Steigerung des Selbstwertgefühls durch Zeitprojektionstechniken (stellt sich vor, wie sie sich besser fühlt); Ermutigung zur Verbalisierung der Gefühle, besonders ihres Zorns; depressive Gefühle in übertriebener Form zeigen; Alternativen zur Depression vorschlagen und lehren; positive Verstärkung für nicht depressives Verhalten	Stark	Häufig (4)	Gelegentlich (3)
Empfindungen			Keine Behandlungsstrategien anwendbar			
Vorstellungen	I 1	Wird beim Anblick ihrer Mutter erregt (hält sich manchmal Ohren und Augen zu); möglicherweise wird halluziniert, daß die Mutter anwesend ist,	Desensibilisierungstechniken, die sich auf die Gegenwart der Mutter konzentrieren; Elternberatung; Selbstbehauptungstraining. Gefühle werden geteilt und dann alternative Lösungen für ihre Probleme vorgeschlagen; Vorschlag, daß sie zum Therapeuten sprechen kann; positive Verstärkung, wenn sie mit dem Halluzinieren aufhört. Fragen, ob	Mäßig stark	Gelegentlich (3)	Selten (2)

Modalität		Probleme	Behandlungsplan	Ausprägungsgrad	Häufigkeit	Fortschritte (8 Mon. später)
		wenn sie sich ärgert und aufregt	wirklich jemand da ist. Modeling (Verbalisieren, daß man selbst niemanden sieht).			
Kognitionen	C 1	Geringes Selbstwertgefühl und schwach ausgeprägtes Selbstkonzept	Positive Qualitäten beachten und positiv verstärken; für Kinder Modell darstellen und sie dazu überreden, sich gegenseitig zu bekräftigen; Selbsteinschätzungen herausfordern, in denen sie sich selbst herabsetzt (kognitive Umstrukturierung)	Stark	Konstant (5)	Häufig (4)
	C 2	Meint, daß sie ihre Gedanken für sich behalten muß	Immer wieder verbalisieren, daß es in Ordnung und wichtig ist, alles zu sagen, was sie während der Sitzungen sagen will. Für Äußerung von Gefühlen belohnen und Modell sein, indem man seine eigenen Gefühle ausdrückt und die Gefühle, von denen man glaubt, daß sie die ihrigen sind	Stark	Konstant (5)	Häufig (4)
	C 3	Starke geistige Behinderung (AAMD-Klassifikation); Anpassung im Verhaltensbereich auf Stufe II - mäßig starke Retardieung	Sonderschule für geistig Behinderte			

Modalität		Probleme	Behandlungsplan	Ausprägungsgrad	Häufigkeit	Fortschritte (8 Mon. später)
Zwischenmenschliche Beziehungen	IP 1	Setzt sich nie bei Lehrern, Eltern, Geschwistern und Gleichaltrigen durch	(Selbstbehauptungstraining) Rollenspiel und Verhaltenseinübung; Modeling; Einpauken von selbstsicherem Verhalten; kognitive Umstrukturierung (Forderungen, Rechte, Regeln, Verpflichtungen etc); positive Verstärkung von selbstsicheren Handlungen und Bewirken, daß Kinder sich gegenseitig bekräftigen; Einsatz von Marionetten und Puppen, um selbstsicheres Verhalten aktiv zu erproben	Stark	Konstant (5)	Gelegentlich (3) Setzt sich mehr in Gruppen, in der Klasse und zu Hause durch
	IP 2	Geringe soziale Fertigkeiten	Sich in der Phantasie soziale Ereignisse vorstellen; Selbstbehauptungstraining und positive Verstärkung	Stark	Konstant (5)	Häufig (4) Versucht, mit anderen Kindern Beziehungen zu knüpfen
	IP 3	Schwierigkeiten und Konflikte mit der Mutter	Selbstbehauptungstraining mit Rollenspiel und Rollentausch; dabei werden Puppen, der Therapeut selbst und andere Kinder hinzugezogen. Elternberatung	Stark	Häufig (4)	Gelegentlich (3)
Medikamente	D		Hinzuziehen eines Arztes wird in Erwägung gezogen, falls Halluzinationen bestehen bleiben sollten			

stützen. Da Entscheidungen nicht getroffen werden können, ohne daß eine Auswahl vorgenommen wird, unterrichtet man den Patienten im divergenten Denken in der Form, daß man die Alternativen zu Problemen ganz konkret und Schritt für Schritt darstellt. Entsprechend wird durch die Diskussion der Ergebnisse, die von mehreren verschiedenen alternativen Auswahlmöglichkeiten herrühren, zum folgerichtigen Denken angeregt. Dies wird mit der Verstärkung angemessener Wertsysteme gekoppelt. Wenn der Patient anfängt, mehr unabhängige Entscheidungen zu treffen, oder wenn er sein Interesse daran äußert, sehen wir es als besonders hilfreich an, die Familie oder relevante Autoritätspersonen in den Behandlungsplan miteinzubeziehen. Das Ziel besteht darin, andere zu ermuntern, den geistig behinderten Erwachsenen als eine Person zu akzeptieren, die aus eigener Verantwortung heraus Entscheidungen fällt; damit soll gewährleistet werden, daß sie die Versuche des Patienten, auf seinen Rechten zu bestehen, eher unterstützen, anstatt sie abzulehnen oder zu untergraben.

Literatur:

Bandura, A. Principles of behavior modification. New York: Holt, Rinehart and Winston, 1969.

Lazarus, A.A. Multimodal behavior therapy: Treating the "BASIC ID." The Journal of Nervous and Mental Disease, 1973, 156, 404 - 410.

Menolascino, F.J. Psychiatric approaches to mental retardation. New York: Basic Books, 1970.

Slivkin, S.E., & Bernstein, N.R. Group approaches to treating retarded adolescents. In F.J. Menolascino (Ed.) Psychiatric approaches to mental retardation. New York: Basic Books, 1970.

Sternlicht, M. Establishing an initial relationship in group psychotherapy with delinquent retarded male adolescents. American Journal of Mental Deficiency, 1964, 69, 39 - 41.

Kapitel 17

SEXUALTHERAPIE UND DAS BASIC ID

Arnold A. Lazarus [+]

Leon und Carol waren verliebt. Sie hatten sich im vergangenen Jahr häufig getroffen und planten, bald zu heiraten. Beide waren in sexueller Hinsicht unerfahren und strebten voreheliche Beziehungen an. Obwohl Leon bereits seit fünf Jahren mehrere Mädchen gekannt hatte, war seine Beziehung zu Carol die erste, die ernsthafter Natur war. Er küßte und liebkoste sie gerne, aber sobald es bei ihrem Liebesspiel ernster wurde, stellten sich bei ihm Spannungs- und Erregungsgefühle ein. Leon war impotent.

Beide konnten sofort erkennen, daß sie professionelle Hilfe brauchten. Sie wurden zu einer klinischen Behandlung überwiesen und einer Therapie nach Masters und Johnson unterzogen. Dort nahmen sie 96 Stunden an der Mann-Frau-Kotherapie zur sexuellen Umerziehung teil. Bei einer einzigen Gelegenheit stellte sich bei Leon eine Erektion ein, die aber vorzeitig abbrach.

In seiner Verzweiflung suchte das Paar Rat bei allen möglichen Fachleuten und traf auf eine verwirrende Fülle von widersprüchlichen Meinungen. Sie lasen Bücher, die sich mit allen denkbaren Themen beschäftigten, angefangen von Hypnose und Psychosynthese bis hin zu Hormonbehandlungen und Existenzialphilosophie. Einige Therapeuten sagten, daß Leons Probleme offensichtlich tief sitzen würden und daß er nach einer mehrjährigen psychoanalytischen Behandlung genug Einsicht gewonnen haben könnte, um seine normale Funktionsfähigkeit wiederherzustellen. Eine von Carols Freundinnen glaubte fest an die "Primal Therapie"; sie bestand darauf, daß Leon sich nur mit zwerchfellerschütternden Schreien von den Qualen befreien könnte, die ihn seit seiner Kindheit verfolgten. Jemand anderes vertrat die Auffassung, daß Carol wahrscheinlich eine kastrierende Persönlichkeit hätte.

[+] Anmerkung:

Wiedergabe aus "Psychology Today", mit Änderungen, März 1974.

Die Verwirrung und die Unsicherheit des Paares wurden immer größer, und Leon spielte mit dem Gedanken, sich das Leben zu nehmen. Ein "Fachmann", der ihm sagte, daß er wahrscheinlich ein Homosexueller sei und sich der Gay Liberation-Bewegung anschließen sollte, verbesserte den depressiven Zustand Leons nicht. Zu diesem Zeitpunkt entdeckte Leon die multimodale Therapie und fing an, sich von mir behandeln zu lassen ...

Vor unserem ersten Gespräch füllte Leon einen Anamnesefragebogen aus. Seine Eltern waren scheue und zurückgezogene Menschen, die ihr einziges Kind überfürsorglich erzogen hatten. Als Folge davon war er sozial unreif, scheu und ängstlich. Leon beeindruckte mich als ein intelligenter, aber introvertierter junger Mann, der ein Perfektionist war. Er war 24 Jahre alt und beendete gerade sein Architekturstudium.

Da Leon an einer Behandlung nach Masters und Johnson teilgenommen hatte, erforschte ich bei ihm die Vorstellungsmodalität. Zwar beschäftigen sich Masters und Johnson bei ihren Patienten mit den meisten anderen Modalitäten, aber Techniken, die sich auf die Vorstellungsmodalität beziehen, gehören nicht zu ihrem üblichen Behandlungsprogramm. Mit der kognitiven Modalität setzen sie sich in ihrer Therapie in Form von Gruppendiskussionen auseinander, bei denen die Klienten ihre falschen Einstellungen verbalisieren. Was die sensorische Modalität anbelangt, so verwenden Masters und Johnson eine Methode, die sie als "Konzentration auf die Sinne" ("sensate focus") bezeichnen - die Klienten erforschen verschiedene sinnliche Vergnügen, indem sie dabei auf das Erleben der Eigenständigkeit der einzelnen Sinne achten. Die Kontrolle der Verhaltens-Modalität erfolgt dadurch, daß man die Klienten dazu erzieht, die sexuelle Tätigkeit nicht als einen Test zu betrachten, bei dem sie unter dem Druck stehen, Leistung zu zeigen. Die Auseinandersetzung mit der Gefühls-Modalität erfolgt während der Gruppendiskussionen und der Erhebung der Anamnese, wenn verborgene Gefühle behutsam erforscht werden und der Klient dazu ermutigt wird, über intime Empfindungen offen zu sprechen. Die interpersonale Modalität spielt bei Masters und Johnson eine wichtige Rolle, wie anhand ihrer folgenden These deutlich wird: "In jeder Ehe, in der sexuelle Probleme bestehen, ist der Partner in irgendeiner Form daran beteiligt". Die Vorstellungs-Modalität scheint hingegen nur ansatzweise oder vermittelt berücksichtigt zu werden, und dieser Sachverhalt könnte die Erklärung dafür sein, warum - was bestimmte Störungen anbelangt - die Therapie häufig nicht zum gewünschten Erfolg führt. Dies gilt besonders für die Impotenz; hier haben Masters und Johnson selbst schon die hohe Mißerfolgsquote beklagt.

In Leons Fall war die Technik, die am logischsten erschien und die sich auf die Vorstellungsmodalität bezog, die systematische Desensibilisierung. Wenn sich jemand der Reihe nach Ereignisse vorstellt, die im Grad der subjektiv erlebten Bedrohung allmählich ansteigen, und dies so lange, bis die Angst verschwindet (wenn sich z. B. die Gefühle der Entspannung gegenüber den Spannungsgefühlen durchsetzen), dann werden die tatsächlichen Situationen keine Angst oder Furcht mehr hervorrufen. Ich lieh Leon eine Anzahl von Kassetten, auf denen Anweisungen zur tiefen muskulären Entspannung aufgenommen waren, damit er es lernte, seinen ganzen Körper zu entspannen. In der Zwischenzeit bat ich ihn, sich eine Reihe nichtbedrohlicher Vorstellungen bildhaft zu vergegenwärtigen, u. a. die folgenden: Er sieht Carol, er tanzt mit ihr, er hält ihre Hand, er streichelt ihren Rücken und ihr Haar.

Wir begannen die Desensibilisierung damit, daß wir Leon baten, sich vorzustellen, wie er mit Carols Brüsten spielt, während sie ganz bekleidet ist. Er konnte sich diese Vorstellung deutlich vergegenwärtigen und berichtete, daß er dabei keine Angst empfand. Dann bat ich ihn, sich die folgenden Situationen vorzustellen: Er küßt sie; er drückt sie fest an sich; er spielt mit ihren nackten Brüsten, während sie vollständig bekleidet ist; er berührt ihre Brüste mit seinem Mund; er zieht sich vollständig aus; sie liegen beide nackt nebeneinander; er berührt Carols Genitalien.

Wir konnten über dieses letzte Item nicht hinausgehen, ohne daß sich bei Leon starke Angstreaktionen einstellten. Durch diese Blockierung sah ich mich veranlaßt, auf weitere und noch intimere Vorstellungen zu verzichten. Ich ging zu solchen über, in denen Carol als der aktivere Partner auftrat Leon war bald in der Lage, sich ohne Angst bildhaft vorzustellen, wie sie s e i n e Genitalien zärtlich berührte. Aber in dem Augenblick, als i h r e Genitalien in die Vorstellung traten, empfand Leon starke Angst. Es war ganz deutlich, daß die Vorstellung von weiblichen Genitalien automatisch in ihm Angst hervorrief. Auf der kognitiven Ebene suchten Leon und ich vergeblich nach Gründen, die seine Aversion, der er hilflos ausgesetzt war, erklären konnten. Ich kam wieder auf die Vorstellungsmodalität zurück und bat ihn, sich die Genitalien seiner Mutter bildhaft vorzustellen, ein Item aus dem "Eidetic Parents Test" von Akhter Ahsen. Er fand diesen Gedanken abscheulich. "Ich fühle mich so, als ob ich mich übergeben müßte. Es ist scheußlich! Ekelhaft!"

Ich gab ihm die Anweisung, sich für einige Augenblicke zu entspannen und dann zu versuchen, sich diese Vorstellung erneut zu vergegenwärtigen. Er konnte es kaum glauben, daß ich es ernst meinte, und verschloß sich weiterhin dieser Vorstellung. Ich fragte ihn, ob sich ihre Genitalien warm oder kalt anfühlen würden. Er sagte: "Klebrig".

Diese Reaktion gab den ersten Anstoß zu einer Reihe von Erinnerungen, Ereignissen und Assoziationen, die seine Impotenz größtenteils verständlich erscheinen ließen. In den nachfolgenden Sitzungen erzählte Leon eingehend über Mythen, die sich auf die Selbstbefriedigung bezogen; in seinen Jugendjahren hatte die Onanie in ihm Angst und Schuldgefühle hervorgerufen. Er erinnerte sich daran, daß seine Mutter immer negativ gegenüber schwangeren Frauen reagierte. Er rief sich auch ins Gedächtnis zurück, daß sie einmal, als er etwa sechs Jahre alt war, sagte, seine Geburt wäre für sie so traumatisch gewesen, daß sie sich absolut weigerte, weitere Kinder zu bekommen. Wir sprachen darüber, was er über diese Erinnerungen an seine Mutter dachte und wie er sie empfand. Er erinnerte sich dann an den folgenden Vorfall:

<u>Leon:</u> Meine Mutter und mein Vater hatten ein Doppelbett, und immer am Sonntagmorgen legte ich mich zu ihnen ins Bett und kuschelte mich an sie. Eines Tages habe ich einen unangenehmen Geruch verspürt und auf dem Bettuch Blut gesehen.

<u>Therapeut:</u> Wie alt waren Sie zu diesem Zeitpunkt?

<u>Leon:</u> Ungefähr acht oder neun Jahre.

<u>Therapeut:</u> Was dachten Sie denn, was geschehen sein könnte.

<u>Leon:</u> Was ich h e u t e darüber denke oder was ich d a m al s gedacht habe?

<u>Therapeut:</u> Ich meine, wie sehen Sie die Sache heute?

<u>Leon:</u> Oh, ich nehme an, daß sie gerade ihre Periode hatte.

<u>Therapeut:</u> Aber damals müssen Sie einen ganz anderen Eindruck gehabt haben.

<u>Leon:</u> Weiß der Himmel, was ich damals gedacht habe.

Therapeut: Gut, können Sie sich diese Situation einmal bildlich vorstellen? Stellen Sie sich vor, Sie seien acht oder neun Jahre alt. Es ist Sonntagmorgen und Sie kuscheln sich im Bett Ihrer Eltern. Können Sie sich diese Situation ganz lebhaft vorstellen?

Leon: (nach einer Pause) Ja.

Therapeut: Sie haben vorher etwas von einem Geruch gesagt.

Leon: Ja! Carol riecht manchmal auch so.

Therapeut: Wenn sie ihre Periode hat?

Leon: Ich weiß es nicht.

Therapeut: Okay. Konzentrieren Sie sich wieder auf die Vorstellung von vorhin.

An diesem Punkt hatte Leon Schwierigkeiten, den Erwachsenen beiseite zu lassen. Ich bat ihn dann, sich zu vergegenwärtigen, wie er mit Carol im Bett liegen würde, während sie ihre Periode hätte: "Diese Vorstellung macht mich rasend".

Ich gab Leon die Anweisung, sich zu entspannen und sich diese letzte Szene mehrere Male zu vergegenwärtigen. Bei der nächsten Sitzung war Leon in der Lage, sich vorzustellen, wie er Carols Genitalien berührte und zärtlich streichelte, ohne Angst dabei zu empfinden, auch wenn er sich dazu noch vorstellte, daß sie ihre Periode hätte. Die Desensibilisierung machte schnelle Fortschritte.

Leon und ich hatten uns innerhalb von sechs Wochen zehnmal getroffen; es war nun an der Zeit, Carol in die Therapie miteinzubeziehen. Sie schien angespannt zu sein, aber war sofort bereit, sich mit Leon einer modifizierten Masters und Johnson-Behandlung zu unterziehen. Ich beschloß, mich mit ihren Problemen auf der Ebene der Sinnes-Modalität zu befassen und wandte die Methode von Masters und Johnson an, die sie als "Sensate focus" bezeichnen. Sie erhielten von mir die Anweisung, ihre Körper gegenseitig zu untersuchen und zu erforschen und über ihre Reaktionen auf verschiedene nichterogene Intimitäten zu berichten. Ich schlug vor, daß sie ihre gegenseitigen Gefühle und Empfindungen beachten sollten, während der eine dem anderen 20 Minuten lang den Rükken massierte. Als nächstes schlug ich vor: Der eine krault dem anderen den Kopf, kitzelt am Ohr und massiert die Schultern und macht alles nur Denkbare, um entspannte und angenehme Gefühle hervorzurufen. Die Betonung lag dabei auf einem Katalog angenehmer Empfindungen, die s i n n l i c h e r und weniger s e x u e l l e r Natur waren.

Eine Woche später berichteten sie, daß sie beide während solcher sinnlichen, nicht auf Koitus abzielenden, Spiele sexuell erregt worden seien und daß sie bei drei verschiedenen Gelegenheiten sexuellen Verkehr gehabt hätten. Sie jubilierten. Bei der Defloration hatte Carol leichte Schmerzen gehabt, aber es hatten sich bei ihr auch starke Lustempfindungen eingestellt. Beim dritten Mal hatte sie keine Schmerzen mehr verspürt, aber sie war enttäuscht: Sie dachte, sie wäre eventuell frigide, weil sie nur durch die Reizung ihrer Klitoris zum Orgasmus kam. Ich verwies sie wieder auf das Buch von Masters und Johnson. Darin wird betont, daß Frauen, die nur durch direkte digitale Reizung zum Orgasmus kommen, völlig normal sind; gleichzeitig wird deutlich festgestellt, daß der reine vaginale Orgasmus ein Mythos sei. Diese Informationen führten dazu, daß Carol ihr Selbstvertrauen wiedergewann. Leon bemerkte, daß sein sexueller Mut über seine kühnsten Träume hinausginge. Carol hatte mehrere Positionen des Geschlechtsverkehrs entdeckt, bei denen gleichzeitige Penis-Vagina- und Klitoris-Reizung erfolgte; diese Positionen waren sehr befriedigend. Beide hatten den Hochzeitstermin festgesetzt; der Trübsinn und die Verzweiflung, die man ihnen zu Beginn angemerkt hatte, waren nach einer weniger als vier Monate dauernden Therapie einer Atmosphäre von Freude und Optimismus gewichen. Viele Kliniker würden wahrscheinlich an diesem Punkt ihre Therapie beendet haben. Ich wußte allerdings, daß noch mehr Gespräche mit dem Paar nötig waren, um ihre sexuelle Beziehung zu festigen.

Nach meinen letzten katamnestischen Untersuchungen hätte ich die folgende Vorhersage gewagt: Wenn ich Leon und Carol zu jenem Zeitpunkt aus der therapeutischen Behandlung entlassen hätte, wäre Leon mit grosser Wahrscheinlichkeit nach ein bis drei Jahren wieder impotent geworden; dieses Mal hätte es aber ernstere Folgen gehabt. In den letzten vier Jahren habe ich bei mehr als 200 Leuten Nachuntersuchungen angestellt, die sich erfolgreich solchen therapeutischen Programmen unterzogen haben, in denen ähnliche Techniken wie im Fall Leons und Carols verwendet wurden. Innerhalb von ein bis drei Jahren kam es bei 36 % dieser Personen zu Rückfällen oder zur Ausbildung neuer Probleme. Diese Nachuntersuchungen beschränkten sich nicht auf diejenigen, die ihre sexuellen Probleme bewältigt hatten; es ging dabei um alle möglichen neurotischen Störungen, von der Phobie bis zur Zwangsneurose. Die Rückfallrate bei Personen mit sexuellen Störungen belief sich auf annähernd

60 %. Psychoanalytiker könnten jetzt argumentieren, daß diese Ergebnisse die Ansicht stützen, daß es zwangsläufig zu Rückfällen oder zur Substitution von Symptomen kommen muß, wenn man nicht die verborgenen und im Unbewußten ablaufenden Vorgänge identifiziert. Diese Ansicht ist nicht richtig. Die Forscher wissen, daß das Verständnis, warum die Gefühle und Verhaltensweisen einer Person unangepaßt sind, nicht notwendigerweise impliziert, daß diese Person in der Lage sein wird, etwas Konstruktives dagegen zu setzen. Um eine gründliche Besserung zu erzielen und um einen Rückfall zu verhindern, muß man sich mit den Problemen innerhalb der Modalitäten auseinandersetzen, die durch das BASIC ID repräsentiert werden. Und das genau ist bei meiner multimodalen Therapie der Fall.

Obwohl Leon und Carol spektakuläre Fortschritte in ihrer sexuellen Anpassung gemacht hatten, wies ich sie auf eine Anzahl zusätzlicher problematischer Punkte hin, die ich während der Sitzungen beobachtet hatte. Leon neigte beispielsweise dazu, sich zu wenig durchzusetzen und überaus selbstkritisch zu sein. Carol bemutterte ihn und verbarg ihre eigenen Bedürfnisse, während sie gleichzeitig die stereotype Rolle der abhängigen und übersensiblen Frau spielte. Solange nicht diese und andere potentielle Reibungspunkte beseitigt waren, befanden sich die beiden auf Kollisionskurs. Ich teilte Leon und Carol einige meiner Beobachtungen und Befürchtungen mit; beide stimmten zu, daß die Therapie unvollständig sei.

Ich nahm bei dem Paar eine BASIC ID-Analyse vor und bat beide, eine Aufstellung unerwünschter Verhaltensweisen zu machen, die sie an sich selbst und bei ihrem Partner bemerkten. Wir sprachen zusammen über Situationen, Umstände, Personen und Ereignisse, die bei jedem von ihnen in übermäßiger Weise Gespanntheit, Angst, Unglücklichsein oder Ärger hervorriefen. Ich bat sie, auf unangenehme Empfindungen zu achten und alle Phantasien und Vorstellungen festzuhalten, die ihnen von Belang schienen. Es war nicht schwer, ihre hauptsächlichen Probleme im kognitiven Bereich festzustellen. Bei beiden fand sich eine nicht geringe Anzahl von kategorischen Imperativen, die von absoluten "Solls" bis zu "Nicht-Dürfen" reichten. In der nächsten Sitzung erstellte ich ihre BASIC ID-Profile (siehe unten). Das BASIC ID-Profil ist ein Entwurf, der dazu dient, daß sich Klient und Therapeut klare Ziele hinsichtlich therapeutischer Veränderungen setzen. Sowohl Therapeut als auch Klient fügen der Aufstellung im Profil neue Items hinzu, sobald die Therapie voranschreitet und neue Schwierigkeiten auftauchen. Carol wurde sich z.B. ihrer Angst vor der Verantwortung bewußt, die im Fall einer Mutterschaft auf sie zukäme. Sie wünschte sich Kinder, sah sich aber nicht in der Lage, die Rolle der Mutter zu übernehmen. An dieser Stelle setzten wir wiederum Techniken ein, die sich mit der Vorstellungsmodalität beschäftigten. Sie stellte sich vor, wie sie schwanger wäre, wie sie ihr Kind bekäme, wie sie das Baby stillen würde und wie sie sich mit solchen Routinearbeiten wie Auswechseln der Windeln und Baden des Kindes beschäftigen würde. Ich forderte sie auf, sich vorzustellen, wie sie die Anforderungen meistern würde, die mit der Erziehung eines Kindes verbunden sind. Dadurch, daß die für sie als erdrückend empfundene Vorstellung von der Mutterschaft in ihre verschiedenen Bestandteile zerlegt wurde, verlor sie ihre Angst; sie fühlte sich entspannt und zeigte sich zuversichtlich, in ein oder zwei Jahren ein Kind zu bekommen.

Wir bauten auch Carols Neigung ab, die Rolle der hilflosen Frau zu spielen. Zuerst bat ich sie, auf ihre eigenen Verhaltensweisen zu achten und sich so jeder Gelegenheit bewußt zu werden, bei der sie in diese Neigung verfiel. Leon flüsterte "H. F." (für "hilflose Frau"), sobald er bemerkte, daß Carol diese Rolle spielte. Im Sprechzimmer spielten wir alternative Möglichkeiten durch, bei denen Carol sich als unabhängig erweisen und sich durchsetzen könnte. Während Carol geradeheraus ihre Gefühle ausdrückte, stellte sich bei ihr nach ihren Angaben die Empfindung ein, als ob die Kehle zugeschnürt wäre. Ich forderte sie auf, sich zu entspannen und langsam ein- und auszuatmen. Dies ließ in ihrem Bewußtsein die Vorstellung entstehen, wie ihr Vater ihre Mutter an der Kehle faßte. Als wir die Gefühle, Empfindungen und Gedanken erforschten, die mit dieser Vorstellung verbunden waren, wurde deutlich, daß ihre Mutter dadurch, daß sie sich immer dem Willen von Carols Vater unterworfen hatte, Carol gelehrt hatte, daß Frauen unzulänglich seien. Ich spielte dann die Rolle von Carols Vater, indem ich immer wieder betonte, daß Frauen schwach und minderwertig seien und daß sie sich bei jeder Gelegenheit an den Mann um Hilfe wenden sollten. Carol wurde von mir dazu ermutigt, diese Behauptungen zu bestreiten, mit mir darüber zu diskutieren und für die Rechte der Frauen einzustehen. Wir übten diese Diskussion mehrere Male ein und nahmen jede Auseinandersetzung auf Band auf. Carol hörte sich die Aufnahmen an und erkannte, daß sie nach wie vor nicht überzeugt war und auch nicht überzeugen würde. Mit weiterer Übung aber bewältigte sie ihre verbale Zaghaftigkeit und fing an, selbstsicher zu werden. Sie hatte allerdings Angst, daß Leon ihre neu aufgebaute Selbstsicherheit als bedrohlich empfinden könnte und daß diese Sicherheit im Auftreten ihre Weiblichkeit kompromittieren würde. Wir untersuchten dann, was sich ereignen würde, wenn sie ihre Gefühle unterdrückte, nur um Leon versöhnlich zu stimmen. Es wurde auch ausführlich über die Ansicht gesprochen, daß Stärke und Unabhängigkeit sich

DAS MULTIMODALE PROFIL VON CAROL UND LEON

	Leon	Carol
Verhalten	Verhält sich bei Autoritätspersonen scheu und schweigsam	Benutzt ihre Träume, um andere gefügig zu machen
	Neigt übermäßig dazu, sich aus sozialen Situationen zurückzuziehen	Spielt zu häufig die Rolle der "hilflosen Frau"
	Weigert sich, mit Carol zu sprechen, wenn er auf sie böse ist	Lügt ihre Eltern an, statt für ihre Rechte einzustehen
Gefühle	Hat Angst davor, Ärger auszudrücken	Kann leicht dazu gebracht werden, Schuld zu empfinden und sich selbst zu verurteilen
	Hat in Menschenmengen Angst	Wird durch förmliche Mahlzeiten verängstigt Entwickelt Angst, wenn sie mit einem Auto schneller als 80 km/h fährt
Empfindungen	Hat häufig Schmerzen in der unteren Rückengegend	Ist anfällig für Spannungskopfschmerzen
Vorstellungen	Hat lebhafte Vorstellungen, wie er in der Schule von Gleichaltrigen wegen schwacher sportlicher Leistungen ausgelacht wird	Hat Vorstellungen darüber, daß sie verlassen oder im Stich gelassen wird
Kognitionen	Hat perfektionistische Normen	Möchte gern von anderen geschätzt werden
	Neigt dazu, sich in seinem Selbstwert nach extrinsischen Normen einzuschätzen	Betrachtet kleine Pannen als "entsetzlich" und "schrecklich"
Zwischenmenschliche Beziehungen	Kann sich allgemein nur wenig durchsetzen	Neigt dazu, Leons Empfindlichkeit zu verstärken Greift auf Manipulation zurück, statt auf direkte Konfrontation
Medikamente	Nicht notwendig	Nicht notwendig

mit Weiblichkeit vereinbaren ließen. Ich wußte, daß Carol sich wirklich geändert hatte, als sie mich ärgerlich anfuhr, weil ich eine Bemerkung gemacht hatte, in der sich mein "männlicher Chauvinismus" widerspiegeln würde!

Ein Therapeut, der Erfolge erzielen will, muß Dutzende von Techniken zu seiner Verfügung haben, um sich mit den Problemen befassen zu können, die einer Modifizierung oder Eliminierung bedürfen. Je nach den speziellen Bedürfnissen des Augenblicks werden sich in therapeutischen Sitzungen eine ruhige Konversation, aber auch ein unkontrolliertes Lachen entwickeln, das sich manchmal dann ergibt, wenn sich jemand von einer übermäßigen Spannung befreit fühlt.

Die vielleicht wichtigste Technik in der multimodalen Therapie besteht darin, Klienten dazu zu ermutigen, neue Reaktionsmöglichkeiten für eingespielte Situationen einzuüben. Carol erklärte sich bereit, damit aufzuhören, ihren Eltern etwas vorzuspielen und sie versöhnlich zu stimmen. Als dies zu ernsthaften Schwierigkeiten führte, erschien es notwendig, einige Treffen mit Carol, ihren Eltern, Leon und mir zu vereinbaren. Ein multimodal orientierter Therapeut unternimmt alles, was ihm am wirksamsten erscheint, und er wird seine Aufmerksamkeit von der einzelnen Person auf seine oder ihre soziale Umgebung richten. Er arbeitet mit einzelnen Personen, Paaren, Familien und Gruppen, wie es sich gerade ergibt.

Carol und Leon waren bei mir weniger als acht Monate lang in therapeutischer Behandlung gewesen. Wissenschaftler können mit Recht die Frage stellen, welche soliden Daten ich anbieten kann, um meine Behauptung zu stützen, daß die multimodale Therapie diesem Paar geholfen hat. Es ist auch durchaus angemessen zu fragen, ob Psychoanalyse, Meditation oder Nacht-Marathon-Selbsterfahrungsgruppen eventuell zu denselben Resultaten geführt hätten. Aber meine Studenten und ich haben durchweg die Erfahrung gemacht, daß die multidimensionalen Methoden unserer Therapie auch dann noch zu Erfolgen führten, wenn andere Methoden versagen. Die wesentliche Rolle des Therapeuten besteht schließlich darin, daß die Fähigkeit des Patienten wiederhergestellt wird, nahezu jeder Situation erfolgreich zu begegnen. Der umfassende Ansatz des BASIC ID hat sich genau in dieser Hinsicht bewährt.

NACHWORT

Arnold A. Lazarus

Bei wem wird dieses Buch am besten ankommen? Wir hoffen, daß aktiv tätige Praktiker, die daran interessiert sind, ihr technisches und klinisches Wissen zu erweitern, eine Sammlung von anregenden und praktischen Methoden und Strategien vorfinden werden, die therapeutischen Erfolg garantieren. Therapeuten, die an weiteren Nachforschungen interessiert sind, werden wahrscheinlich viele dieser Verfahren einer klinischen Überprüfung unterziehen; die Ergebnisse dieser Überprüfungen können Innovationen veranlassen. Es ist sogar denkbar, daß streng empirisch orientierte Wissenschaftler eventuell die von uns behauptete Wirksamkeit in kontrollierten Laboruntersuchungen überprüfen werden, denn einer der Vorteile der multimodalen Verhaltenserfassung und -therapie besteht darin, daß ihre Aussagen sich bestätigen oder widerlegen lassen.

Wir erwarten keine günstige Aufnahme bei doktrinären Theoretikern und Therapeuten jeder Überzeugung. Psychoanalytiker und konventionellere, am Reiz-Reaktions-Modell orientierte Verhaltenstherapeuten werden wenig den Gedanken abgewinnen können, die von multimodalen Therapeuten vertreten werden - jeder von ihnen aus völlig verschiedenen Gründen. Aber die meisten Kliniker und wissenschaftlichen Praktiker sind weder Puristen noch Extremisten. Es ist wahrscheinlich, daß sie außer den positiven Eigenschaften eines multimodalen Ansatzes auch *begründete* Fehler, Schattenseiten und Unzulänglichkeiten finden werden, die mit Recht ernsthaft in Betracht gezogen werden müssen.

Eine erste Frage, die sich aufdrängt und mit der wir uns auseinandersetzen müssen, ist die: Fällt die multimodale Therapie nicht mehr in den größeren Rahmen der "Verhaltenstherapie"? Wenn man *jede* wirksame therapeutische Technik mit der "Verhaltenstherapie" gleichsetzt, so führt das auf jeden Fall dazu, daß feststellbare Grenzen zwischen Verfahren schwinden, die entschieden "verhaltenstherapeutisch" sind im Gegensatz zu brauchbaren "nicht verhaltenstherapeutischen" Strategien und Techniken. Wenn sich die Verhaltenstherapie auf Prinzipien und Methoden beschränkt, *die sich von der Forschung auf den Gebieten der experimentellen Psychologie und der Sozialpsychologie herleiten* (eine Definition, die von der "Association for Advancement of Behavior Therapy" vertreten wird), dann liegt eine beträchtliche Anzahl von Behandlungstechniken, die von multimodal orientierten Therapeuten verwendet werden, deutlich außerhalb des Bereichs der "Verhaltenstherapie".

Es ist beispielsweise offensichtlich, daß man keine Techniken anwendet, die sich von der Forschung auf den Gebieten der Experimentellen Psychologie und der Sozialpsychologie herleiten lassen, wenn man sich bestimmter Vorstellungsmethoden oder Übungen für sensorisches Bewußtwerden bedient, oder wenn man kognitive Urteile und philosophische Standpunkte erforscht. Trotzdem kann die Wirksamkeit dieser Verfahren durch Prinzipien der experimental- und sozialpsychologischen Forschung erklärt werden. Jeder oder jede, die zu diesem Buch einen Beitrag verfaßt haben, ziehen es vor, seine oder ihre empirischen Beobachtungen in den überprüfbaren Rahmen der sozialen Lerntheorie und der kognitiven Verhaltenstherapie zu stellen, statt auf "Erklärungen" zurückzugreifen, die sich auf vermeintliche Komplexe oder Einheiten psychischer Energie gründen.

Aber warum bezieht man überhaupt Techniken in das klinische Repertoire mit ein, die nicht direkt aus der experimental- und sozialpsychologischen Forschung stammen? Mit anderen Worten, warum geht man über die Verhaltenstherapie hinaus? Einfach deswegen, weil wir die "Verhaltenstherapie" als zu eng und begrenzt erachten, um die vielen Formen menschlichen Leidens beheben zu können, denen wir in unserer täglichen Praxis begegnen. Es sind mehr als 20 Jahre vergangen, seitdem ich das erste Mal mit aller Deutlichkeit ausgesprochen habe, daß "die Betonung bei der psychologischen Rehabilitierung auf einer Synthese liegen muß, in der eine Vielzahl von wirksamen therapeutischen Techniken sowie unzählige zusätzliche Maßnahmen enthalten sind, um Teil eines weiten und umfassenden Umerziehungsprogramms zu sein" (Lazarus, 1956). Zwei Jahre später betonte ich nachdrücklich, daß "der objektive Psychotherapeut alle gewöhnlichen psychotherapeutischen Techniken einsetzt wie Unterstützung, Führung, Einsicht, Katharsis, Interpretation, Manipulation der Umgebung usw., aber zusätzlich zu diesen mehr 'orthodoxen' Verfahren wendet der Verhaltenstherapeut objektive Techniken an, die dazu bestimmt sind, bestimmte Muster neurotischer Verhaltensweisen zu hemmen" (Lazarus, 1958).

Eysenck (1960) hatte bereitwillig den vollständigen Artikel, aus dem das vorherige Zitat stammt, neu drucken lassen, aber zehn Jahre später ging er mit mir ernsthaft ins Gericht, weil ich unterstellt hatte, daß "orthodoxe" Techniken überhaupt klinischen Wert besitzen könnten (Eysenck, 1970). Akademiker können es sich leisten, in ihrer solipsistischen Brillianz zu schwelgen, aber Praktiker sehen sich u. a. moralischen und strittigen Konsequenzen konfrontiert, wenn sie Maßnahmen vorenthalten, die das menschliche Wohlbefinden fördern können. Wir können es uns als Praktiker nicht leisten, Methoden zu vermeiden, die menschliches Leben retten können - auch wenn diese Methoden nicht auf der Grundlage kontrollierter experimenteller Untersuchungen stehen. Es ist wichtig, zu erkennen, daß "viele unserer großartigsten Fortschritte in der therapeutischen Theorie und Praxis klinischen Untersuchungen und Innovationen zu verdanken sind, und weniger Laboratoriums- und kontrollierten Feldexperimenten mit großen Fallstichproben" (Lazarus und Davison, 1971, S. 196).

Allerdings gibt es eine Flut ansatzweise berechtigter Kritik an der multimodalen Therapie; diese Kritik ist weder unsachlich noch böswillig. Wenn Eysenck als typischer Repräsentant einer destruktiven Kritik bezeichnet werden kann, so vertreten Franks und Wilson (1975) die Ansichten von vorausschauenden und auf Wissenschaftlichkeit bedachten Theoretikern, die voll vertraut sind mit den Realitäten klinischer Verantwortung und der Komplexität der Sorge um den Patienten. Sie fordern expliziter formulierte Kriterien, die die Wahl der verschiedenen Techniken betreffen; gleichzeitig erheben sie die Forderung, sich weniger auf das subjektive Urteil zu verlassen. Sie betonen auch richtig die Notwendigkeit von empirisch greifbaren Ergebnissen und einer empirisch und rational begründeten - statt nur subjektiv begründeten Intervention. Viele dieser Fragen werden in diesem Buch angesprochen, aber nur eine Reihe von wohlüberlegten und gründlich durchgeführten klinischen Untersuchungen kann den eigentlichen Wert und die Grenzen der multimodalen Orientierung bestimmen. In dieser Hinsicht stehen viele Möglichkeiten offen. Eine akzeptable Methode besteht darin, weitere Berichte von Praktikern zu sammeln, die das Konzept des BASIC ID bei ihren eigenen Patienten anwenden. Von Bedeutung ist es, wenn Therapeuten anderer Richtungen, in anderen Bereichen und mit anderer Vorbildung entdecken, daß sie mit der multimodalen Therapie einen bedeutenden Gewinn an diagnostischer Genauigkeit und klinischer Kreativität erzielen können. Wenn sich übereinstimmend Hinweise dafür ergeben, daß eine multimodale Therapie zu positiveren und dauerhafteren Behandlungsergebnissen führt, dann ist man zu der Schlußfolgerung berechtigt, daß für diese ermutigenden Resultate andere Faktoren als Voreingenommenheit und Zufall verantwortlich sein dürften.

Literatur:

Eysenck, H. J. (Ed.) Behavior therapy and the neuroses. New York: Pergamon, 1960.

Eysenck, H. J. A Mish-mash of theories. International Journal of Psychiatry, 1970, 9, 140 - 146.

Franks, C. M., & Wilson, G. T. (Eds.) Annual review of behavior therapy: Theory & practice. New York; Brunner/Mazel, 1975.

Lazarus, A. A. A psychological approach to alcoholism. African Medical Journal, 1956, 30, 707 - 710.

Lazarus, A. A. New Methods in psychotherapy: A case study. South African Medical Journal, 1958, 32, 660 - 664.

Lazarus, A. A., & Davison, G. C. Clinical innovation in research and practice. In A. E. Bergin & S. L. Garfield (Eds.) Handbook of psychotherapy and behavior change: An empirical analysis, pp. 196 - 213. New York: Wiley, 1971.

Anhang:

ANAMNESEFRAGEBOGEN

ANAMNESEFRAGEBOGEN

Arnold A. Lazarus

Zweck dieses Fragebogens:

Die Absicht dieses Fragebogens besteht darin, ein umfassendes Bild von der Umwelt zu bekommen, in der Sie leben und in der Sie aufgewachsen sind. In der wissenschaftlichen Arbeit sind Daten über Ihre Persönlichkeit notwendig, da sie es ermöglichen, sich mit den Problemen gründlicher zu befassen. Wenn Sie diesen Fragebogen so vollständig und so genau wie möglich ausfüllen, erleichtern Sie die Durchführung Ihrer therapeutischen Behandlung. Sie werden gebeten, diese Routinefragen zu Hause zu beantworten, damit von Ihrer eigentlichen Behandlungszeit nicht zuviel verlorengeht.

Es ist verständlich, daß Sie sich darüber Gedanken machen, was mit diesen Informationen geschieht, denn viele oder alle diese Informationen sind sehr persönlich. Die Daten über Ihre Persönlichkeit sind streng vertraulich. Es ist keinem Außenstehenden ohne Ihre Erlaubnis gestattet, diese Daten einzusehen.

Wenn Sie irgendwelche Fragen nicht beantworten möchten, schreiben Sie lediglich: "Antwort uninteressant".

Datum ....

1. ALLGEMEINES

Name ....

Adresse ....

....

Telefon (tagsüber) .... abends ....

Von wem sind Sie überwiesen worden? ....

Mit wem leben Sie jetzt zusammen? (bitte die betreffenden Personen aufzählen) ....

....

Wohnen Sie in einem Haus, Zimmer, Hotel, Apartment, etc. ?

....

Familienstand (zutreffende Antwort unterstreichen)

ledig; verlobt; verheiratet; wieder verheiratet; getrennt; geschieden; verwitwet.

(wenn Sie verheiratet sind) Name, Alter und Beruf des Ehegatten ....

Religionszugehörigkeit und religiöse Aktivität

a) als Kind ....

b) als Erwachsener ....

2. KLINISCHES

a) Schildern Sie mit Ihren eigenen Worten Ihre wichtigsten Probleme und wie lange Sie schon unter ihnen leiden:

b) Schildern Sie kurz, wann Ihre Beschwerden zum ersten Mal aufgetreten sind und wie sie sich bis heute weiterentwickelt haben:

c) Schätzen Sie bitte auf der Skala ein, wie schwer Sie Ihr Problem (Ihre Probleme) empfinden:

leicht beunruhigend ....

mittelschwer ....

sehr schwer ....

äußerst schwer ....

bringt mich vollkommen aus der Fassung ....

d) Wen haben Sie früher wegen Ihres Problems (Ihrer Probleme) um Rat gefragt? ....

e) Nehmen Sie irgendwelche Medikamente? Wenn "ja", welche, wie viel und wie oft und mit welchem Erfolg? ....

....

3. PERSÖNLICHE DATEN

a) Geburtsdatum .... Geburtsort ....

b) Verfassung der Mutter während der Schwangerschaft (soweit Ihnen bekannt ist) ....

....

c) Unterstreichen Sie alles, was auf Sie zutrifft, als Sie noch ein Kind waren:

nächtliche Ängste	Bettnässen	Schlafwandeln
Daumenlutschen	Fingernägel kauen	Stottern
Ängste	glückliche Kindheit	unglückliche Kindheit
Sonstiges ...		

d) Gesundheitszustand während Ihrer Kindheit
Zählen Sie die Krankheiten auf:

e) Gesundheitszustand während Ihrer Jugend:
Zählen Sie die Krankheiten auf:

f) Körpergröße .... Gewicht ....

g) Chirurgische Operationen (welche und in welchem Alter)?

h) Unfälle?

i) Nennen Sie Ihre fünf hauptsächlichen Ängste:

1.
2.
3.
4.
5.

j) Unterstreichen Sie alles, was auf Sie zutrifft:

Kopfschmerzen	Schwindelgefühle	Ohnmachtsanfälle
Herzklopfen	Magenbeschwerden	Angst
Verdauungsbeschwerden	Müdigkeit	Appetitlosigkeit
Ärger	Beruhigungsmittel	Schlaflosigkeit
Alpträume	Panische Angst	Alkoholismus
Gespanntheit	Konflikte	Zittern
Depressionen	Selbstmordgedanken	Einnehmen von Medikamenten oder Drogen
unfähig, sich zu entspannen	sexuelle Probleme	Allergien
Abneigung gegen Wochenenden und Urlaub	übermäßiger Ehrgeiz	gehemmt im Umgang mit anderen
kann keine Freunde gewinnen	Minderwertigkeitsgefühle	kann keine Entscheidungen treffen
kann keine Arbeitsstelle behalten	Probleme mit dem Gedächtnis	schlechte häusliche Bedingungen
finanzielle Probleme	Einsamkeit	unfähig, sich zu amüsieren
übermäßiges Schwitzen	häufige Benutzung von Aspirin oder Schmerzmitteln	Konzentrationsschwierigkeiten

Sonstiges: Zählen Sie weitere Probleme und Schwierigkeiten hier auf:

k) Unterstreichen Sie alle folgenden Bezeichnungen, die auf Sie zutreffen:

wertlos; zu nichts zu gebrauchen; ein "niemand"; "das Leben ist leer"; unzulänglich; dumm; inkompetent; naiv; "kann nichts richtig machen";

Schuldgefühle; böse; moralisch verworfen; schreckliche Gedanken; feindselig; voller Haß;

ängstlich; gehetzt; feige; kann sich nicht durchsetzen; panische Angst; aggressiv;

häßlich; deformiert; unattraktiv; abstoßend;

deprimiert; einsam; ungeliebt; mißverstanden; gelangweilt; ruhelos;

verwirrt; ohne Zuversicht; im Konflikt; voller Vorwürfe;

wertvoll; mitleidsvoll; intelligent; attraktiv; zuversichtlich; überlegt;

Sonstiges:

l) Gegenwärtige Interessen, Hobbies und Tätigkeiten ....
....

m) Womit verbringen Sie den größten Teil Ihrer Freizeit? ....
....

n) letzter Schulabschluß ....

o) In Ihrer Ausbildung erworbene Fertigkeiten; Stärken und Schwächen? ....

....

p) Wurden Sie jemals hereingelegt oder ernsthaft gehänselt? ....

q) Gewinnen Sie leicht Freunde? ....

Sind Ihre Freundschaften von Dauer? ....

4. DATEN ÜBER IHREN BERUF

a) Welche Tätigkeit üben Sie derzeit aus? ....

b) Welche Tätigkeiten haben Sie früher ausgeübt?

c) Sind Sie mit Ihrer jetzigen Tätigkeit zufrieden? (wenn nicht, in welcher Beziehung sind Sie dann unzufrieden?)

d) Wieviel verdienen Sie? ....

Was geben Sie für Ihren Lebensunterhalt aus? ....

e) Ambitionen ....

früher ....

....

jetzt ....

5. INFORMATIONEN ÜBER IHR SEXUALLEBEN

a) Einstellung Ihrer Eltern gegenüber der Sexualität (z. B. wurden Sie zu Hause aufgeklärt und wurde zu Hause über Sexualität gesprochen?)

b) Wann und wie sind Sie sexuell aufgeklärt worden?

c) Wann wurden Sie sich zum ersten Mal Ihrer eigenen sexuellen Bedürfnisse bewußt?

d) Hatten Sie im Zusammenhang mit Sex und Masturbation jemals irgendwelche Angst- oder Schuldgefühle? (wenn "ja", bitte näher ausführen):

e) Gibt es irgendwelche Besonderheiten bezüglich Ihrer ersten oder der nachfolgenden sexuellen Erfahrung?

f) Sind Sie mit Ihrem gegenwärtigen Sexualleben zufrieden? (wenn nicht, bitte erläutern)

g) Angaben über irgendwelche bedeutsamen heterosexuellen (bzw. homosexuellen) Verhaltensweisen:

h) Sind Sie sexuell in irgendeiner Hinsicht gehemmt?

6. INFORMATIONEN ÜBER DIE MENSTRUATION:

In welchem Alter hatten Sie Ihre erste Periode? ....

Waren Sie darüber informiert, oder waren Sie darüber schockiert?

....

Treten Ihre monatlichen Blutungen regelmäßig auf? ....

Dauer der Periode .... Haben Sie dabei Schmerzen? ....

Wann haben Sie Ihre letzte Periode gehabt? ....

Beeinflußt die Periode Ihre Stimmung? ....

7. INFORMATIONEN ÜBER IHRE EHE:

Wie lange kannten Sie Ihren Ehepartner, bevor Sie sich mit ihm verlobt haben? ....

Wie lange sind Sie verheiratet? ....

Alter des Ehegatten? ....

Beschäftigung des Ehegatten? ....

a) Schildern Sie mit eigenen Worten die Persönlichkeit Ihres Ehegatten:

b) In welchen Punkten harmonieren Sie mit ihm?

c) Wie kommen Sie mit Ihren Schwiegereltern, Schwagern und Schwägerinnen zurecht?

Wieviele Kinder haben Sie? ....

Geschlecht und Alter Ihrer Kinder ....

....

e) Hat irgendeines Ihrer Kinder spezielle Probleme?

f) Hatten Sie irgendwelche Fehl- oder Frühgeburten?

g) Kurze Bemerkungen über evtl. frühere Ehen (mit kurzen Einzelheiten)

8. DATEN ÜBER IHRE FAMILIE

a) Vater:

lebend oder bereits verstorben? ....

(wenn bereits verstorben) wie alt waren Sie, als Ihr Vater starb?

.... Todesursache ....

Wenn Ihr Vater lebt, wie alt ist er jetzt? ....

Beschäftigung ....

Gesundheitszustand ....

b) Mutter:

lebend oder bereits verstorben? ....

(wenn bereits verstorben) wie alt waren Sie, als Ihre Mutter starb?

.... Todesursache ....

Wenn Ihre Mutter lebt, wie alt ist sie jetzt? ....

Beschäftigung ....

Gesundheitszustand ....

c) Geschwister:

Anzahl der Brüder .... Alter ....

Anzahl der Schwestern .... Alter ....

d) Beziehungen zu Ihren Geschwistern

1) früher ....

....

2) heute ....

....

e) Beschreiben Sie die Persönlichkeit Ihres Vaters und seine Einstellung zu Ihnen (früher und heute):

f) Beschreiben Sie die Persönlichkeit Ihrer Mutter und Ihre Einstellung zu Ihnen (früher und heute):

g) In welcher Form wurden Sie von Ihren Eltern bestraft, als Sie noch ein Kind waren?

h) Schildern Sie die Atmosphäre in Ihrem Elternhaus (z. B. wie Sie aufgewachsen sind. Erwähnen Sie, wie sich Ihre Eltern miteinander vertrugen und wie sich die Eltern mit den Kindern vertrugen).

i) Konnten Sie Ihren Eltern vertrauen?

j) Haben Ihre Eltern Verständnis für Sie gezeigt?

k) Haben Sie sich im Prinzip von Ihren Eltern geliebt und respektiert gefühlt?

Wenn Sie einen Stiefvater oder eine Stiefmutter hatten, wie alt waren Sie, als sich ein Elternteil wieder verheiratete?

l) Schildern Sie Ihre religiöse Erziehung.

m) Wenn Sie nicht von Ihren Eltern großgezogen worden sind, von wem Sind Sie dann großgezogen worden und in welcher Zeit?

n) Hat sich jemals irgendjemand (Eltern, Verwandte, Freunde) in Ihre Ehe, in Ihre berufliche Tätigkeit usw. eingemischt?

o) Welche Personen spielen die wichtigste Rolle in Ihrem Leben?

p) Leidet jemand aus Ihrer Familie unter Alkoholismus, Epilepsie oder Beschwerden, die man als "Geistesgestörtheit" bezeichnen kann?

q) Gibt es andere Familienmitglieder, bei denen Ihnen irgendwelche Informationen über Krankheit etc. wichtig erscheinen?

r) Berichten Sie eingehend über beängstigende oder quälende Erfahrungen, die Sie bis jetzt noch nicht erwähnt haben:

s) Geben Sie an, welche Vorteile Sie von der Therapie erwarten:

t) Führen Sie jede Situation auf, die Sie beruhigt oder entspannt:

u) Haben Sie jemals die Kontrolle über sich verloren (z.B. Wutanfälle bekommen, geweint oder sich aggressiv verhalten?). Wenn ja, beschreiben Sie sie bitte:

v) Fügen Sie bitte jede Information hinzu, die in diesem Fragebogen nicht angesprochen worden ist und die Ihrem Therapeuten dabei helfen könnte, Sie zu verstehen und Ihnen zu helfen.

9. SELBSTBESCHREIBUNG. (Bitte führen Sie die folgenden Satzanfänge zu Ende)

a) Ich bin ein Mensch, der ....

b) Mein ganzes Leben lang ....

c) Von der Zeit an, als ich noch ein Kind war ....

....

d) Eine Sache, auf die ich stolz bin, ist ....

....

e) Ich gebe ungern zu ....

f) Eine Sache, die ich nicht verzeihen kann, ist ....

....

g) Eine Sache, bei der ich mich schuldig fühle, ist ....

....

h) Wenn ich mir nicht solche Sorgen über den Eindruck machen müßte, den andere von mir haben ....

i) Eine der Art und Weisen, wie Leute mir weh tun, besteht darin, daß ....

j) Mutter war immer ....

k) Was ich von meiner Mutter benötigte und was sie mir niemals gab, war ....

l) Vater war immer ....

m) Was ich von meinem Vater wollte, und was er mir niemals gab, war ....

n) Wenn ich nicht solche Angst hätte, ich selbst zu sein, würde ich ....

o) Eine Sache, über die ich mich ärgere, ist ....

p) Was ich von einem Mann (einer Frau) brauche und nie erhalten habe, ist ....

q) Das Dumme daran, wenn man erwachsen wird, ist ....

r) Eine der Möglichkeiten, wie ich mir selbst helfen könnte, die ich aber nicht wahrnehme, ist ....

10. a) Gibt es etwas in Ihrem gegenwärtigen Verhalten, das Sie gern ändern möchten?

b) Welche Gefühle möchten Sie verändern (z. B. intensivieren oder abbauen?)

c) Welche Empfindungen sind besonders

a. angenehm für Sie?

b. unangenehm für Sie?

d) Beschreiben Sie eine für Sie sehr angenehme Phantasievorstellung

e) Beschreiben Sie eine für Sie sehr unangenehme Phantasie-Vorstellung

f) Welche ihrer Gedanken oder Vorstellungen empfinden sie als am unvernünftigsten?

g) Beschreiben Sie jede zwischenmenschliche Beziehung, die Ihnen

1. Freude bringt

2. Kummer bringt

h) Welche persönlichen Eigenschaften muß Ihrer Meinung nach der ideale Therapeut besitzen?

i) Wie würden Sie eine ideale Beziehung zwischen dem Therapeuten und seinen Klienten beschreiben?

j) Was kann die Therapie Ihrer Meinung nach für Sie tun und wie lange glauben Sie sollte sie dauern?

k) Drücken Sie in wenigen Worten aus, womit sich die Therapie ihrer Meinung nach befaßt?

11. Geben Sie auf den noch verbleibenden leeren Seiten dieses Fragebogens an, wie die folgenden Personen Sie beschreiben würden:

a) Sie selbst

b) Ihr Ehegatte (wenn Sie verheiratet sind)

c) Ihr bester Freund (Ihre beste Freundin)

d) Jemand, der Sie nicht mag.

AUTORENVERZEICHNIS

SACHREGISTER